"十三五"国家重点图书出版规划项目

中国传统哲学视域下的中医学理

总主编　严世芸

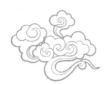

三才思想·人与天地相参

主　编　王庆其　姜青松

上海科学技术出版社

图书在版编目(CIP)数据

三才思想·人与天地相参 / 王庆其,姜青松主编.
—上海:上海科学技术出版社,2020.1(2023.4重印)
(中国传统哲学视域下的中医学理)
ISBN 978-7-5478-4667-4

Ⅰ.①三… Ⅱ.①王… ②姜… Ⅲ.①中医学-医学
哲学-研究②中国医药学-文化研究 Ⅳ.①R2-05

中国版本图书馆 CIP 数据核字(2019)第 237855 号

本书出版受以下项目支持:

国家社会科学基金重大项目"中华优秀传统文化传承体
系研究——中医优秀文化思想的传承研究"(项目编号
12AZD015);上海市文教结合"高校服务国家重大战略出版
工程"。

三才思想·人与天地相参
主编　王庆其　姜青松

上海世纪出版(集团)有限公司
上海科学技术出版社　出版、发行
(上海市闵行区号景路 159 弄 A 座 9F-10F)
邮政编码 201101　　www.sstp.cn
上海当纳利印刷有限公司印刷
开本 787×1092　1/16　印张 15.5
字数 210 千字
2020 年 1 月第 1 版　2023 年 4 月第 4 次印刷
ISBN 978-7-5478-4667-4/R·1965
定价:88.00 元

内容提要

中医药文化植根于中华传统文化，积淀、融合、蕴含、体现着中华传统的哲学思想、思维方式和价值观念。从中医药切入，可以最直接、最简捷、最通畅地进入中华文明之门。中华传统哲学思想，包括三才、变易、中和、意象等，在中国的社会学、政治学、天文学、地理学乃至兵学、农学、医药学、建筑学、星相学、堪舆学之中，都是一以贯之的，这是中华文化的灵魂。"中国传统哲学视域下的中医学理"丛书以中华传统经典哲学思想为着力点，从三才、变易、中和、意象四个方面，深入探讨中华传统哲学思想与中医药文化的联系、渗透与影响，阐述中华传统哲学思想在中医药中的临床应用，对中医药文化的哲学基础进行系统的总结与分析。

本书是"中国传统哲学视域下的中医学理"丛书中的一本，本书分为四个部分：三才思想的发生学、三才思想概述、三才思想在中医理论的渗透和运用、三才医学模式及其对未来医学发展的展望。本书从三才的起源、内涵、哲学含义、重要人文价值、继承三才思想的现实意义、三才思想在中医理论的渗透和运用等方面，厘清"三才"思想在中医学文化中的传承，研究其对中医学理论的渗透，及在形成、发展和运用中所起到的作用。三才思想在中医学理论体系的构建和临床应用中都有不可忽视的重要作用。

本书可供中医临床医师、中医文献及科研工作者、中医院校师生及中医爱好者参考阅读。

丛书编委会名单

总 主 编　严世芸

副总主编　王庆其　李其忠　朱邦贤

执行副总主编　陈丽云

编　　　委（以姓氏笔画为序）

于　凌　　王庆其　　王颖晓　　朱邦贤

严世芸　　李其忠　　宋欣阳　　张苇航

陈丽云　　尚　力　　姜青松　　谢朝丹

主编简介

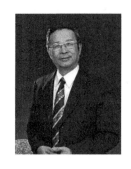

王庆其，上海中医药大学终身教授、博士生导师、博士后合作导师，上海市名中医，国家中医药管理局老中医药专家学术经验传承导师，获国务院政府特殊津贴。从事中医内科临床工作 50 余年、《黄帝内经》教学研究 40 余年。曾获中华中医药学会二、三等奖，国家中医药管理局科技成果二等奖，上海中医药科技奖一等奖，中国中医科学院岐黄中医药发展传承人奖等。发表学术论文 250 余篇。主编（副主编）学术著作 60 余部。培养硕士、博士、博士后 40 人，学术传承人 20 余人。

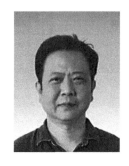

姜青松，医学博士，四川中医药高等专科学校研究员。以"《黄帝内经》理论的文化渊源及其临床应用""中国传统文化和中医基础理论关系"为主要研究方向。先后主持省部级、局级、校级科研项目 5 项，参与国家级、局级科研项目多项。以第一作者或通讯作者在《中医杂志》《中国中医基础医学杂志》《中华中医药杂志》《中国针灸》等核心期刊发表学术论文 20 余篇。主编学术专著 1 部，副主编专著 4 部，参编著作多部。

前　言

一个人应当怎样生活才算有意义？"太上有立德，其次有立功，其次有立言，虽久不废，此之谓三不朽"，《左传》中的这句话给出了答案，从彼时起，中国历代志士仁人都以此作为行动目标。然而，若要真正做到这三不朽，并却不是容易的事，需要付出大量的，甚至是毕生的辛劳，学而行，行而学，活到老，学到老，才能在行动上真正对世界和他人起到一些作用；不然，徒有志向，而无法拿出具体的方法和行动来，只能是空泛的口号而已，这也许就是《论语》之中把"学而"作为第一章的原因吧。

就学习而论，也一定要讲求方法，好的方法往往可以使学习事半功倍，反之则事倍功半。所以我们常说"取法乎上，得乎其中"，即便是最好的方法，仍然不可能每个人都获得成就，更不要说取法乎下，一定是所得颇少，甚至无所得了。我们在学习任何一个学科时，一定要抓住根本处做功夫，但得本不愁末，可以说分辨本末是学问的第一要务。若用一句话将历史上中国人做学问的历程和目的进行归结，便是"究天人之际，通古今之变，成一家之言"，天人之学是中国人所有学问的总结，"天人合一"更是所有中国式学问的根本立足点和出发点，最终能实现"天人合一"也是所有学问的目的，要搞懂中国的传统文化，不得不从天人关系处入手。

"大道至简"，所谓复杂的哲学问题本质上都是"百姓日用而不知"的最简单的生活原理，被人反复增益后，反倒变得高深莫测，令一般人无法企及了。中国哲学的一个最基本特点就是平实，张岱年先生在总结中国哲学的特点时谈道："中国哲人，因思想理论以生活实践为依归，所以特别注重人生实相之探求，生活准则之论究。未尝将我与非我分开，因而我如何能知非我，根本不成问题,亦不怀疑外界的实在,故根本不感觉知论之必要。"①张岱年先生此番中国人"重人生而不重知论"的评价确为中肯,因知论毕竟是为人生服务的,若没有人生的种种具体,空谈知论又存在什么必要性?

哲学的意义在于能够指导生活,并不和生活脱节,可以说最有意义的哲学一定是和每个人的生活都密切相关,如《中庸》之所言"道也者,不可须臾离也,可离非道也"。天地人"三才"的"天人关系"就是这样的一种我们谁也不可能离开的基本哲学问题,是"道"的层面的基本问题;然而,"大地山河,无不是道",道不是虚玄的名相概念,更不是不可捉摸的镜花水月,而是日常生活中可以处处体会得到的实在物。只要我们还头顶苍天、脚踩大地,并且在社会生活中活动着,我们就必然在有意无意中处在此种关系的控制下,无论我们是否能够真正体会得到,都要了解中国人的思维、中国文化的特点。因而确有必要对此"三才"关系有一番了解。

本研究课题中的重点,在于厘清"三才"思想在中医学文化中的传承,具体就是研究其对中医学理论的渗透及在形成、发展和运用中所起到的作用。这是因为长期以来,中国传统文化受到西方文化的冲击,西方思想在很大程度上已经被国人过分接受,反倒忽略了自己文化的根本,造成我们无法正确理解先祖留下的文化遗产,对中医学的继承和发展造成了很不利的影响。但由于中医学的日益国际化,越来越多的西方有识之士已经看到,在中医学中存在着现代医学中缺乏的理论宝藏和实践精华,尤其是其整体观念更是现代医学所匮乏的。历史似乎非常具有讽刺意味,被自己轻鄙而抛弃的,一旦被他人珍惜而看重,则抛弃者不由得心生悔意,可能在相当程度上,中医学的思想光芒能够再次闪耀,是受到西方学者认同后的刺激。但毕竟这样的承认只是肤浅的,若无一番深入的文化之旅,则不能对中医学建立起真正的信心来,针对这样一种局面,我们的确有必要反过头来将自家的文化重新进行梳理和温习,只有这样才能重塑我们对传统文化的信心,而不去做数典忘祖、妄自菲薄的事情。

① 张岱年.中国哲学大纲[M].北京:昆仑出版社,2010:8.

　　医学一向是人类知识体系中最重要的一门学科,因为身体的健康对每一个人来说实在是太重要了,没有哪一个民族的文明会在这个方面有所遗漏。中国传统医学就是在这样的背景下出现的,是以预防疾病、治疗疾病甚至达到长生久视为目的的学科,其形成深受中国古代天人观念的影响。《黄帝内经》中对疾病的认识皆是将人放在具体的环境中,认为人的疾病状态就是人与自然环境、社会环境及个人身心的不调所致,没有单独、割裂地分析疾病,这与现代西方医学的疾病观是有很大不同的。三才思想的本质就是研究天、地、人的相互关系,是各具体学科的根和灵魂,在中医学中自然不乏表达。今天我们要继承、研究、发扬中医学,离开了三才思想这个中医学的认识基础,是绝不可能的事情。

　　历史已经进入公元 21 世纪,现代医学的迅猛发展已经进入分子和基因水平,各种检测手段和方法也越来越具体和直观,这诚然是一件令人欣喜的事情,但随着现代医学分析精度的不断精细,各项指标描述的不断具体,似乎人的整体性和主体性逐渐被肢解破坏,剩下的更多是零散的人的器官和数据,医生按照检测指标进行诊断,对检测结果负责,而作为患病主体的患者,反倒因医生认识的局限,被排除在疾病之外,成为局外人了,不能不说是现代医学走入的怪圈。有几千年历史的中医学,以人为本,以开放的、普遍联系的眼光看待人的疾病,虽然在某些方面对单个病因的认识可能没有现代医学那么深入,对某些特定性疾病的治疗没有现代医学的方法更为直接,但其法天地阴阳、取类比象的思维方法,以及天、地、人终而合一的宽广视野,却远比现代医学更加宏大,尤其是其以人为中心的人文精神,都是足以补充现代医学之不足的。

　　然而,随着西方经济文化的强势侵入,中国传统文化的继承确实出现了很多不足,中国人的传统思维方式也出现了很大转变,这与 100 多年来的巨变是密不可分的。在中医学领域的情况也不容乐观,能够熟练运用中医思维的人越来越少,若不加以重视,中医的前途是堪忧的,中医界后继乏人的可能性并不是不存在,诸多经过历史验证的中医药有效防治方法是否能够继承并传扬下去并不能肯定。历史的时间是一定前进的,但其认识和实践却有可能退步,谁能肯定地说一代必然比一代更强呢？若是优秀的中医药文化传承中断，不仅仅是中华传统文化的损失，也是对世界文化多元性的伤害。这无论对中国还是西方，对历史还是未来，都是不负责任的。但若欲很好地对其进行继承和发扬，也不是一件很简单的事情，当务之急便是寻找这种文化现象的根源所在，并与其他学科进行贯通，唯有如此，才能做到"问渠哪得清如许，为有源头活水来"，因此我们确实有必要对中国传统文化研究一番。

编　者

2019 年 4 月

目　录

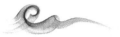

第一章
三才思想的发生学

第一节　原始先民的天人观

一、混沌蒙昧的天人不分

人类的文明进化史发展到现在,恰似一个人从懵懂的婴孩走向能认识世界并改造世界的壮年状态,再向后也一定会进入其老年期。原始人类对世界和自我没有明确的分界,就是所谓的混沌状态,在这个状态中,原始人类几乎是没有什么观念,恰如刚出生的婴儿并没有什么明显的自我意识。汉代班固在《白虎通·天地》对这种状态如此描述:"混沌相连,视之不见,听之不闻,然后剖判。"①可见后来所谓的剖析分别是从原来的混沌中变化而来。三国曹魏时期曹植描写更为直接,其《迁都赋》中有"纷混沌而未分,与禽兽乎无别"②,说明早期的人实在和禽兽区别很小,除了完成一些与其他动物同样的、必要的生理活动外,有人文倾向的活动几乎没有。然而人之所以能够成为人,终究区别于其他动物,一定不在其生理活动,而是其能对周围环境乃至宇宙世界产生有目的的认识,这是与人具有强大的思维分辨功能,能产生意识观念分不开的。

从动物到人的演变一定经历了很漫长的时间。在这个过程中,随着人对周围事物现象的观察和体验,便产生了很多的基本观念,后来这些基本观念被逐步条理化、细化,而衍生出更多的观念来,学习儿童心理学会对人类意识的逐渐发展有帮助意义。这种观念从简单到复杂的变化过程可以从人类开始发明结绳记事到逐渐产生文字得到反映,需要说明的事情越来越多,当然记事的手段便需要越来越精准和复杂了,能够创造文字可以说是人类和其他动物具有本质区别的一个标志,也是区分先进民族与落后民族的重要标志之一,中华民族的文明所以能薪火相传,与文字的一脉相承有极为密切的关系,文字的出现标志着从此人类进入到文明阶段,是为从蒙昧阶段走向文明的分水岭。到

---

① 班固.白虎通[M].北京:中华书局,1985:234.
② 曹植.曹植集校注[M].北京:人民文学出版社,1984:393.

底上古时代人类的一些基本观念产生在什么时代,仅依靠文字的记载无法尽可能地向前追溯,幸好除了文献之外还有重要的文化载体,如古代岩画和神话传说等,能让我们对那个时代人们的内心活动窥知一二,仰韶文化中的阴阳图纹就是典型的例证之一。

从对现存的一些原始人生活遗迹的考古发现,以及对世代相传的一些神话故事的整理,还有对一些近现代尚未摆脱原始社会生活方式之族群生活状况的调查,都能提供有力的证据。"有山者采,有水者鱼",是上古时代先民们的主要生活方式,这样的采集渔猎生活和野兽们的生活差距并不是很大。若原始人类一直维持这样的生活,那是否能从中明白其与环境的相互作用就很难说明了,即便有所理解也估计是十分有限的。所幸的是人类在采集和狩猎的过程中发现了种植作物和驯养家畜的可能,使人类进入到了农耕时代。在渔猎时代的人们一方面被动地接受自然馈赠的同时,另一方面便很少有机会去思考那些看似与之不相关的问题,大约只能注意到昼夜、四季等一些很概括性的变化。但是即便是一些动物也是具有同样的能力,不过人的认识能力更强于其他动物。进入到农耕时代的人们不得不因为农业对气候、土壤有很大的依赖和选择性,而更多地去积极地了解和思考这些相关问题。在任何时代总有那么一些智者,会未雨绸缪地考虑一些如何使他的部落、族群乃至国家的人们生活得更好、离苦难更远的事情,这应当是生产力不断进步的内在动因之一。人生活在自然和社会环境之中,自然会和周围的环境与其他人有交流存在。原始先民们虽然其认识能力还十分有限,不似进入文明社会后的人类思维高度发达,但是对人与天地的关系总会或多或少地产生出一些看法来。

今天我们在谈到天人观时,有一点应说明,中国人已经习惯于"天人关系"这一概念,但其中的"天"是与"人"相对应而存在的所有外在物质环境,所以这个"天"是应当分成天和地两部分的,如此的"天人关系"就是后面我们将提到的"天地人"的"三才"关系。

二、天人之分的开始

正如婴儿逐渐才发展出了自我的意识一样,上古人类也是从最早的不分彼此的混沌状态,到逐渐彼此二分。这是天人之分的肇基时期,天人之间从一开始就是有此必然有彼,有彼必然有此,互相依赖的关系。因为天的观念一定是从对自我有认识的基础而出现的,自从人类有了所谓天的观念,就已经蕴涵了人的观念,就开始有了天人关系的观念。不过早期的原始人类的生产能力太过低下,造成受制于环境的方面太多,如采集者只能被动地祈盼自然恩赐的食物,自然给予什么就无条件地接受什么,正如无助的孩子,只能一味听命于父母一样。这时的人类自我把握命运的能力还很差,很少能有储存以备灾年,更不用说有机会与天地实现互动式的交流,所以只有唯天命是从了。

有学者解释,原始形态的天人观首先体现在居住方式及建筑活动中,最早的先民们是住在自然洞穴中的,通过漫长的生活经验积累,人类逐渐改变了自己的生活条件与习惯。到了农耕时代,这种天人观就更加明确,因为与其他活动相比较,农耕活动中非人类自身所能控制的外在因素最多,也最复杂,如土壤状况、气候条件等①。这样就使人们不得不考虑天和地对农业生产和居住的影响,如此人们出于自身生活所需这样一个简单的目的,就形成了人们对天地强烈的探索欲望与殷切的祈盼,这两种心理状态是并存的。若任由这两种对自然的态度发展下去,而不加以综合或节制,就必然会出现两种不同的天人观,一种是过于自信的以人为中心的天人观,强调人力的作用,现代西方的人天对立倾向,强调人对自然的探索甚至征服,就是从这个路线发展出来的;还有一种是消极的被动的天人观,强调自然规律的不可知,以及人类在自然伟力下的渺小与无奈,自然就会由此衍生出宗教性的天人观,把对命运的最终掌控权交给一个外在的神,并加以顶礼膜拜。但是,有趣的是,中国古代的智者并没有按照上述两种路线走下去,而是选择了一种折中的道路,使得中国人的天人观始终确立在一个有所节制的度之内,有关这个问题,在后面我们将做进一步的讨论。对古人天人观产生影响有多个方面,古代天文学即是非常重要的一个。天文学与农业生产和游牧关系密切,"游牧民族和农业民族为了定季节,就已经绝对需要它(引者按:即天文学)"。陈遵妫说:"观测天象,可以知道方向的变迁,可以知道节气的转变,这对于古代人类的实际生活,有莫大的

---

① 吾淳.中国哲学的起源[M].上海:上海人民出版社,2010:97-98.

关系。这也正是天文学所以成为发达最早的科学的原因。"①

三、原始的天地崇拜

到这里我们已经明确早期的宗教和科学就是对一个事物的两方面不同的看法,正如一个东西光明的一面和黑暗的一面,必然是同时存在的。当然这个原理也将贯彻人类社会的始终,因为无论是蒙昧的史前时代还是开化的文明时代,蒙昧和文明若双生子一样是并存的,不过在不同的人身上表现出多少的差别罢了。即便如科学昌明的今日,又有哪一个人可以轻言在他的心里完全没有迷惑和不安呢? 我们仅能肯定的一点是人力进一步,则鬼神之力退一步;文明推进一步,则愚昧退后一步。而这个世界的未知之物实在太多,人类对自然的探究永远不可能停止。往往越是深入探索的人们,越能感到自己的无知与无奈,所以人类对天地的宗教性崇拜是永远不可能消除的。这就注定了人对天的关系中既有知识性的了解与利用,又有宗教式的崇拜和畏惧。

原始先民"人"的意识从萌芽到逐渐觉醒经历了很长的时间,这是一种巨大的进步,是人类从自发到自觉的跨越。因为在原始社会中,"人还没有完全从自然界或天中抽象出来,独立出来。原始人最初对有生物和无生物是不加区分的"②。在原始人的思维中,万物都是有灵的,因此需要一种与这些"灵"能够交通的中介,所以从这种观念中出现了巫术。瞿兑之《释巫》说:"巫也者,处乎人神之间,而求以人之道通于神明者也。"③张晨紫认为:"巫术是人类企图对环境或外界作可能的控制的一种行为,它是建立在某种信仰或信奉的基础上,出于控制事物的企图而采取的行为。也就是说,它是人类为了有效地控制环境(外界自然)与想象的鬼灵世界所使用的手段……巫术是幻想依靠某种力量或超自然力,对客体施加影响与控制。严格地说,它并不把要被施加影响的客体神化,向其屈服或求告,而是用人的主观行为力图对其施加影响和控制。"④

① 陈遵妫.中国天文学史:第一册[M].上海:上海人民出版社,1980:3.
② 刘绪义.天人视界:先秦诸子发生学研究[M].北京:人民出版社,2009:5.
③ 瞿兑之.释巫[J].燕京学报.1959(7):1327-1345.
④ 张紫晨.中国巫术[M].上海:生活·读书·新知上海三联书店,1990:37.

从现存的某些巫术和神话中我们可以看出,那个时代的人们已经开始有了某些与自然相抗衡的能力,"巫"的出现和众人对"巫"的信任说明了这一点。英国著名人类学家 J.G.弗雷泽曾经说过:"巫术与科学在认识世界的概念上,两者是相近似的。二者都认定事件的演替是完全有规律的和肯定的。并且由于这些演变是由不变的规律所决定的,所以它们是可以准确地预见到和推算出来的。一切不定的、偶然的和意外的因素均被排除在自然进程之外。对于那些深知事物的起因,并能接触到这部庞大复杂的宇宙自然机器运转奥秘的发条的人来说,巫术与科学这二者似乎都为他开辟了具有无限可能性的前景。"①其所著被誉为现代人类学奠基之作的《金枝》一书中,引用大量具体事例对巫术进行了阐述,很有启发意义。拿今天的话来说,这些"巫"中有相当一部分是掌握了某些自然和社会规律的科学的先行者。上古中国巫医不分,并不能单纯理解为那时的医学仅仅等同于巫术,毫无可取部分。还要考虑到,以巫术的形式出现的医疗活动中至少有一部分是合理有用的,但由于当时民众的总体认识水平并不能与之同步,也就是说"巫"若是将其心中的事实真相对民众言明,就可能会与大众的蒙昧心理格格不入,反而会造成有利于大众的行为无法开展的局面,所以出于一种不得已,才使用这种具有神秘色彩的活动,也是智者与愚者思想进行调和的最好方式了,此谓之神道设教。总之,就当时总体而言人力还非常薄弱,即自然界对于人类起着主宰作用,人的地位是被动地受制于自然。

第二节　夏代以前对天地的认识

一、上古先民"天"的观念

早期的人类维持生活的方式与其他动物的区别不是很大,就是采集、捕鱼和狩猎。但即便这么简单的生产劳动和穴居生活,人们也要每日仰望到头顶

---

① J.G.弗雷泽.金枝[M].北京:新世界出版社,2006:13-14.

的天,生活要受到风雨雷电等天气变化和春夏秋冬四季变化的影响,这使早期的人类有了模糊的"天"的观念。

后来人类进入农耕时代,由于观察到气候因素对农业生产的巨大影响,人们不得不对某些必须依赖的自然变化更多地进行关注。那个时代的先民虽然已经意识到了其重要性,但却又很少能把握它。换句话说这些现象对其是高不可测、遥不可及的,同时又是必须尊重、小心侍奉、不敢违逆的,而所有这些现象都与头顶上的天空有关,如此,早期对"天"的崇拜便出现了。从有模糊的观念轮廓到观念的逐步具体化,这个过程一定不是很短的时间段,而是随着人们对生产实践的认识不断深化,对自然探索的不断拓展而逐步形成的。对天的崇拜是世界范围各原始民族的共性,依据某些学者所说,原始的天的观念普遍有几个方面的含义:第一,"天"观念往往会最终落实或体现在太阳;第二,"天"或"天神"观念还会具有某种父亲的形象;第三,人们若需了解"天"的意图,主要靠巫师或祭司来承担①。从这几点可以看出,先民们对天的认识逐渐聚焦在太阳这一最具代表性的事物,从而有了人们具体考察"天"的出发点。人们还把天与父亲联系起来,这就有了将自然和人类进行同一观察的可能,也说明人们开始意识到天的某些性质如同父亲一样是可以捉摸的。更进一步的是人们依靠巫师或祭司与天相沟通,这就有了人逐渐与天对话交流,乃至与天平等的可能性。《尚书·舜典》记载,舜帝接受尧帝的禅让后,首要的任务就是祭天,"正月上日,受终于文祖。在璇玑玉衡,以齐七政"②,祭天礼仪由皇帝即天子主持,这种官方传统一直维持到民国初的 1913 年。

二、上古先民"地"的观念

原始社会的人们由于没有耕种等有赖地力的活动,活动的地域相对狭小固定,其居住环境一般都是相对稳定的,相比起天气的变幻无常似乎一成不变,人们一般更容易注意到有明显变化的事物和现象。还有一个原因就是人

---

① 吾淳.中国哲学的起源[M].上海:上海人民出版社,2010:264-265.
② 李民.王健.尚书译注[M].上海:上海古籍出版社,2004:13.

依赖于大地以获得食物,地面的具体环境有可能是山或森林或河流,故人们更容易出现一些具体的山的观念、森林的观念或河流湖泊的观念,不似天的大一统模样,无论处于何地的人仰望都是那个天空,所以人们可能将"地"的观念拆散成若干具体的组成部分了,不能就此说那时的人心中没有"地"的观念。造成我们今天误解"地"的观念之产生晚于"天"的观念之产生,其原因大约于此。

进入到农耕时代的人显然有了更多与大地进行交流的机会,因为这样的生产生活方式无疑较以前来说有了很大的稳定性和自主性,人们可以选择不同的作物进行种植,更可以将丰年所余储藏起来以备歉收之年。对于这样一种生产方式的改变,首先要求的就是人们对其所赖以生存的环境有更深入的了解。众所周知,在农业生产中影响最大的就是天气、水文、地质、土壤等因素,人们基于更好地获得农业收成这样一个现实的目的,就不得不认真思考这些因素。人们从农耕生产中发现,大地能孕育出各种作物,正如母亲可以孕育胎儿一样,两者在这个方面具有同样的属性,所以人们就自然地将大地和母亲联系到了一起。并且人们在早期农耕中,发现农作物生产严重依赖着大地,而且自己很少有能力进行掌握,基于这种对地力的依赖和对大地的不解,人们便产生了地母崇拜。再有一个因素对人们产生与天相对的"大地"观念起着重要作用,应该是舟船车辆等交通运输工具的发明,借助这些方式,人们的活动范围和视野见识便较以前大了许多,那些山、河流、湖泊、平原、森林的小概念被连接到了一起,这就形成了"大地"的宏观观念。民以食为天,食物的获得要靠大地的恩赐,作为传统的农耕国家,中国古人更能体会到大地的伟大,故对大地的尊崇与对天的尊崇同等重要。我们今天很少见到单纯的祭天或祭地,正是这个道理,《五经通义》说得非常清楚:"王者所以祭天地何?王者父事天,母事地,故以子道事之也。"①

三、上古先民与天地的交流

在颛顼之前,人们由于都存在着对"天"敬畏和与"天"交流的愿望,所以

---

① 尹飞舟,吴康,熊志庭,等.中国古代鬼神文化大观[M].南昌:百花洲文艺出版社,1992:350.

"巫"的存在是非常普遍的现象,可能每个部落中都有自己的"巫",以与天地间的神灵交流,决定其农战等大事,但是每个人心里对"天"的敬畏程度和理解程度肯定是有不同的。从轩辕黄帝开始的人们已经有了"天下"的概念。《史记·五帝本纪》中记载"天下有不顺者,黄帝从而征之,平者去之,披山通道,未尝宁居"①,就是说那时已经有了一个初步的国家雏形。但天下的人各自分别做着与"天"沟通的事情就会产生出不同的主张来,这样的不同意见对于一个有统一化倾向的"天下"来说显然就造成了很多分裂和斗争的可能。鉴于前代的败乱教训,颛顼下令"绝地天通",从此将对"天"的意旨的解释权进行统一管理。也有人认为财产私有化是其原因,部落首领在垄断经济命脉之后,有垄断神权、政权的需要,于是出现两次"绝地天通"。从而不允许平民进行神人之交通,卜筮之术以及祈禳、祝祷、降神、厌赅、祭祀等方法就被垄断在仅仅为特权阶层服务的少数史官手中,成为后来儒家所谓"礼"的主要内容②,这种解释也有一定的道理,这段历史载于《国语·楚语下》卷十八:

昭王问于观射父,曰:"《周书》所谓重、黎寔使天地不通者,何也? 若无然,民将能登天乎?"

对曰:"非此之谓也。古者民神不杂。民之精爽不携贰者,而又能齐肃衷正,其智能上下比义,其圣能光远宣朗,其明能光照之,其聪能听彻之,如是则明神降之,在男曰觋,在女曰巫。是使制神之处位次主,而为之牲器时服,而后使先圣之后之有光烈,而能知山川之号、高祖之主、宗庙之事、昭穆之世、齐敬之勤、礼节之宜、威仪之则、容貌之崇、忠信之质、禋絜之服,而敬恭明神者,以为之祝。使名姓之后,能知四时之生、牺牲之物、玉帛之类、采服之仪、彝器之量、次主之度、屏摄之位、坛场之所、上下之神、氏姓之出,而心率旧典者为之宗。于是乎有天地神民类物之官,是谓五官,各司其序,不相乱也。民是以能有忠信,神是以能有明德,民神异业,敬而不渎,故神降之嘉生,民以物享,祸灾不至,求用不匮。"

"及少皞之衰也,九黎乱德,民神杂糅,不可方物。夫人作享,家为巫史,无

---

① 司马迁.史记全本:上[M].沈阳:万卷出版公司,2009:1.
② 刘云超.易学与术数辨析[J].周易研究.2006(4):79.

有要质。民匮于祀,而不知其福。烝享无度,民神同位。民渎齐盟,无有严威。神狎民则,不蠲其为。嘉生不降,无物以享。祸灾荐臻,莫尽其气。颛顼受之,乃命南正重司天以属神,命火正黎司地以属民,使复旧常,无相侵渎,是谓绝地天通。"

"其后,三苗复九黎之德,尧复育重、黎之后,不忘旧者,使复典之,以至于夏、商,故重、黎氏世叙天地,而别其分主者也。其在周,程伯休父其后也,当宣王时,失其官守,而为司马氏。宠神其祖,以取威于民,曰:'重寔上天,黎寔下地。'遭世之乱,而莫之能御也。不然,夫天地成而不变,何比之有?"①

从上文中我们可以看出,最早时的"巫"确是这么一批圣明聪慧,且有为大众利益而自我牺牲精神的公正贤人,受到大家的信任和爱戴也是很自然的事情,当然也由此而掌握了公众资源和权力。但后来越来越多的"巫"是看到了所能得到的利益而走上这个位置,是为了个人或小集团的利益,并不能代表公众了,他们由暂时性地担任与天沟通的临时职务,缓慢过渡为取得了稳定的领导地位。考察历史上中国少数民族地区在完善的政治制度出现之前的情况,就可以明白。这种情况很容易理解,正如现在我们常感慨拥有很多荣誉和光环的人不能名实相符一样,但最初这些荣誉的拥有者往往是因为确实做出过杰出的贡献,因大家的真心拥戴而被授予的。由这样的一批因利益驱使而出现的"巫"所反映出来的"天意"是否能够给公众带来利益,这个的确是非常令人怀疑的事情。颛顼"绝地天通"大约就是为了扫除这种流弊而进行的类宗教改革事件。

综上所述,上古先民们对天人之间的关系很模糊,刚刚走出人与万物不加区分状态的人们普遍存在着万物有灵的看法,由于那时人们生产能力和认识能力的低下,人们已经形成了对天的敬畏,并开始由巫来进行人界与鬼神界之间的沟通,此可谓人们的前宗教信仰阶段。在对自然的认识方面,于农耕和居住活动中形成了原始的天时和地宜意识,虽然其认识的程度还很浅薄,但应当承认这种认识从无到有,是有重要意义的一步,是其后人们系统性地认识天人关系的萌芽阶段,是人类进入文明阶段的开端。

① 上海师范大学古籍整理组.国语[M].上海:上海古籍出版社,1978:559-564.

第三节　夏商时期的天人观

一、天的神性崇拜

夏商以来,"万物有灵"的观念继续存在着,人们对"天"的感觉仍然是崇拜和畏惧,人们所以敬畏天,主要是鉴于天的"威",所以这个时期天人关系的主流依然是人仆从于天,说明了人认识能力的低下,人在自然环境中的软弱和无助。直到现在,在一些落后地区,人们还只能靠天吃饭,在这种环境下,不产生对天的敬畏是不可能的。另外一个例子是,当我们进入到杳无人烟的高山荒漠中,也会自然地产生对自然的神性崇拜和畏惧。夏商时期的文献资料十分有限,但其时的观念却在后世的文献留下了影子,如《尚书·皋陶谟》是被学界认可的反映夏商时期观念的文字资料,其中有言:"天叙有典,敕我五典五惇哉! 天秩有礼,自我五礼有庸哉! 同寅协恭和衷哉! 天命有德,五服五章哉! 天讨有罪,五刑五用哉! 政事懋哉! 懋哉!"①从这句话中,我们很容易看出在那个时代,人们对天命的认可是多么自然的事。可以说只要人类还在没有建立起对天的正确认识的背景下,就不能说人类真正进入了文明的时代,具备了人文的精神,我们应做的就是尽力向这条路线上迈进。上古时期的人类是幼稚和质朴的,但后文明时代的人们显然又犯了狂妄的错误,这一点当代人可以从历史的发展中得到借鉴和反思。

但是,随着国家萌芽的出现,人们的认识被逐渐统一起来。前文讲到,颛顼"绝地天通"后,民间性的与"天""地"进行沟通的巫术被禁止了,保留的只有以官方为代表的"巫",对人们日常生活中的行为进行指导,这实际上是天的旨意通过巫作为中介转移到了君王手中,成为后世君王"奉天承运",代天行事的渊薮。人类学家弗雷泽(Frazer)认为:"巫术是同一种极度民主的文化阶段相适应的。随着巫术的衰微和宗教的发展,民主为专制所代替。

---

① 李民,王健.尚书译注[M].上海:上海古籍出版社,2004:37-38.

在巫术盛行时期,巫师作为最早的专业集团,作用和地位逐渐增强,为个人服务的个体巫术日趋削弱,似乎是晚起的致力于集团利益的公众巫术越来越具有更大的影响。巫师们越来越富有,有的人便成了宗教活动中的祭司,他同时又是世俗政权统治人物——神圣的帝王。"①顺便提到,我们不能把民主与专制简单地等同于好和坏,有时民主恰恰可能成为社会混乱,生产力水平下降的原因,颛顼的"绝地天通"可能就是为了杜绝这种绝对民主的流弊。虽然夏朝总体上仍是一个人神混杂、人神同居的年代,但这些巫术在逐渐开始向原始的宗教演变,原始的国家萌芽逐渐明朗,早期的政教合一式的国家形态出现了。

二、人获得天帝地位的原因

早期的帝王应该就是这样一批在行为中的确能代表公众利益的巫师,当然同时他们还有着非常高尚的人格魅力,能够为了大众而进行自我牺牲,具有广博的知识,持久专注的恒心,深邃的观察和分析能力,以及对世道人心练达的洞察力。用现在的话来说,就是一个德才兼备的通才式人物。正如《论语》中所言"人而无恒,不可以作巫医"②。再如《史记·五帝本纪》记载:"舜耕历山,历山之人皆让畔;渔雷泽,雷泽上人皆让居;陶河滨,河滨器皆不苦窳。一年而所居成聚,二年成邑,三年成都。"③《史记·夏本纪》云夏禹"为人敏给克勤;其德不违,其仁可亲,其言可信;声为律,身为度,称以出;亹亹穆穆,为纲为纪"④,能够在当时那么落后的科技力量条件下,集全国之力进行治水这样的大工程,绝不是单纯有道德或单纯有专业能力就能够完成的,必须需要这种德才兼备的圣人,具有强大的影响与号召力,且掌握了公众资源和权力才能做到。当时的人们内心一定会有一个跟着他们,才能过上更美好生活的信念。若我们细读《史记》中关于五帝、夏禹这些历史上

① J.G.弗雷泽.金枝[M].北京:中国民间文艺出版社,1987:7.
② 朱熹.四书章句集注[M].北京:中华书局,1983:147.
③ 司马迁.史记全本[M].沈阳:万卷出版公司,2009:4.
④ 司马迁.史记全本[M].沈阳:万卷出版公司,2009:6.

圣王的记载，就会得出如此结论。

三、从神性崇拜中逐渐走出

上面所说的是在文字尚未出现以前人们对"天"的观念的认识情况，幸而人类创造了文字，使我们今天能对其后的状况有更加清楚的了解。文字的一个重要功能就是对原本模糊的观念进行清楚的界定，中国最早的文字出现时间可以上溯到夏代，但直接文献很少，不过还是可以从后世的记载对当时的情况管窥一二。随着人们对宇宙自然规律的观察与总结，逐渐出现了术数之学。简单地说，术数就是以数字符号为工具，用逻辑推演的方法对自然规律进行总结并预测。按照《汉书·艺文志》中的分类，术数有六种，分别为"天文、历谱、五行、蓍龟、杂占、形法"[①]。夏代已有历法即夏小正，这是天文史学界普遍承认的。这是夏代人总结了以前积累的天文知识和占星知识，并使之具有相当的系统性。说明夏代人对天已经有了相当准确的了解，这种了解是偏重于知识性即物质性的。中国古代天文学与百姓的生活关系非常密切。《汉书·艺文志》中说："天文者，序二十八宿，步五星日月，以纪吉凶之象，圣王所以参政也。"与天文直接相关的就是历法，历法的发明和普及对农业的促进作用不可估量，可以说早在夏代，人们就开始对自然规律有了相当的了解，由是也开始了对宗教影响力的削弱。同样的证据还有"五行"观念之出现。杨向奎认为《洪范》的来源，不止于周，应出于夏代之前的炎帝。梁启超认为："《洪范》本为政治书；其九畴先列五行者，因其为物质的要素，人类经济所攸托命耳。《左传》所谓'天生五材，民并用之'，即此义也。"[②]可见夏代时人们已经开始有了对天地自然界由这五种基本物质构成的认识，这种物质性的科学观念及原始的哲学观念与鬼神、宗教之"天"的观念相比较起来，虽然还很稚嫩无力，但却是人类认识史上的一大进步，毕竟这是能带领人们逐渐从懵懂的迷雾中走出的一线智慧的光明。

---

① 张舜徽.广校仇略·汉书艺文志通释[M].武汉：华中师范大学出版社，2004：7.
② 顾颉刚.古史辨（五）[M].上海：上海古籍出版社，1982：350.

四、神向人的权利转递

自从考古专家们在殷墟发现了甲骨文后,中国的信史便被学术界公认为从殷商时代开始。殷商时期虽仍然沿用夏之礼,然而在文化上较夏代有了更明显的进步,表现在这个时期出现了脑力劳动和体力劳动的社会分工。从殷墟出土的大量实物可以证明,殷商时期先民仍沿袭夏代而信仰原始宗教,崇拜天,但这个时期至上的"天"已经和殷商的最高统治者及其祖先的联系非常紧密了。殷人最高的"天"即至上神被称作"上帝"或"帝",这已经是一个学术界公认的事实。在殷商早期还是如夏代一样出于对自然万物的崇拜,但到后期时就显然多了一些宗教人格化色彩。据殷商卜辞记载,商代之王共计 37 位,但只有最后两位敢于自称为"帝"。叶林生认为:"这种现象正表明了人敢于与帝并尊,正是人试图摆脱神的控制而做的挣扎,表明神的绝对权利已经开始动摇,社会已开始向人本文化过渡。"①这也许出于对夏人尚质的一种否定,"殷道亲亲",殷人重视由母亲血缘为纽带的王位继承,天意由人间最紧密的血缘关系联系起来的王族之意,继承相传,就有了一脉相承的稳定性,似乎较那个变化无常的鬼神的"天"更使人们有了一份稳定的依赖感,于是乎与人之间的隔阂更小了些,人与之交通的可能性也更大了些。殷商时期较夏代有了更为稳定的农业生产,人们可能在心理上有了更加趋向于稳定单一化的信仰需求。

五、殷商后期人文精神开始觉醒

费尔巴哈说过"神是人的本质的异化",认为是人造了神,反过来受到神的奴役和支配,"人的依赖感是宗教的基础,而这种依赖感的对象,这个为人所依赖、并且人也感觉到自己依赖的东西,本来无非就是自然"②。正是因为

---

① 叶林生.殷商人神关系之演进及思考[J].苏州大学学报,2001(1):103.
② 路德维希・费尔巴哈.费尔巴哈哲学著作选集[M].北京:商务印书馆,1984:436.

出于对自然的依赖,和人类本身力量的有限,这种敬畏夹杂的复杂心理使人们不得不屈从于自造的鬼神,使得宗教事物一度成为那个时代中最为重要的事情。但随着人们对自然规律认识的深入,生产力水平的逐步提高,人对自我命运的把握较以前就更加有力了许多,吴锐认为"从人类发展史来看,人们正是在长期的生产生活实践中,逐渐认识了自然的规律,大大削弱了宗教的影响力"①。这样到了商代晚期,就产生了一股敢于蔑视神,向神挑战的思潮,如:

《尚书·微子篇》:"今殷民乃攘窃神祇之牺牷牲,用以容,将食无灾。"②

《史记·殷本纪》云:"帝武乙无道,为偶人,谓之天神,与之博,令人为行,天神不胜,乃僇辱之。为革囊盛血,卬而射之,命曰射天。"③

从以上文献可见,在殷商后期,其君民皆表现出了对神的怀疑和挑战,反映出的内在动因应为两个方面:从君王角度,因其所站的位置较高,更能宏观地观察问题,故他较百姓来说更容易体会到社会总体认识能力的提高和生产力的进步所带来的人格的独立。从百姓角度,则又兼有出于对政教合一政权中代表"天"的帝王的严重不信任。当然,这两种倾向不可能是完全独立的,而一定是相互渗透的,我们这里只是出于叙述上的方便,将其分开而已。从这时起,神的绝对权力开始动摇,社会开始向人本文化发展转变了。

第四节　西周时期的天人观

一、西周的"以德配天"思想

王国维说:"中国政治与文化之变革,莫剧于殷周之际。"④周以一偏远小国,最终战胜殷商取而代之,使人们对"天"的信念产生了动摇。但是这种动摇

---

①　吴锐.我国天人关系起源与演变的历程[J].东岳论丛,1996(3):60.
②　姜建设.尚书[M].开封:河南大学出版社,2008:181.
③　司马迁.史记全本[M].沈阳:万卷出版公司,2009:13-14.
④　王国维.观堂集林[M].石家庄:河北教育出版社,2002:287.

不可能一下子将根深蒂固的对神性"天"的敬畏连根拔起,即便是周王室成员也还保留了很多对"天"的崇敬。周公旦在解释"天"不佑殷商的原因时说:《尚书·周书》多士:"非我小国敢弋殷命,唯天不畀……唯帝不畀,唯我下民秉为,唯天明畏。"①《尚书·周书》召诰:"皇天上帝改厥元子,兹大国殷之命……唯不敬厥德,乃早坠厥命。"②

可见,作为夺得政权的周王室成员,在这个时候,已经部分意识到其得到殷商天下的原因是因为其代表了人民的利益,而这个民心就是天意。虽然其还没有完全抛弃"天命"的说法,"天命所归"这种观念至今仍然在延续。所以鉴于殷商失国的教训,西周统治者提出了"以德配天",将"尊天"与"敬德"结合起来③。这时人们虽然仍延续殷商的传统,信仰天地,但已经开始逐渐更加相信人力。周王室已经意识到,要想让自己的王权统治维持下去,必须要重视百姓,爱护百姓。如《尚书·泰誓》有:"天矜于民,民之所欲,天必从之。"④"虽有周亲,不如仁人。天视自我民视,天听自我民听。"⑤

西周初年统治者的代表人物,孔子最推重的周公旦,首先在中国哲学史上建立起天人合一的思想体系,将天意的玄远不可捉摸,化成人间可以感知的德,这就是著名的"以德配天"思想,并用此解释政权的获得与亡失。如《尚书·洪范》中说:"呜呼!箕子,唯天阴骘下民,相协厥居,我不知其彝伦攸叙。箕子乃言曰,我闻在昔鲧堙洪水,汩陈其五行。帝乃震怒,不畀洪范九畴,彝伦攸斁。鲧则殛死,禹乃嗣兴。天乃锡禹洪范九畴,彝伦攸叙。"⑥就是说所以禹获得了治理天下的权柄,是因为禹有这样的德性,才能得到上天的眷顾。从以上的记载可见,此时"天"的绝对权威已经不稳固,这时的天已经不是那个高高在上的、不可捉摸的暴戾的天神,而是能关心民生、爱护百姓的有人格性的善神了。可以说从西周开始,中国"天"的伦理道德性被正式确立下来了,"天"就由此多了些可亲可爱,少了些冷酷无情。

---

① 姜建设.尚书[M].开封:河南大学出版社,2008:238.
② 姜建设.尚书[M].开封:河南大学出版社,2008:227.
③ 刘玉娥.夏商至春秋天人关系的发展及人的生命意识[J].黄河科技大学学报,2007,9(2):23.
④ 姜建设.尚书[M].开封:河南大学出版社,2008:350.
⑤ 姜建设.尚书[M].开封:河南大学出版社,2008:353-354.
⑥ 王世舜,王翠叶.尚书[M].北京:中华书局,2012:143-144.

二、西周天命观转变的原因

西周时代,人已经开始明显出现对天的怀疑态度,如在《尚书》和《诗经》中对天的质疑已经多次出现,见于下文:"越天棐忱,尔时罔敢易法。"①(《尚书·大诰》)"天不可信。"②(《尚书·君奭》)"侯服于周,天命靡常。"③(《诗·大雅》)"昊天不惠,降此大戾。"④(《诗·小雅》)"下民之孽,匪降自天。噂沓背憎,职竞由人。"⑤(《诗·小雅》)

这种怀疑可以从两方面进行理解:

一方面是殷商以来人们思想上对"天"的怀疑开始逐渐深入人心,从偶尔的怀疑成为普遍的怀疑,人们不再相信那个鬼神的"天"会对人有什么帮助,但是开始意识到个人"德行"的修养比向天求助佑护更加重要,"德行"无论是对于百姓还是君王都是同等重要。正如《诗·大雅》所说:"无念尔祖,聿修厥德。永言配命,自求多福。殷之未丧师,克配上帝。宜鉴于殷,骏命不易。"这里的"天"显然少了一点宗教神性,而多了一些人文伦理德性,尤其是"永言配命,自求多福"两句,说明所谓福祸都是由于自己的行为而招致,并不是由哪个外在的神灵所赋予,小到一个人,大到一个国家,若想得到永远的"天"佑,首先要从自己的德性修养做起。可以说从这里我们已经可以看出西周以来人文精神的觉醒已经开始了。

另一方面便是进入西周以来,农业技术的巨大进步,使人能够更好地掌控自己的命运。自夏代以后经殷商至西周,中国的农业生产经过1 000余年的发展之后,无论是农业生产工具还是农业生产方式都有了长足的进展。到了西周时代,种植业已经发展为社会经济中最重要的生产部门,从西周时期各诸侯国普遍使用布币就可以看出当时对农业生产的重视。没有组织的人力是很小的,西周时期疆域的拓展,国力的增强,使得当时有可能组织起更大规模的农

---

① 姜建设.尚书[M].开封:河南大学出版社,2008:206.
② 姜建设.尚书[M].开封:河南大学出版社,2008:250.
③ 孔子.诗经[M].沈阳:万卷出版公司,2009:210.
④ 孔子.诗经[M].沈阳:万卷出版公司,2009:164.
⑤ 孔子.诗经[M].沈阳:万卷出版公司,2009:168.

业基础设施建设,这在以前的时代是不可想象的。在生产过程中,人们对如何合理使用天文和地理知识已经积累了相当的经验,也对人在农业生产中的重要作用有了进一步的理解与自信。与早期农业的靠天吃饭相比,他们对劳动产生了更为积极的想法,与其被动地靠天靠地,不如主动地靠自己的双手和智慧,用今天的话来说,就是开始重视人的主观能动性。他们已经意识到:即使是丰腴的土地,再加上风调雨顺,如果人们不去劳作也会颗粒无收;反过来,即使是贫瘠的土地,又有不测天灾,如果人们能够积极应对,未雨绸缪,还是能够有所收获。也就是说,人的因素同天、地的因素一样,是至关重要,不容忽视的。

三、西周天人观的转变

在对宗教神性的"天"开始逐步产生怀疑乃至摆脱的过程中,"天"的"德"性逐渐发展起来。西周的诸多思想变化可以在《尚书》中找到根据,如《尚书·康诰》:"弘于天,若德裕乃身,不废在王命。"[1]再如《尚书·君奭》:"君奭! 在昔上帝割申劝宁王之德,其集大命于厥躬。唯文王尚克修和我有夏。"[2]我们可以清楚地看出,西周人的天与"德"有密切的关系,简单地说就是"以德配天",有德者才可承受天命,失德就会失去天命的佑护。又如《尚书·洪范》提出"天子作民父母以为天下王"[3],《尚书·皋陶谟》提出"天聪明自我民聪明,天明畏自我民明畏"[4],什么是天意在这里得到明确的表述,是直接将天意与民意结合在一起,可见西周的天人关系正向重民轻神、重人事轻宗教、重现实轻天命的方向发展,由是可见中国的天人关系并没有单纯按照纯物质性关系的狭隘路线走下去,而是成为一种包含政治、文化、科学、技术等诸多因素在内的大一统的天人观。

在"德"性的"天"开始出现之时,自然物质的"天"也逐渐开始明朗起来。

---

① 姜建设.尚书[M].开封:河南大学出版社,2008:209.
② 姜建设.尚书[M].开封:河南大学出版社,2008:252.
③ 姜建设.尚书[M].开封:河南大学出版社,2008:190.
④ 姜建设.尚书[M].开封:河南大学出版社,2008:140.

周幽王二年(公元前 780 年)镐京附近发生大地震,《国语·周语》记载了太史伯阳父对地震原因的解释:"夫天地之气不失其序。若过其序,民乱之也。阳伏而不能出,阴迫而不能蒸,于是有地震。"①伯阳父用天地阴阳两种自然界之气的相互运动、不相协调来解释地震的原因,一方面排除了过去人们对超自然的神灵主宰的错误认识,另一方面开始对自然进行物质性的分析和解释,由此"天"的自然性开始表露出来。刘玉娥认为:"这一发展标志着中国哲学思想开始从原始宗教迷信中解放出来,正趋于形成独立的学科。"②

综上所述,中国先民们在经历了从夏代的"人神不分"的蒙昧状态,到殷商"尊祖敬鬼"的原始宗教阶段,再到西周的"以德配天""自求多福"的人文精神开始觉醒时期之后,人的价值被逐渐肯定下来,这为东周时期围绕"天人关系"这一首要问题的中国哲学的全面展开和成熟奠定了基础。

第五节　东周先秦时期的天人关系

一、诸子百家思想产生的历史根源

思想的繁荣与社会变动息息相关,按照既定的路线走下去,人民安居乐业,社会稳定有常,这实是很难得的状况。中国的文人们一向推崇三代之治,彼时天下为公,人心淳朴,大约就是这个道理,所以自夏、商、西周以来,很少有非常系统的哲学思想产生,并不是因为那时的人们无思想,却是因为好的思想由上而下地被掌握并贯彻,百姓日用之中早已习以为常,没有必要去思索其中的道理,更无须去破坏这种稳定而刻意建树什么新理论。

相反,大凡思想之繁荣多在社会处在变动之际。思想如药物,乃为病而设,若是正常无病的健康人,又去发明乃至服用许多药物作甚?春秋战国诸

① 上海师范大学古籍整理组.国语[M].上海:上海古籍出版社,1978:26.
② 刘玉娥.夏商至春秋天人关系的发展及人的生命意识[J].黄河科技大学学报,2007,9(2):24.

子百家竞相争鸣正是如此。社会混乱,人民就要受苦,有识之士忧国忧民,乃进行总结、开始设想各种方法,欲医治社会的疾患,这应是这些思想的起因。正如《汉书·艺文志》中所言:"皆起于王道既微,诸侯力政,时君世主,好恶殊方。是以九家之术,蜂出并作,各引一端,崇其所善。以此驰说,取合诸侯。"①胡适则说:"政治那样黑暗,社会那样纷乱,贫富那样不均,民生那样痛苦。有了这种时势,自然会生出种种思想的反动。"②两种说法表达的是相同的含义。东周的社会大乱,实为中国历史上第一次大范围、长时间的动乱时期,一下子西周以前的种种想当然的安定都不存在了,社会从政治、经济、外交、人伦、道德等各个方面都产生了全面颠覆性的改变,这种改变是前代人所未曾经历,不可预测的,自会引来很多人去思考,其致乱之根源何在?其平治之出路安出?

所有的辉煌都来自苦难,所有的沉思都来自困惑,春秋战国时期是中国思想史上一个辉煌的时期。我们今天研究中国文化,理解中国的传统思想,甚至可以说解决中国当代的许多重大问题,若不能对这一时期诸子百家的思想有一个比较全面的认识,几乎是没有可能的,这是中国古人用血泪写成的经验和反思。这一时期,围绕着"天人关系"这一中国哲学的最基本命题,很多杰出的思想家都从不同的角度阐发了自己的观点,并对此命题讨论全面展开,且因为该命题在中国传统思想文化中的核心地位,对中国历史上诸多具体学科的发展产生了巨大的影响,形成了中华文化独有的特点,从而也奠定了先秦诸子思想在中国文化中的重要地位。

先秦诸子中,很多人都对天人关系有所论述,我们在这里无法非常细致地对每位思想家的观点进行细致的解说,因为一旦展开这个题目,必然就将陷入另一个很大的题目中,最终会造成喧宾夺主的情况,主题就不易突出了。所以在本文中,对先秦诸子的观点只是大体做个概述,而将论述的重点放在对这一时期天人关系含义内涵转变的原因,及对各家观点的不同和相互联系的评析中。

---

① 班固.汉书[M].长沙:岳麓书社,2008:690.
② 胡适.中国哲学史大纲[M].长沙:岳麓书社,2010:29.

二、王权的衰落造成思想的混乱

自西周立国开始,周王室在接收了原殷商的土地之外,还进行了一系列的开拓疆域的对外战争,使得周代的疆域较殷商大了很多。辽阔的疆域才能孕育出灿烂的文化,在一个区域广阔和人口众多的国家里,就有更多的自然界的沧海桑田变化,人世间的沉浮更迭,这些都会促使一些有识之士产生更多的思考。如《诗·小雅》中"高岸为谷,深谷为陵"①,即是人们借自然界的巨变而喻人世间政权更替的名句。

东周时期,随着周王室集权的衰落,各个诸侯国开始兴起,周王室的绝对权威开始动摇,对周天子的不敬事件也见诸于世。最早有确切记载是郑庄公与周桓王间的冲突。《史记·周本纪》:"桓王三年,郑庄公朝,桓王不礼。五年,郑怨,与鲁易许田。许田,天子之用事太山田也。八年,鲁杀隐公,立桓公。十三年,伐郑,郑射伤桓王,桓王去归。"②作为臣子,公然与周天子进行战斗,并将天子射伤,这在郑庄公之前,大概是周天子与列位诸侯谁想都不曾想象的事情,但是这样的事情居然发生了,虽然后来郑庄公还是非常小心地向天子赔礼,但由此周王室颜面扫地,再也不能真正的号令天下了,由此开始了春秋的争霸时代。

王权的衰落必然促使各诸侯之间相互的竞争,力量大者则不仅能把握自己的命运,甚至还能左右别国的命运,这样就使一部分强大的诸侯对天命有了自己的理解。"春秋时有一部分较开明之士,渐不相信鬼神及所谓天道"③,但也不能一下子就在自己的思想内部把鬼神和天道抛弃干净,或者也可以有另一种解释,就是这样解释的人实际是不相信鬼神的,但由于当时人们的普遍认识所限,不得已绕一个弯子这样说出来,在很多场合中仍旧必须借助于鬼神,但与以前不同的是最终表达了神意就是民心,民心就是天意。殷商以前鬼神就是天意,人是为了鬼神目的的手段,而春秋时民心就是天意,鬼神是为了人

---

① 李择非.诗经[M].沈阳:万卷出版公司,2009:167.
② 司马迁.史记全本[M].沈阳:万卷出版公司,2009:23.
③ 冯友兰.中国哲学史[M].上海:华东师范大学出版社,2011:27.

目的的手段,这两者存在着绝大的不同,是人本位文化还是神本位文化的区别应当就在于此。非常有必要注意这一点,其实从周代开国以来就已意识到天不可靠,但是又不可直接对百姓明言,故而还是承袭了殷商时的受命于天帝,以后的很多思想家也这样绕弯子说话的目的大约是给自己个回旋,无论是百姓还是帝王都可以接受。这样的做法开启了历代君王"奉天承运"的开端,虽然这些君王自己内心中并不一定真的是这样想,大凡是英明的君王一定不会自欺欺人,而愚蠢的则一定更喜欢掩耳盗铃。但在那样的历史年代,总算是给了无论天下民众还是君王自己一个交代。

在各诸侯相互征伐的春秋时期,还要借助周天子的名义,说明周王室虽然已经没落,但在民间还是名义上的天下共主,若公然抛弃这个共主,那么就无法争取到民心,不可能形成强大的凝聚力。所以这个时期的霸主齐桓公打出"尊王攘夷",晋文公借"尊王攘楚"的名义开始进行争夺霸权的战争。这一现象说明在那个时期"天"作为宗教神性的存在,在人间即独一无二的王为代表,还是有相当的影响力。这实际上是一种心理的惯性,恰如今人对名牌商品、上榜品牌的信任,建立这种声誉不容易,彻底摧毁这种影响也不简单。

至楚庄王时期,这种公开对王权的质疑就越发明显了。我们可以从《左传·宣公三年》所记载的一段文字体会到那时的某些诸侯是对王权屈服还是对王权挑战这两种心理的搏斗挣扎。"楚子伐陆浑之战,遂至于洛,观兵于周疆。定王使王孙满劳楚子。楚子问鼎之大小轻重焉。对曰,在德不在鼎……桀有昏德,鼎迁于商,载祀六百。商纣暴虐,鼎迁于周。德之休明,虽小,重也;其奸回昏乱,虽大,轻也。天祚明德,有所底止。成王定鼎于郏鄏,卜世三十,卜年七百,天所命也。周德虽衰,天命未改。鼎之轻重,未可问也。"[1]企图问鼎的是作为"南方蛮夷"的楚国,大约在同时代的中原各国,还没有哪一个正统的封建诸侯敢于如此直接地挑战周天子的绝对权威,而作为受中原文化影响较少、心理束缚较小的南方楚国则率先做了这种尝试。这个事情中我们可以看出,在那个崇尚武力的时代中,诸侯已经对所谓天赋的绝对权威有了挑战的念头,但是这种"叛逆"的念头又在与长期形成的人

---

① 刘利.纪凌云.左传[M].北京:中华书局,2011:109.

们头脑中固有的"天命"观相冲突。

三、信天到信人的嬗变

春秋时期的大变革,使人们深刻认识到人的力量的重要性。如《左传·桓公六年》中随国季梁说:"夫民,神之主也。是以圣王先成民而后致力于神。"①他认为在民和神之间,民是主要的,而神是附属的,这显然是抬高了人的地位,而抑制了神的地位。又如《左传·定公元年》中士弥牟说:"薛征于人,宋征于鬼,宋罪大矣。"②殷人凡出征必要问于鬼神,宋国是殷商王族的后代,仍承袭着殷商的很多传统,可能春秋时的宋人较其他各国这种对天的敬畏还要更多一些。从另一个角度上说明在那个时期,在民间对"天"的盲目崇信力量仍旧很大,能够一下子将这种形式扭转过来是很不容易的事,但同时也说明越来越多的有识之士已经意识到了人的重要性,弥牟的这段话显然包含了其对宋国这种"征于鬼"做法的否定态度。又如《左传·庄公三十二年》,史嚚云:"国将兴,听于民;将亡,听于神。神,聪明正直而一者也,依人而行。"③说明在这时,神尽管还存在,还是"聪明正直而一者",但它已不再起决定力量,而是要"依人而行",人成为决定一切的最重要力量。以上几例均说明在春秋时期,人们对"人"的肯定态度逐渐确立,而对鬼神的依赖则逐渐淡化,这样的转变应是中国人文精神的正式开端。而这种认识的转变其原因应是多方面的。

首先,春秋时期,随着人们对自然界认识的逐渐加深,"天"的自然含义逐渐被加强。那时人们已经意识到自然规律的重要性,这应该可以视作是中国古代科学技术普及的必然结果。人们知道自然规律与人的行为没有关系,如《左传·庄公四年》有"盈而荡,天之道也"④,《左传·哀公十一年》中也说到"盈必毁,天之道也"⑤。《国语·越语》中范蠡认为"天道皇皇,日月以为常,明者以

---

① 冀昀.左传[M].北京:线装书局,2007:28.
② 冀昀.左传[M].北京:线装书局,2007:638.
③ 冀昀.左传[M].北京:线装书局,2007:71.
④ 冀昀.左传[M].北京:线装书局,2007:44.
⑤ 冀昀.左传[M].北京:线装书局,2007:712.

为法,微者则是行,阳至而阴,阴至而阳,日困而还,月盈而匡"①,这些都说明了自然规律的独立性,不以人的意志为转移。人们进一步认识到,必须尊重自然规律,按照自然规律做事,若不按照自然规律办事,就会受到"天"的惩罚。《国语・周语》中有这样一段记载:"单子归,告王曰'陈侯不有大咎,国必亡'。王曰'何故'? 对曰'夫辰角见而雨毕,天根见而水涸,本见而草木节解,驷见而陨霜,火见而清风戒寒。故先王之教曰,雨毕而除道,水涸而成梁,草木节解而备藏,陨霜而冬裘具,清风至而修城郭宫室。故《夏令》曰,九月除道,十月成梁。其时儆曰,收而场功,待而毕挹,营室之中,土功其始,火之初见,期于司里。此先王所以不用财贿,而广施德于天下者也。今陈国火朝觌矣,而道路若塞,野场若弃,泽不陂障,川无舟梁,是废先王之教也'。"②这段文字中的"先王之教"应该就是周代的"天道",我们从中可以至少看出几点:一是周非常重视对自然规律的研究和运用,用今天的话来说就是注意将科研成果转化为生产力,所以周代十分注意天文历法的制定以及其对人们日常生活的指导。那个时代的人们已经非常善于按照四时变化对国家和人民的生活进行统筹计划。二是周朝的"德政"并不是一句空泛的话,而是有具体的措施作为保障,其最突出点就是通过对自然规律的掌握和传播对百姓的生产生活进行指导,这是一种非常具有实际意义的教化,所以即便是很少使用财物,也能够让百姓得到具体的实惠。三是人们意识到,若不能遵照自然规律行事,就会受到自然的惩罚。可见在春秋时期,"天"除了还保存了一部分的宗教神性的非理性部分外,已经注入更多自然规律的成分。

再者,春秋时期复杂的局势,国与国之间的征战频仍,使得这个时期的有识之士更加清楚地意识到人心的重要性。如春秋中期晋楚争霸,郑国夹在两个大国之间,屡屡成为两个大国争霸的战场和被裹挟的战争伙伴,其处境之艰难可想而知。但在这种环境中,郑国在客观力量上根本无法与晋楚等大国比肩,但仍然能够勉力支撑,左右逢源,与其能重视民心、关心民生、善听民意、兴办教育是分不开的。甚至在郑简公时期子产执政,尚能小有中兴。子产所说

---

① 左丘明.国语[M].济南:齐鲁书社,2005:319.
② 韦昭.国语[M].上海:商务印书馆,1935:22-23.

"天道远,人道迩,非所及也"①这句话,非常能够说明子产重视民生民政的执政理念。可能在子产心中,与其说"天心"或"天道",不如讲"人心"或"人道",换句话说,国之成败所谓在"天",其根本就是民心之向背,对于这样一个小国弱国,只能更加重视人的力量,使人心凝聚起来成为一股坚强的力量,才能弥补自身条件的不足,才能在大国的压力夹缝中找到生存的机会。小国图存,大国图强,大国要想在当时的天下据有霸权,也同样要在民心上做文章,其所以能称霸天下,内修国政,使民心归附当是首务,而后民心一统、国力增强,才能实行尊王攘夷或征伐无道之事,这是内功显现出来的外力了,故言大国之顺天在其根本上仍旧是能顺乎民心。

四、先秦两汉天人关系说概述

(一) 孔子的天人观

首先,在孔子眼中,"天"是有主宰性的,如"获罪于天,无所祷也",含有终极审判者的意思。另外"天"也有自然规律的含义,如:"天何言哉!四时行焉,百物生焉,天何言哉!"②(《论语·阳货》)同时"天"又有道德性,如:"天生德于予,桓魋其如予何?"③(《论语·述而》)认为人应当重视和敬畏天命,故言"君子有三畏:畏天命,畏大人,畏圣人之言"④(《论语·季氏》)。孔子认为天命是可知的:"吾十有五而志于学……五十而知天命。"⑤(《论语·为政》)认为人虽不能更改天命,但可以知天命,掌握自己的命运。以上大体是孔子所说天的几种含义。

孔子较少言及"天",在《论语·公冶长》中有"夫子之文章,可得而闻也。夫子之言性与天道,不可得而闻也"⑥,但孔子并不是对"天"没有态度,而是因

---

① 冀昀.左传[M].北京:线装书局,2007:567.
② 朱熹.四书章句集注[M].长沙:岳麓书社,2008:246.
③ 朱熹.四书章句集注[M].长沙:岳麓书社,2008:134.
④ 朱熹.四书章句集注[M].长沙:岳麓书社,2008:234.
⑤ 朱熹.四书章句集注[M].长沙:岳麓书社,2008:78.
⑥ 朱熹.四书章句集注[M].长沙:岳麓书社,2008:110.

孔子心中"天"的含义实在太复杂了,是历史的和现实的结合,也是普通人与智慧者的结合,似乎其对天的态度很不明确,但百家的认识又皆可在孔子的言论中找到相似处。孔子十分重视正名,"名不正则言不顺,言不顺则事不成,事不成则礼乐不兴,礼乐不兴则刑罚不中,刑罚不中则民无所措手足"①(《论语·子路》)。但即便大圣如孔子,仍然很难用一个什么定义界定清楚,只能在具体的情况下说出来,靠听众自己体悟。

孔子的"天"的思想,其最关键处包含在其重民思想之中。因为在孔子之前的夏、商、周三代,天都被神化,而帝王就是天神在人间的代言者,但这种神化的"天"给百姓带来了安定的生活,实际上是三代帝王对百姓利益的重视造成了人们普遍性地承认了"天",即承认了那时帝王地位的天赋合理性。若我们换个角度看,若是从一开始那些企图自称代天行事的人不能给人民以切实的利益,那么谁还会去崇拜这个"天",恭敬这个"天子"呢?不过是安宁的日子过得久了,对于帝王们开始取得权利并不是由天而授,而确乎为民所授的事实,便不去多想了。此看法应为《尚书·泰誓》的"天视自我民视,天听自我民听"②思想的继承和发展,说明了其对民心、民生的重视。

孔子很少言"天",可能还有另外一层含义,即希望能回到西周以前。百姓能生活在安定中,在孔子来看是为政者最重要的事情。《论语·先进》中有一段是孔子对诸弟子谈理想的话,曾点回答"莫春者,春服既成,冠者五六人,童子六七人,浴乎沂,风乎舞雩,咏而归"③,最为孔子赞颂,这是一种"大德不德"的理想社会状态,众人皆能即其所居之位,乐其日用之常,心胸悠然,与天地万物上下周流,而各得其所之妙,隐然自见于言外,社会便无纷争,人心自无妄想,这种理想何其艰难也!孔子十分推崇文王,如《中庸》中"无忧者其唯文王乎"!④ 虽周朝的建国者也称自己是秉受天命的,但孔子之所以并不反对这个天,是因为他看到了文王、武王、周公及后世诸君王一脉相承的敬德保民、天下为公的内心,其结果是这个时期的百姓确实生活在一个太平盛世中,这要比任

① 朱熹.四书章句集注[M].长沙:岳麓书社,2008:193.
② 姜建设.尚书[M].开封:河南大学出版社,2008:353-354.
③ 朱熹.四书章句集注[M].长沙:岳麓书社,2008:178.
④ 朱熹.四书章句集注[M].长沙:岳麓书社,2008:38.

何口头的理论、纸面的政治重要得多。孔子不多对这个具有宗教神秘性的"天"过多评价，也许就是其内心处在这样的挣扎中，既有希望时代能回到西周时期，宁愿让君王们顶着"天"的名义，同时又有十分地担心，若进一步牢固了对君权的神话，民生和民心又有谁来顾及？其说与不说似乎都有很多问题，孔子在《易传》中讲到"作易者其有忧患乎"①，可能可以说明这个两难的问题。

可以说，在孔子之前学在官府，普通百姓得不到教育，是孔子使中国人的人文精神真正觉醒，也是孔子开创了中国大众教育的开端，这被后世所称颂。但孔子之为此事，更可能是出于一种不得已。从前的帝王是可靠的，有信的，人民尽可以将身家性命相托，没有必要自己花很多气力去思考，也自然不必要去接受很多教育，若是将这种情况说成是"愚民"，可能孔子宁愿接受这样的愚民政策罢。但孔子所处时代为春秋中期，此时天下已经混乱，按其自己的话说就是"礼崩乐坏"，君不君臣不臣，父不父子不子，造成天下大乱，而最终受害者是普通百姓，所以孔子不得不来做一些开启民智的教育工作，使普通民众不再受到宗教性"天"的蒙蔽和愚弄，将命运掌握在自己的手中。

总之，虽然孔子很少言天，其直接对天人关系的总结性语言更少，他将更多的言语放在人生的种种具体行为准则，以及可以落在实处的日常规范上，然而只要切实做到了，便能将小的行为意义放大，而拓展至整个宇宙人生，天、地、人之中。孔子是大思想家，更是善于洞察人心的宽厚长者，总是能够给后人提供一个由低到高、由具体到抽象渐次而上的台阶，这正是其所言"天道远，人道迩"的精髓所在。现代著名学者钱穆在谈他自己的人生经验时曾说："孔孟这两部书，最简单，也最宝贵。"只要常读便总会有更进一步的体悟，是极轻松的，正如孔子所说的"默而识之"。北宋丞相赵普"半部《论语》治天下"就是从浅入深的鲜活例证。只要我们用心体悟，善于倾听弦外之音，这种含义是不难把握的。而且，孔子的天人观是全面且深刻的，不偏不倚，恰到好处，虽然他比起其他专门讲天人观的思想家说的要少得多，但当我们全面综合了解了历代思想家的天人观之后，最终会发现，实际上孔子的话语中早已总结完毕，不过是先前我们没有发现而已。用一首诗来总结这种体会非常恰当，权作本段

---

① 赵辉贤.周易注译[M].杭州：浙江古籍出版社,2009：313.

结尾,曰:"尽日寻春不见春,芒鞋踏遍岭头云,归来笑拈梅花嗅,春在枝头已十分。"

(二) 老子的天人观

与孔子将注意点更多放在人与人之间不同,老子似乎对于与人相处表现的积极性不大,对"天"多有论及。老子说"人法地,地法天,天法道,道法自然"①,认为人要向自然学习,顺应自然,老子的"天"已经非常清楚地显现出自然物质天的性质。老子反对宗教性的"天",而强调自然之"天",老子认为人应当"少私寡欲",无为绝思,这样最终可超凡入圣,达到合同于道的理想境界。老子的道是小国寡民,鸡犬相闻,老死不相往来式的道,这当有其对当权者的失望态度在内。老子对于社会事务并不如孔子那样十分热心,"明知不可为而为之",既然无力改变,老子更愿意做一个跳出世界的旁观者,以冷静的眼光观察社会。大凡有聪明智慧的人,若对于社会事务不表现出积极,则对自然事物甚有兴趣,"道生一,一生二,二生三,三生万物"②,老子认为自然之大道是世间万物的本源,没有一个凌驾于自然界及人之上的神存在,自然中的所有事物就那样自然地运动着,其发生发展都有内在的规律存在,这些规律又都遵循自然大道而行,即包括人在内的世间万物其内在的本质规律是一致的。明白了"道"就从根本上掌握了不同事物的内部规律,反过来说,若真正明白了各个事物的内在规律,那反推回去也就了解了自然之大道。但"道"本身也不是恒定的东西,"道可道,非常道",因为一旦恒定了,便又有了类似于一个支配的永恒力量之嫌。然而,虽然"道"不是一个具体的事物,却可以认识,人可以通过天地所展现的运动感知领悟"道",故老子又说"道大、天大、地大、人亦大。域中有四大,人居其一焉",不仅仅将人与天地并列而大大提升了人的地位,使之与天地相较具备了独立的精神,且指出了人应当可以认识天、地以至于"道"。这种观点应对中国人"天人合一"思想的形成有相当大的影响,也对中国古代自然科学的方法论产生了指导作用。

---

① 任法融.道德经释义[M].北京:东方出版社,2012:66.
② 任法融.道德经释义[M].北京:东方出版社,2012:106.

（三）墨子的天人观

墨子的"天"无疑是带有宗教神秘性的,是有人格的天,在其笔下,天有意志,有智慧,能进行奖赏和惩罚。墨子说:"昔三代圣王禹、汤、文武,此顺天意而得赏者也;昔三代之暴王桀、纣、幽厉,此反天意而得罚者也。然则禹、汤、文武其得赏何以也? 子墨子言曰,其事上尊天,中事鬼神,下爱人"①,并提出"兼相爱、交相利"的主张,是墨子兼爱观的来源。若是单纯从三代的形势来看,事情似乎确乎如此,墨子的话不无道理,他看到了三代圣王之治的历史,故由此总结。但从我们今天知道更多历史的人来看,后世那么多发生在人间的苦难还是不可避免地发生了,若是这个有人格也有力量的控制者"天"在,难道他不应有所作为吗? 真正能称得上是站得住脚的理论,一定不仅仅是符合故去的历史,也应能经受得了未来的检验。所以墨子的"天"应是其自己内心中的理想,墨子应属于具有宗教家的献身精神的理想主义者,他的理想颇有些乌托邦式的味道,然却不是一个很具备宽容精神的人。若按照墨子的"天"来规定人之行事,大约会出现两种结果:一种是如三代圣王,果能明"天心",而致天下承平;另一种则是借"天"之名变为文化上的专制,精神上的枷锁。但若曲解墨子本义,按照另外一种方式解读"其事上尊天,中事鬼神,下爱人",则会甚为有理,即将尊天视为尊重自然规律,事鬼神视为尊重历史习俗,爱人视为尊重现实之民心变化,无论做任何行业,任何领域的事情,只要是和人相关的,若能按照这个路线,确实是可以为"王"的。然而,显然墨子的天并不是自然规律,墨子的想法颇有些复古主义的味道,历史是单向的,也不可能回到过去,学术上与政治上完全复古,一定是走不通的。比较可取的态度应当是融汇古今,搞清楚思想的源流,成为今后走出一条更为合适的道路的借鉴。

（四）杨朱的天人观

杨朱差不多是与墨子同时代的人,其思想与墨子很不同,甚至表现出了对立的倾向。杨朱反对自己对他人的掠夺,也反对他人对自己的掠夺,对墨子的

---

① 墨翟. 墨子[M]. 长春: 时代文艺出版社,2008: 104-105.

"兼爱"杨朱提出了完全相左的观点："古之人损一毫利天下，不与也。悉天下奉一身，不取也。人人不损一毫，人人不利天下，天下治也。"①可见杨朱的天人观中人是一个纯生物自然的属性，而没有社会性，动物界中的生存竞争常常是仅仅为了生存和繁衍，没有哪种动物为了什么理想过多占有资源，所以在完全没有人的环境之中，其生态环境往往是相对稳定的。在杨朱的观念中，人与人之间的接触应尽量少些，胡适认为"杨朱的人生哲学只是一种极端的'为我主义'"②，但他同时认为"存我观念本是生物天然的趋向，本身并无什么不道德"③。吕思勉则认为"夫人人不损一毫，则无尧舜；人人不利天下，则无桀纣；无桀纣，则无当时之乱；无尧舜，则无将来之弊矣。故曰天下治也"④，吕先生的观点颇有一番大乱为大治之果，而暗含摒弃两端的中庸味道。杨朱之时，墨家甚成气候，此观点与墨子针锋相对，正是看到了墨子"兼爱"天人观的流弊，认为这样的观念很容易被一些心怀叵测的人所利用，借天心民心之名，大行私心私利之实，与其这样，不如干脆否定之。此种言论完全有可能是在阐述观点的争论中而出，就难免失之偏颇了，但如果我们能了解当时言论的背景，也许可以做出正确的解读。且杨朱的观点并不是毫无可取之处，杨朱的学说总以"全性保真，不以物累形"⑤为纲，在《吕氏春秋》中对此多有发挥，如"圣人深虑天下，莫贵于生"⑥，"天下，重物也，而不以害其生，又况于它物乎"⑦。可见杨朱对的"贵己"观即对人自身的关爱，他视功名利益为身外之物，"帝王之功，圣人之余事也，非所以完身养生之道也"⑧，这些观点，对于中国人"独善其身""超然物外"的性格养成应是有贡献的，对道家思想形成和发展影响巨大。杨朱之天人观对中医学的养生观产生了直接的影响，观《素问·上古天真论篇》中的"去世离俗，积精全神""外不劳形于事，内无思想之患，以恬愉为务，以自得为功，形体不敝，精神不散"，便可觉两者精神之相合了。

---

① 张长法.列子[M].郑州：中州古籍出版社,2010：188.
② 胡适.中国哲学史大纲[M].长沙：岳麓书社,2010：135.
③ 胡适.中国哲学史大纲[M].长沙：岳麓书社,2010：136.
④ 吕思勉.先秦学术概论[M].长沙：岳麓书社,2010：41.
⑤ 刘安.淮南子[M].郑州：中州古籍出版社,2010：211.
⑥ 吕不韦.吕氏春秋[M].郑州：中州古籍出版社,2010：25.
⑦ 吕不韦.吕氏春秋[M].郑州：中州古籍出版社,2010：26.
⑧ 吕不韦.吕氏春秋[M].郑州：中州古籍出版社,2010：27.

（五）孟子的天人观

孟子对"天"最著名的论断约为"尽其心者,知其性也。知其性则知天矣。存其心,养其性,所以事天也"①,"夫君子所过者化,所存者神,上下与天地同流,岂曰小补之哉"②,"万物皆备于我矣。反身而诚,乐莫大焉。强恕而行,求仁莫近焉"③,这几句话中有明显的天人相合含义,而能否相合的关键在于"尽心""知性",然后便可以达到"知天""事天"。从中可见孟子对人天关系的态度,人天本为一体,所以不能相合为一,唯不诚之故。若能"强恕而行",则"求仁莫近",进一步从仁而进于圣贤,便可期待。恕与仁都是注重对他人的关爱,由于关心他人,自然要去理解他人,体会他人之所喜所恶,这样便由消除人我之隔阂而达到最终消除我与万物之隔阂,最终完成人天一体。孟子这种尽心—知性—知天—事天的路线对后世影响是巨大的,宋明理学的形成与之关系非常密切。孟子的天人合一路线中,突出的德性一点,是治学做人的核心,这是十分值得提倡的,我们今天提倡"德才兼备",是说无论做任何工作,都要有一个正确的态度和良好的出发点,并有相应的能力来完成,且在德才两方面比较中,中国人更加偏重于德的方面,孟子之学说应在这种思维方式的形成中起到了很大作用。但是应当注意孟子的这个路线中的突出点,为心念意志性的"诚",强调道德的出发点,有反观内照、克己无私之意,似缺少了对其他知识的"学",这样就容易造成一种泛道德主义的倾向,认为只要是有了内在的"诚"心,那么所言所行便一定正确,甚至会造成以"诚"为借口而大行不诚之举动,将一切行动口号化、表面化,注重态度而忽视行动,缺乏具体的"事天"措施。孟子的原意当不在此,因为所谓真正的"诚"一定是有具体每一个细节行动的保障,若一处不能认真,则一处已经失"诚",孟子岂能不知? 然著书立说则必要有所重点表达,而"言不可尽意",这种曲解却是广泛的,此时若能再与孔子之说"好仁不好学,其蔽也愚;好知不好学,其蔽也荡;好信不好学,其蔽也贼;

---

① 朱熹.四书章句集注[M].长沙:岳麓书社,2008:477.
② 朱熹.四书章句集注[M].长沙:岳麓书社,2008:482.
③ 朱熹.四书章句集注[M].长沙:岳麓书社,2008:479.

好直不好学,其蔽也绞;好勇不好学,其蔽也乱;好刚不好学,其蔽也狂"①参合理解,似能消除这种弊端。

(六) 庄子的天人观

庄子认为天和人本来就是一体,如其在《庄子·齐物论》中所说的"天地与我并生,而万物与我为一"②,又在《庄子·大宗师》中有"庸讵知吾所谓天之非人乎? 所谓人之非天乎"?③ 在庄子看来,人与天本来就是一体的,无所谓天人之分,只是由于人们的主观界定,才生硬地将人与天分开。庄子主张人应当顺应自然,消除人与自然的差别,从而达到天人合一,如其在《庄子·则阳》中所说"圣人未始有天,未始有人,未始有始,未始有物,与世偕行而不替"④,庄子的这种不分辨是经过分辨后的不辨,如同初见山是山,后见山不是山,最后见山仍是山的第三层次,不能混同为浑浑噩噩、懵懵懂懂的糊涂,糊涂就是圣人,庄子自己一定不会抱有这种态度。同时,在庄子的天人观中既包括对"人"的认识能力的有限判断,但同时也有"人"认识世界的无限可能判断,如:"吾生也有涯,而知也无涯,以有涯随无涯,殆己!"⑤庄子这种说法被很多人判定为消极的认识论,但庄子绝不是一个消极的人,相反他一定有十分积极的态度。《史记》中载有"其学无所不窥",其"著书十余万言",试想一个很消极的人如何能笔耕不辍,有如此多的著作? 大抵正是因为庄子的学识太丰富,对世界及人生的思考太透彻,才表现出这样无奈的态度吧,岂非与"少年不识愁滋味,爱上层楼,爱上层楼,为赋新词强说愁;如今识得愁滋味,欲说还休,欲说还休,却道天凉好个秋"有异曲同工之妙? 一般阅历越深,学识越广则更能感觉到自己的无知和不足,在遇到一个问题时,不敢轻易下出断语;相反粗陋浅薄之辈往往更容易对事物下出肯定或否定的判断,即所谓"无知者无畏",千古一理,古今同然。

---

① 朱熹.四书章句集注[M].长沙:岳麓书社,2008:242.
② 庄周.庄子[M].长春:时代文艺出版社,2008:12.
③ 庄周.庄子[M].长春:时代文艺出版社,2008:36.
④ 庄周.庄子[M].长春:时代文艺出版社,2008:175.
⑤ 庄周.庄子[M].长春:时代文艺出版社,2008:17.

（七）荀子的天人观

荀子是战国后期儒家学派的重要人物,儒家有"积极入世"的传统,其学说总以社会政治为核心。当荀子之时,"陵夷至于战国,于是申、商苛虐,孙吴变诈,以族论罪,杀人盈城,谈说者又以慎墨苏张为宗,则孔氏之道几乎息矣,有志之士所为痛心疾首也!故孟轲阐其前,荀卿振其后"①,荀子深感"礼"对治国的重要性,认为"人无礼不生,事无礼不成,国家无礼不宁"②,另一个重要的方面,荀子认为"礼"之内在规定性与自然之道有着非常相似之处,认为"天地以合,日月以明,四时以序,星辰以行,江河以流,万物以昌,好恶以节,喜怒以当,以为下则顺,以为上则明,万物变而不乱,贰之则丧也,礼岂不至矣哉!"③这是人应当效法天之处,与孔子所说"天何言哉"并无二致。现代中国哲学工作者在解读荀子的天人关系说时,往往因为《荀子·天论》中说的"天行有常,不为尧存,不为桀亡……故明于天人之分,则可谓至人矣"④,将荀子归入唯物主义阵线之中,这应是一种时代的曲解,因为中国古代儒家的传统从来都是重视人而轻鬼神,重视今生少谈后世的。荀子此说之根本仍与孔子的思想一脉相承,所以如此提出,在"君子敬其在己者,而不慕其在天者,是以日进也。小人错其在己者,而慕其在天者,是以日退也"⑤中可看出,荀子所以讲天,是为了说明人的本分事,是为了批评那些将没有"尽人事"的责任推到"天命"那边的人,孔子讲到"未能事人,焉能事鬼"⑥,荀子的说法与之是一致的,只有"尽人事"的人,才能谈得上"知天命",这也许是荀子言"故明于天人之分,可为至人矣"⑦的初衷吧。荀子不似孟子只讲仁爱,只讲王道,"义立而王,信立而霸,权谋立而亡"⑧是他的主张,可见荀子不是十分反对霸道的,尤其是当时处于战国时期,王道已衰,不可能重新恢复起来,既然如此,能够由霸道带来天下的相对稳定

---

① 王先谦.荀子集解[M].北京：中华书局,1988：51.
② 王先谦.荀子集解[M].北京：中华书局,1988：23.
③ 王先谦.荀子集解[M].北京：中华书局,1988：355.
④ 王先谦.荀子集解[M].北京：中华书局,1988：306－308.
⑤ 王先谦.荀子集解[M].北京：中华书局,1988：312－313.
⑥ 朱熹.四书章句集注[M].长沙：岳麓书社,2008：170.
⑦ 王先谦.荀子集解[M].北京：中华书局,1988：308.
⑧ 王先谦.荀子集解[M].北京：中华书局,1988：202.

也总是强于无道大乱的。王道是心服口服,霸道是口服心不服,王道是恩多威少,霸道是威众恩寡,正如人对"天"的态度一方面是感激,另一方面是畏惧,一定是并存的,可能从这一侧面上也反映出荀子对"天"的认识。

(八) 董仲舒的天人观

董仲舒是西汉时期最重要的哲学家,也是中国历史上影响极大的思想家之一,上承孔子,下启朱熹,成为儒学发展史中的关键人物,为中华文化精神的奠定做出了决定性的贡献。"天"是董仲舒哲学体系的最高范畴。董子所谓之天,有物质之天,乃与地相对而言;有指有智力、意志之天,实是孔子"天"的概念的延续,在承认有一个不可预测的命运之天外,更着眼于能够掌握的理性之天。董仲舒天人观中的最核心处在于"屈民而伸君,屈君而伸天",这是鉴于周朝因为王纲不振造成了历史上的大分裂,但秦朝统一之后的极端集权又让他看到了君王无法无天,肆意而行造成的民不聊生,天下大乱,所以其提出的天命论,看似为神学目的论,实则为儒家的政治哲学,本质上是讲究社会的均衡和谐,在相互制约中达到和谐,这对中国后世的政治思想产生了深远的影响。

董仲舒的天人观中有别前人之最突出处,为其将阴阳五行纳入天人观中,形成独特的"天人相副"和"天人感应"说。天人之间的关系表现在天人"以类合之,天人一也"[1],董仲舒将天与人进行比附,认为天人同构,《春秋繁露·人副天数》中说"人有三百六十节,偶天之数也;形体骨肉,偶地之厚也"[2],成为天人感应得以发生的基础。天人既然同构,那么天人感应便成为可能,天人之间就可以互相沟通和理解。说理若梗概则不免疏漏,难以落在实处,若细致又不免烦琐,难以处处相合,这也许就是从今人来看董子之观点,"天人相副"说的某些细节中被认为有一些牵强在,但却不能否认,将人与自然进行同一类比的研究方法却是非常有效,很有说服力的。在同时代的西方,流行着"大宇宙和小宇宙"理论,人是一个小宇宙,是大宇宙的缩影,这一观点最早由古希腊哲学家兼医生阿尔克梅翁提出,这种宇宙类比说一直延续到16世纪近代自然科学

---

① 董仲舒.春秋繁露[M].北京:中华书局,1975:418.
② 董仲舒.春秋繁露[M].北京:中华书局,1975:439-440.

产生之际,为西方的哲学家和医生们所推重。董仲舒的天人感应说对中国古代科技(尤其是医学)的发展产生了巨大的影响,强调了人与自然的统一性,不能纯粹视之为无稽之谈。

(九) 王充的天人观

"董仲舒以'天人感应'为理论基础创立的庞大的两汉'新儒学',作为汉代封建统治的正统思想被奉为儒家的正宗"①。新儒学在天人感应的理论基础上,将人事与自然统一起来,然其根本出发点始终在人,便会造成对自然的关注欠缺,导致认识重心在天人之间的失衡,并不利于对自然的探索,这的确是董仲舒理论的流弊,无论董仲舒本人是否有这样的初衷。一种理论存在之初,由创始者亲自应用,一般并不会出现什么偏差,自己的话由心而发,自然知道怎么解释和如何应用。但时间既久,代代相传后,其后世继承者往往会歪曲理解,甚至以讹传讹,最终不成样子,也是因为念文者多,会心者少,能得到前人心法乃是学问中最难之事,这不仅仅是哲学思想界的问题,也是一切人文学科,甚至部分自然学科中的大问题,所以必须出现相反的声音,来纠正这种偏差。

东汉王充就是生活在这样的时代背景下,自幼好学且多有奇思,生来就颇有叛逆精神,在其生活中,屡遭坎坷。《后汉书》说他"仕郡为功曹,以数谏争不合去",用我们今天的观点来看,他是一个个性鲜明,又有相当偏执的人。当代著名学者徐复观这样评价他"从王充把五经看成一段历史知识说明,在王充的精神当中,伦理道德的根器至为稀薄,但追求知识的欲望则相当强烈"②,知道其性格特点,对了解其天人观有很重要的意义。原本他是非常推崇董仲舒,但自己的性格特点与经历使他逐渐对现实产生了强烈的不满,由之引发出对当时的主流思想产生了质疑,最终他走上一条鲜明的反对天人感应的思想道路。他在《论衡·明雩篇》中说:"人不能以行感天,天亦不随行而应人。"天与人分离,故认为天与人是不能互相感应的。在《论衡·自然篇》中他这样描述自然

---

① 沈茹.王充"天人相分"自然观考论[J].江苏大学学报(社会科学版),2012(6):41.
② 徐复观.两汉思想史[M].上海:华东师范大学出版社,2001:357.

界的运行:"天道无为,故春不为生,而夏不为长,秋不为成,冬不为藏。阳气自出,物自生长;阴气自起,物自成藏。"无须一个什么样的理来解释他为什么这样,自然就是这样,过多陈述这些根本现象的产生原因是多余的,且是虚妄的,天与人根本无法达到感应沟通与合一。

为了进一步证明其主张,他提出了几条证据。第一,从人和天的量的差异来论证天无法感应人的事实。在《论衡·卜筮篇》中说:"人在天地之间,犹虮虱之著人身也。如虮虱欲知人意,鸣人耳傍,人犹不闻。何则? 小大不均,音语不通也。今以微小之人,问巨大天地,安能通其声音? 天地安能知其旨意?"若从单个人的自然属性来看,这种说法当然是有道理的。然而人毕竟是具有社会属性的,天人关系中的人也不仅仅是单个的自然人,尚有总体的人群,有领导人群的人,若通过此领导者集合众人的力量,便不可作为一种可以忽略的力量了,甚至可以与天地自然有一博弈。其次,王充认为天无法感应人的原因还有人与天属性的差异;在他看来天没有意志,天地的运行就是自然的,而人是有感情意志的,天是无意识的物质实体,没有口目,因此无法感应人。在王充看来,自然的存在是没有什么道理可言的,或者说自然之道与人间之道是格格不入的,他从根本上否定了天地与人在道或理上进行沟通的可能性。然而我们要充分注意到,正是因为他将天地与人分而论之,才兼有了一种独立、精确研究三者的可能性。另外,王充还谈到了人与其他万物的区别,他认为虽然"天地合气,万物自生"(《论衡·自然篇》),承认气是构成天地人的共同基础,但他过分强调了人与其他物类的区别。"夫倮虫三百六十,人为之长。人,物也,万物之中有知慧者也"(《论衡·辨祟篇》),认为人是唯一有智慧的物种,否认了其他物种能够进行思维的可能,把人的智慧与人的生物性的本能完全割裂来看,把人与其他生物完全对立来看,在其间建立起一条无法逾越的鸿沟,实质上也就否定了人的进化,这是非常极端的。

王充是开创了中国古代自然科学的先驱,他批判董仲舒的天人感应的神学论、目的论体系,整体自然观以及当时流行的谶传和纬书,建立了元气自然观。虽然他的理论框架还很粗糙,其对天人关系的解释也很牵强,但这种自然观蕴含着珍贵的独立观念的种子,对自然科学的发展有很大的影响。

总之,就春秋战国以来总的趋势来看,人的独立性大大增强了,对天的物质自然性的认识也越发深刻了,人越发从无知迷惑中解脱出来,人文性的自知自觉更多地展现开了。诸子对天人关系的理解乍看起来有很大的不同,甚至是互相抵牾,彼此矛盾的,针锋相对、相互批评的话也有不少,如荀子说庄子"蔽于天而不知人"[①],这样就会给我们的理解造成很大的麻烦,到底是哪一个人说的对? 诸多争辩就此而出。我们应当理解每一位思想家之提出一种理论,建立一种学说,都是有其特定的环境,不同的环境中,自然说出不同的话来。我们学习古人的思想,其目的意义不在于简单地将我们听到的、看到的仅仅是作为一种知识去向他人宣说,如此只能相当于是一种罗列,不能将内在的联系厘清。也不在于简单地下一个结论,将哪一家定义为正确,将其他定义为错误。本来绝对正确的东西就是不存在的。季羡林为《东方文化集成》丛书作序时曾说过一句话,非常有道理:"主张世界上只有一个民族创造了文化,是法西斯分子的话,为我们所不能取。"[②]当然,即便是一个国家的文化,其中也会分成若干个不同的派别,只主张一个派别的文化,同样也是文化上的专制主义,我们亦不能取。

五、两汉之后的天人观简述

本章题目为三才学说的发生学,先秦两汉这一段的思想史,基本上已经涵盖了天人关系的各个分支,如果仅仅作为思想源流,探讨三才学说产生的原因,大体应当到此为止了。然而,我们本书的目的,毕竟是最终要落实在三才思想与中医学的源流上,所以,要想把天地人思想在整个中医学学术思想的贯彻,以及对中医学产生的影响搞清楚,还是很有必要选取一些代表,将两汉之后一些重要的天人观思想做个概括陈述,旨在由点连线,大体勾勒出一个相对明晰的轮廓来。

(一) 刘禹锡的天人观

刘禹锡是中唐时期的杰出诗人、文学家和思想家,天资聪颖,得大家指点,

---

① 王先谦.荀子集解[M].北京:中华书局,1988:393.
② 余定邦.中缅关系史[M].北京:光明日报出版社,2000:5.

少年成名,结交当时才俊,青年时期便身居要职。然则大凡少年得志者多恃才放旷,易生骄满,如此受挫是早晚的事,所以刘禹锡从 30 多岁便屡遭人妒,而被贬谪,这样的起起落落,在进京与放逐的路上辗转多次,真让人感到人生无常。刘禹锡并未因此沉沦,在其诗中仍能表现出一种豪迈大气之风。风清俊爽之气,是十分难能可贵的,从根本上体现出其人格上的坚韧与洒脱。睿智者才能在风云变幻中越发冷静,坚强者才能在命运跌宕中不屈鬼神,刘禹锡的性格特点和人生经历,加之中唐时期国家刚刚从覆灭的边缘走出,百废待兴,并不似盛唐时期的国力强盛,波澜壮阔,所以刘禹锡在思考天人关系这个根本问题时,表现出非常复杂的执着与超越。

刘禹锡在前代气一元论基础上,对"天"和"人"进行了重新的解释。按照他的观点,天地皆为自然之物,他在《天论》中说"天,有形之大者也",天宇之大,无所不包,然其根本上是有形质的。其次,刘禹锡认为"大凡入形器者,皆有能有不能"。即是所有自然有形之物,都要受到其形体的制约,当然会有所能有所不能。如此便引申出其核心的观点,"天与人交相胜尔……还相用而已矣",即天有其所能而人不能,人有其所能而天不能,各有千秋,却又相互为用,互相影响,不可分离。刘禹锡进一步说"天之道在生植,其用在强弱。人之道在法制,其用在是非",天的作用是生育万物,人类的本领在于治理管辖万物,整个世界是天地人的世界,人不能独立于天地,天地中也不能少了人,天地人各司其职,各自发挥其职能都能正常,皆能符合大道的法则,才能最终成就世界的和谐和安宁。他在《天论》中分析了两种极端,即拘于昭昭的唯天命论与泥于冥冥的唯人力论,对这两种倾向进行了批判:"世之言天者二道焉。拘于昭昭者,则曰'天与人实影响,祸必以罪降,福必以善徕,穷厄而呼必可闻,隐痛而祈必可答,如有物的然以宰者'。故阴骘之说胜焉。泥于冥冥者,则曰'天与人实刺异,霆震于畜木,未尝在罪;春滋乎堇荼,未尝择善;跖、蹻焉而遂,孔、颜焉而厄,是茫乎无有宰者'。故自然之说胜焉。余友河东解人柳子厚作《天说》,以折韩退之之言,文信美矣,盖有激而云,非所以尽天人之际。"[1]柳宗元的天人观反映在其所作《天说》中,刘禹锡反对这种走极端的认识论,虽然他与柳

---

① 冯克诚.隋唐儒学教育思想与论著选读[M].北京:人民武警出版社,2011:144.

宗元是好友,但并不避讳地表明柳宗元的观点是偏激的,若欲深入了解此看法之由来,应从柳宗元的生平之中找到答案。从刘禹锡的天人观继续下去,可用天、地、人三者之组合进行推演,可以出现世界不宁的各种模式。如一个偏离于道,就有三种情况,二者偏离于道,又有三种情况。虽都是三种,但是严重的程度却有很大区别。每一种也可以分成不同的亚型,如再加上相互作用后的继续变化,就很难用简单的数字组合计数了。实际发生的情况可能远远比我们现在所说的复杂得多,必须具体情况具体分析。这种观点,是难能可贵的。

中国文化确实是非常早熟的,先秦思想已经给后世搭建了非常合理的框架,我们不能以现代的知识细节来要求古人的细致,但是一点也不能忽视追根溯源对今后的启迪。作者认为刘禹锡的天人观早在《尚书》之中便有端倪,《尚书·洪范》中记载了君王决疑的方法,曰:"择建立卜筮人,乃命卜筮,曰雨,曰霁,曰蒙,曰驿,曰克,曰贞,曰悔,凡七。卜五,占用二,衍忒。立时人作卜筮。三人占,则从二人之言。汝则会大疑,谋及乃心,谋及卿士,谋及庶人,谋及卜筮。汝则从,龟从,筮从,卿士从,庶民从,是之谓大同。身其康强,子孙其逢。吉。汝则从,龟从,筮从,卿士逆,庶民逆,吉。卿士从,龟从,策从,汝则逆,庶民逆,吉。庶民从,龟从,筮从,汝则逆,卿士逆,吉。汝则从,龟从,筮逆,卿士逆,庶民逆,作内吉,作外凶。龟筮共违于人,用静吉,用作凶。"①龟卜筮占,龟象地而筮象天,如此占卜就是通过龟筮的变化推知天地的大环境,再加之君、臣、民的意见,就是对天地人综合态势的考虑了,只要我们能够把握这个看似神秘的事件的合理内核,就可以找到看似不同表述之间的联系。

(二) 张载的天人观

北宋之前,唐及五代时期皆佛教大兴,上至皇帝大臣,下到名人贤士无不以佛学为好,如果这种情况继续下去,中国的文化也许会沿着佛教思想走下去,最终形成如东南亚的佛教国家。但是,毕竟佛教是外来文化,从其根本气象上与中国人的文化基因上存在着不同,经过魏晋南北朝和隋代,至唐时这种矛盾就已显著。中国佛教禅宗的代表人物六祖慧能大弘祖师禅,强调教外别

---

① 冀昀.尚书[M].北京:线装书局,2007:140.

传,见性成佛,就是对之前机械继承的否定,也是对佛教中国化的合情合理的改造。有禅宗在前的铺垫,有宋一代,儒学逐渐重新取得思想的主导地位,儒、释、道三学逐渐合流为一,开创了宋代理学的兴盛。张载是北宋五子之一,也是宋代理学创始人之一,他的名言"为天地立心,为生民立命,为往圣继绝学,为万世开太平"①,被现代学者冯友兰称为横渠四句,因言简意宏,而广为传扬。理学一花五叶,分别是关、洛、濂、闽、新,张载即关学的代表人物。"推天道以明人事"是《周易》的特点,张载继承这一传统,言人必上达于天,言天必下及于人,换言之,就是理事可以统一,能够在具体实践中得到体现,这是理学的突出特点,正因为这一点,理学才能成为一套气势恢宏的哲学体系,在宋代之后长达 600 余年成为主流地位的哲学思想,在中医学和其他学科中也有系统的体现。

张载提出"太虚即气"的学说,肯定"气"是充塞宇宙的实体,认为"气"的聚散变化,形成各种事物现象。他在《正蒙·太和篇》中说:"不悟一阴一阳范围天地、通乎昼夜、三极大中之矩,遂使儒佛老庄混然一途。语天道性命者,不罔于恍惚梦幻,则定以'有生于无',为穷高极微之论。入德之途,不知择术而求,多见其蔽于诐而陷于淫矣。"②在张载来看,若欲明天理,要从人事的基础上下功夫,是一定需要通过一个具体的"支点"作为基础的,就是要有实在的术,反对那些脱离日产生活实践,一味躲起来清修的人。他认为真正的见解,一定是在大量的实践中取得的,天人合一不仅是单纯理论上,更是在实践中的统一,用今天的话来说,天人合一不仅是认识论的问题,更是实践论的问题。中国古人强调"立德、立言、立功",是三位一体的辩证关系,没有事功,何谈道德? 张载强烈反对关起门来的道德和哲理,认为人的思维理性是有局限的,也就是说知识是有限的,单纯靠读书学习是不行的,闭起眼睛万物不思,仅靠内心的"体悟"欲明了天人关系这个涵盖天宇的至深道理更是不可能。但是离开了知识也不行。张载的意思大概是无论做什么事情,都是要在知识基础之上,又能超越知识,依靠大量的艰苦卓绝的努力(实际上这就是德的范畴),才能真正体会

---

① 张成权.中国文化漫谈[M].合肥:安徽大学出版社,2013:209.
② 王云五.正蒙会稿[M].上海:商务印书馆,1937:4.

到纸面之外的真正含义。这就是为何中国人习惯将德行二者并称的原因,德在行中体现,行需德来指引,是一刻也不能分离的。虽语言是大家交流的工具,但语言之后圣人的境界是否能够所有人都能懂得? 单纯靠言语能否解决问题? 回答一定是否定的,只有行圣贤的路,才能最终具备圣贤的心,只有心心相印才能谈得上是真正懂得。这是从人道起步向天道迈进的步骤,换言之,是由下而上的,这种认识路线正是自然科学中的一般原则。

然而,仅仅从下而上还是远远不够的,虽然步履很坚实,但很可能出现方向性的大错误,进入认识上异端。所以张载认为一定要在天道本体的高度将现实人生的价值依归论证清楚,否则儒家的文化价值理想就是无源之水、无本之木,没有根基,经不起推敲,抵挡不住佛道二教的冲击。他说:"知人而不知天,求为贤人而不求为圣人,此秦汉以来学者之大弊也。"①他还说:"思知人者不可不知天。"张载反对将眼光仅仅局限在目前,而不求进一步与天道相通,这就是他所谓的只知人而不知天。张载所以要"订正蒙昧",进行艰苦的理论探索正是针对此"大弊",将天与天道作为首要的认识对象任务,试图通过坚持由天而人、由上而下的思路,对儒家价值观作出超越论证。这个超越的"天道"正是现实人生"发蒙"之处,从人的产生的根源之处作出论证,从人之所以为人的价值发端处作出解释,无疑有着正本清源之功②。

张载的天人观,要求我们既有高度,又有广度。所谓高度,就是从天道来看待人间的具体事物;所谓广度,就是从具体事物中体现出天道。在张载看来,天道与人道是不能分开的,他在《正蒙·乾称》中明确提出:"儒者则因明致诚,因诚致明,故天人合一,致学而可以成圣,得天而未始遗人,易所谓不遗、不流、不过者也。"这体现出中国儒家的一个根本认识,天地和人根本上是一体无二,和谐统一的。在这里我们可以引用明代王阳明的一段话,为其作为注解(已翻成白话文)。《传习录》中说:"先生曰,你看这个天地中间,什么是天地的心? 对曰,尝闻人是天地的心。曰,人又为什么叫作心? 对曰,只是一个灵明。可知充塞天地中间,只有这个灵明,人只为形体自间隔

---

① 黄迪民.传统文化与智慧人生[M].西安:西北工业大学出版社,2012:240.
② 董艺.张载易学思想研究[D].济南:山东大学,2010:34.

了。我的灵明便是天地、鬼神的主宰。天没有我的灵明,谁去仰他高?地没有我的灵明,谁去俯他深?鬼神没有我的灵明,谁去辨他吉凶灾祥?天地、鬼神、万物,离却我的灵明,便没有天地、鬼神、万物了;我的灵明,离却天地、鬼神、万物,亦没有我的灵明,如此便是一气流通的。如何与他间隔的?又问,天地、鬼神、万物,千古见在,何没了我的灵明,便俱无了?曰,今看死的人,他这些精灵游散了,他的天地、万物尚在何处?"①天人合一是由诚明得来的结果,比如为路的最终尽头,诚明就是人的两条腿,不依靠它们的交替运动,无论如何也到不了终点。事实上,天人合一的境界,也仅仅是一种名词,是一个方向,或者是一种心路历程,对于每个正在或曾经付出艰苦努力的人来说永远没有尽头。

了解文化思想的发展历程,不仅仅要对其最终的结论有所知晓,更重要的是要明白这种思想之所由来。思想家正如给一个时代思想弊病的处方者,必然是看到了其所处时代的思想出现了某种弊端,而这种弊端往往是由历史上某种占据主流的思想已经不适合当时的具体情况所致。正如很多患者得了一种流行病在先,而后医生才开出药方来,将这些患者的病治愈后,绝大多数人就认为这种药物是好的。等到下次又有人生了病,就同样以这样的药去治疗,殊不知过了许久之后这个方子又不适应新时代的流行病,强力推行之则势必又成为致病的病因,造就出新的由于"药物"滥用而引起的诸多症状,而必然用一种新的处方治疗。我们学习并理解思想史上的变迁和衍变,就是要找到这个不停救治思想流弊,不断进行纠正偏差的思路。因此我们在学习这些思想时,更要花一番功夫将眼光放在结论之外的东西上,找出思想家们结论之所以不同的原因来。

人不是一个抽象的人,毕竟要生活在一个具体的环境当中,自然无时无刻不接受周围的人和事物的影响,所以不同阶层、不同职业、不同个性的人往往对一个问题的看法就有不同。在注意到不同思想家所处时代环境有不同外,还应注意到这些人各自所处环境、家庭社会背景、人生际遇和性格特点、学说阐述之语境,都会对其思想的形成和阐述方式产生巨大影响。

---

① 王阳明.传习录[M].北京:中国华侨出版社,2013:335.

第六节　三才思想的提出

一、"三才"命题提出的时间

关于"三才"此名词的确切起源,现存文献最早见于《易传》,《周易·系辞下》记载有"有天道焉,有人道焉,有地道焉,兼三才而两之"[①];《周易·说卦》"是以立天之道,曰阴与阳;立地之道,曰柔与刚;立人之道,曰仁与义;兼三才而两之,故《易》六画而成卦"[②]。关于周易的作者,《汉书·艺文志》记载"至于殷、周之际,纣在上位,逆天暴物,文王以诸侯顺命行道,天人之占可得而效……故曰:易道深矣,人更三圣,世历三古"[③],这是汉代以前学者们的共同认识。《史记·孔子世家》中说"孔子晚而喜《易》,序《彖》《系》《象》《说卦》《文言》"[④],帛书《易传》及郭店楚墓竹简的出土,从考古学的角度上支持了《易传》为孔子晚年所作,这应是今天学术界的共识。"《易传》的著述时间当在孔子返鲁之后,作《春秋》之前,曾对成于他之前的几种《周易》文献进行过系统整理和研究,并为之作序。"[⑤]孔子是春秋末期中国文化的集大成者,《论语·述而》中说孔子"述而不作,信而好古[⑥]",说明孔子的学术思想多为继承前人,反映了春秋以前中国古人的思想状态。可见,三才思想由来已久,至少在春秋时期已经明确形成了。

二、三才思想的提出标志着人文思想的解放

中华民族的祖先在长期的生产劳动和与自然、社会的抗争中,通过对自然

---

① 杨天才,张善文.周易[M].北京:中华书局,2011:638.
② 杨天才,张善文.周易[M].北京:中华书局,2011:648.
③ 班固.汉书[M].长沙:岳麓书社,2008:678.
④ 司马迁.史记全本[M].沈阳:万卷出版公司,2009:307.
⑤ 郭沂.郭店竹简与先秦学术思想[M].上海:上海教育出版社,2000:278.
⑥ 朱熹.四书章句集注[M].长沙:岳麓书社,2008:127.

和人类社会的观察，深刻地揭示了人与自然、社会之间的内在必然联系。天人思想观念逐渐成熟，宏观上形成了天、地、人和谐统一的三才思想观念，其内容是多方面的，涉及哲学、伦理学、社会学、教育学等各个方面，对中国医学的影响也是巨大的。三才思想对人在天地自然中的位置和作用有了清醒和正确的认识，使人与天地并列成为自然中最重要的一种因素，既是对人类的肯定，也是对自我的鞭策与激励，同时也意味着责任与义务，时时提醒着人们应顶天立地，当仰不愧天，俯不愧地，中不愧人。人作为一种独立的力量登上舞台，人不再仅是自然的附属品而盲目地、机械地受制于自然和社会规律，而是可以通过自己的学习和实践积极参与自然与社会变化进程当中，甚至在很大程度上影响自然和社会，所以说三才思想的提出标志着人文思想的解放是不为过的。

三、三才思想与天人关系

若按思想史的分类方法，汉代淮南子前属于子学时代，董仲舒后为经学时代。子学有特点，经学更细致，各有千秋，兼收并蓄。三才思想本身就是天人关系的总括，各家不同于天人关系说，都是建立在人与天地相互关系基础之上，以不同的态度和角度作进一步的阐发，或左或右，或前或后，或在道德领域，或在自然角度，或在社会层面，或在伦理范畴。一句话，各种学说最根本都是在讲人与人、人与自然和社会的关系问题，都是天人关系学说，是不同作者以不同的视角和方法对人与天地、自然及社会相互关系的论述。而我们欲得到一个比较全面的了解，产生一个相对公允的态度，不使用这样的方法似乎也不可能。

在所有认识中，《周易》的观点应是最为公正，最值得我们深入研究和学习，且不能仅停留在字面的理解上，尤其应当用心体会，这一点只需考察文王作《易》的心路过程便知。另外，《周易》其所以公正是因为其言语的弹性空间很大，很少关注某个具体的细节问题，因为一旦具体到某一问题，变数实在太大，有谁能在所有具体问题上一贯正确，永远正确呢？不去言之凿凿地将话说绝，给自己留一点余地确实是最好的方法，也是无奈的选择。有学者认为《周易》是中华文化的根源，这话是不过分的，故在把握三才思想的核心内涵时，还是要回到所处原典《周易》的本身中,用《周易》本身的精神来理解三才关系,以历代各家对天人关系的种种发挥作为必要的补充。其中尤其要注意孔子有关"仁"和老子有关"道"的认识,这两个字可视为三才思想的核心观念,两者作为中国儒家和道家的开山鼻祖,对中华传统思想具有代表意义。当然其他各家的看法,如董仲舒的天人感应、人天相副说,宋代新儒家的"气"论等,就给了三才沟通必要的哲学工具,也是不容小觑的。

第二章
三才思想概述

第一节　三才的内涵

前文已经介绍,"三才"之说,源于《周易》,所以将天地人立为三才,当反映出一种基本观点,将纷繁复杂的宇宙、变化万端的世界还原来看,其最根本性的决定因素,或最具代表性的因素,都可以归结到三才之上。

一、"三"的含义

要解释三才,首先要从"三"入手。《说文》中说:"三,天地人之道也。从三数。"①中国人的特点是善于总结归纳,又喜欢简单,所以就把天下所有的时间和空间都归纳入"三"中。《老子》第四十二章"道生一,一生二,二生三,三生万物",这里的"一"是本体,道家称之为"道",儒家称之为"太极",佛学中称为"真如本性"或"一真法界",西人称之为"上帝",几个的意思大体相同,都是独一无二的。二是阴阳,讲的是对立统一,很多事情如果简单地分类,就可以一分为二了之。但似乎这样简单尚存很多不明处,若没有了过渡和缓冲,许多事情在实践中就行不通,于是就有了"万物负阴而抱阳,冲气以为和",成为阴阳两端加一个中间状态,阴阳是"二",对冲而成"三"。《逸周书·武顺解》中说:"人有中曰叁,无中曰两,两争曰弱,叁和曰强。"②两与叁之差别,就在于有无用中,且"三"中就已包含了"和"的含义,是出自"二"而高于"二"的状态。故《说文》云"三,成数也",说的就是"三"代表了全部的意思。这样便将无限的宇宙简单化了,变化万端的世间万物也能用三种代表进行标识。我们可以用多种方法来描述这个三,如"开始、中间、结束",这是从时间上;又如"萌芽、成熟、消亡",这是从事物发展状态上;再如"上、中、下""前、中、后""左、中、右""表、中、里",这是从空间位置上来说;再如"父母、夫妻、子女",这是从人类繁衍的顺序来说;

---

① 张章.说文解字[M].北京:中国华侨出版社,2012:1.
② 皇甫谧.逸周书[M].沈阳:辽宁教育出版社,1997:24.

还有所谓"前生、今生、后世",这是从佛教的三世轮回说来讲的。社会群体用"三人成众"来表达,可见无论是关乎宇宙的整体,还是从一个具体的事物,我们都可以用"三"将其分解为三段最具代表性、相对独立的部分,且又不失相互的联系。如此"三生万物",便把天地宇宙囊括其中了。周德义认为"'一分为三'之模式(AA—Aa—aa)……同样地适合于物理学、化学等自然科学领域,以及思维规律和社会发展规律的各个方面,具有普遍的方法论意义"。[①]

中国文化中不仅有阴阳对立统一的"二",而且有了使对立统一状态更加调和及相互依存,并表现出生生不息的"三",这不能不说是高超于西方的二元对立观。当代儒学权威学者庞朴认为"'三'就是'叁',大写的三,仿太和的说法,'叁'也可以说成是'太三',伟大的三……'一'是数字的开始,是单子,单元,'二'是殊异,是对立;而'三'是对立的统一,数的完成,是包含有对立与自身的总体,这就叫做'叁'"[②],可见,"三"是全面的,也是调和的。钟海平在论阴阳的"一分为二"和"一分为三"时说:"二分法之有别于三分法的关键,在于二分法见异望同,即只见对立,不见同一。而三分法则兼及规定着相对者的那个绝对……一分为三较之一分为二,其优点在于把阴阳消长转化的阶段更精确化,更具有实用价值。"[③]张其成谈中医理论中的一分为三时也曾说:"如果说以'二'为基数的'阴阳'范畴更适用于表现天道的话,那么以'三'为基数的'阴阳'范畴则更适用于表现人道、表示人的生命活动、生命规律。"[④]正如世界上所有物质都有气、液、固三种状态一样,任何一个事物都有对立统一的三种属性。掌握了三分法,便找到了开启了解宇宙奥秘之门的钥匙,故《说文》上讲"三,天地人之道也"。三还有再次、多次的意思,表"小终之数",所以在中国文化中,很多地方能表现出所谓"尚三"情结来,如三思而行、事不过三、三叩三拜、三顾茅庐,都可表示周全之意。由此我们可以看出,"三"不仅仅是一个数字,而是三种属性的概括,通过这个代表性的数字,概括性地将宇宙万事万物进行归纳总结的一个标志,是全体的代表之意。

① 周德义."一分为三"模式探析[J].湖南大学学报(社会科学版),2002,16(6):51.
② 庞朴.三生万物:庞朴自选集[M].北京:首都师范大学出版社,2011:38.
③ 钟海平,张光霁.阴阳的"一分为二"与"一分为三"[J].浙江中医杂志,2009,44(2):90-91.
④ 张其成.东方圣明花园——易学与中医[M].北京:中国书店,1999:51.

二、"才"的含义

"才"字始见于甲骨文,许慎《说文解字》中对"才"的解释为:"草木之初也。从丨上贯一,将生枝叶也。一,地也。"①即"才"是草木的初生状态,由此可以引申为事物的最根本的因素。吴福平认为:"基于天地万物的不是'天'造,即为'地'设,或者是'人'为的特性和本质,中国古代的天地人'三才',正是对我们所生息的宇宙物质世界的高度哲学概括。"②著名语言学家王力说:"木有用叫做'材',物有用叫做'财',人有用叫做'才',故材、财、才三字同源"③,因为其两字的含义中存在很多重合,"才"与"材"在很多地方可以通用,如《现代汉语词典》中"人才"与"人材"两词一并列出,可以等同使用,再如蠢材、贤才、庸才、栋梁之材等,两者的区别也很模糊,故我们在理解三才概念时,应注意这个有用的物质性。

"才"还有存在的意思,王延林《常用古文字字典》中说:"卜辞铭文中'才'均假作'在',如'王才(在)宗周令盂'。"上海博物馆馆藏古代青铜器中就有如此现象。郑晨寅引用历代文献中关于盘古开天辟地神话的记载,认为:"盘古开天辟地神话的核心是天人合一的生命哲学。天地是一个存在的'场',人是'在场'之物;另一方面,天地万物又是神(人)所化,人的存在与天地血肉相融、不可分离。""盘古神话中包含着天地崇拜、生命崇拜及对人自身存在价值的肯定,这与'才''三才'的原意一脉相承。"④"三才"为"三在"说明了宇宙中三种最重要的因素,这种说法很有道理,正如我们要描绘一条路线,岂能将路上所有的地点全部讲明白,那实在是太啰唆了些,简单的方法就是标识出几个最有代表性的地点便让人一目了然。

三、天的含义

在古代汉语中,天大体有几种含义:①《说文》"天,颠也,至高无上"⑤。

---

① 张章.说文解字[M].北京:中国华侨出版社,2012:3.
② 吴福平,周利兴."天地人"人性假设及其意义诠释[J].思想战线,2012,38(5):93.
③ 王力.同源字典[M].北京:商务印书馆,1982:99.
④ 郑晨寅.《周易》三才之道的神话意蕴[J].周易研究,2006,79(5):79.
⑤ 张章.说文解字[M].北京:中国华侨出版社,2012:280.

在这里天有至高无上之意。如殷商时期的天与帝的含义非常相近,是最高主宰的意思,这是神性的天,表达的是人们对天的敬畏之情。再如《汉书·董仲舒传》"天者,群物之祖也"①,即天为自然界的主宰,万物的发端,与"至高无上"是同样的含义。② "天,颠也……颠者,人之顶也。以为凡高之称"②,出自清代段玉裁《说文解字注》,可引申为人的巅顶部、高处。③《释名·释天》"天,显也,在上高显也……天,坦也,坦然高而远也"③。天在这里有明亮、平坦广阔之意,且"高显"兼有男性刚健阔大的品格,这是与汉代天人合德的宇宙观,及认识上力求将宇宙万物统一化密切相关的④。④ "天体,非气也……数家计之,三百六十五度一周天,下有周度,高有里数……天有形体,所据不虚,犹此考之,则无恍惚,明矣"⑤,语出《论衡·谈天》,王充认为天是有形之物,并且可以被人认识,赋予天强烈的自然物质属性,更肯定了人认识天的能力。

根据冯友兰对"天人关系"中"天"的解释,天的含义大体有五种:一是"物质之天",指与地相对的日月星辰、风雨雷露,或指天地万物之总和;一是"主宰之天",即所谓"昊天上帝",有人格的天帝;一是"运命之天",即人力所不可及的,亦即自然与社会环境对人为的裁决;一是"自然之天",即自然界和人类社会的自然过程;一是"义理之天",即作为宇宙存在根据的最高原理。

四、地的含义

"地"在古汉语中也有多种含义:①《说文》中说"地,元气初分,轻清阳为天,重浊阴为地,万物所陈列也"⑥。地为土地、大地,与天位置和性质相对,天高地低、天清地浊,并可于其上陈列显现万物。②《释名·释地》中说"地,底

---

① 班固.汉书[M].长沙:岳麓书社,2008:962.
② 段玉裁.说文解字注[M].郑州:中州古籍出版社,2006:1.
③ 刘熙.释名[M].北京:中华书局,1985:1.
④ 刘兴均.从《释名》声训看汉代人的思维特征及其文化背景[J].广西师范大学学报(哲学社会科学版),2002,38(1):30.
⑤ 王充.论衡[M].长沙:岳麓书社,1991:170-171.
⑥ 张章.说文解字[M].北京:中国华侨出版社,2012:219.

也,其体底下,载万物也"①,有下底之意,更重要的是承载万物的功能,与天的高显坦然相对应,与女性阴柔、隐忍、慈爱的品格相通。③ 土之意,见《广雅·释地》"地,土也"②。④ 变化之意,见《白虎通·天地》"地者,易也,万物怀任,交易变化"③。

五、人的含义

"人"在古汉语中也有多种含义,① 人、人类,见《说文》"人,天地之性取贵者也,象臂胫之形"④。② 万物之灵长之意,见《尚书·泰誓》"唯人万物之灵"⑤。③ 表气之精,见《礼·礼运》"人者,其天地之德,阴阳之交,鬼神之会,五行之秀气也。"⑥④《素问·宝命全形论篇》"天地合气,命之曰人",这是从人的物质来源上来说的。⑤《白虎通·三军》"人者,天之贵物也"⑦,这则是从人在天地中的重要性来说的。

第二节　三才概念的哲学含义

一、以最重要的三种要素代表世间万物

天地宇宙间的事物实在太多,可以用生物和非生物分为两大类。以生物界为例,按照瑞典生物学家林奈(Linne)的分类方法,又可以分为界、域、门、纲、目、科、属、种等多个层次,其种类之繁、数量之巨简直无法以数字计量,若要统统冠以准确的名字,恐怕除了专门学者外其他人是无法窥知门径的,今后

---

① 刘熙.释名[M].北京:中华书局,1985:10.
② 张揖.广雅疏证·附博雅音[M].上海:商务印书馆,1936:1129.
③ 班固.白虎通[M].北京:中华书局,1985:234.
④ 张章.说文解字[M].北京:中国华侨出版社,2012:42.
⑤ 姜建设.尚书[M].开封:河南大学出版社,2008:348.
⑥ 陈戌国.礼记校注[M].长沙:岳麓书社,2004:160.
⑦ 班固.白虎通[M].北京:中华书局,1985:104.

随着分类研究的进一步拓展和细化,这种知识和认识领域的专业化必定带来更大的限制,使得即便是此研究领域内一个亚型的专家,也无法了解其他亚型的内容,这是分析式研究的不足之一。另外,仍旧以生物界为例,存在着动物与植物的中间种类,如眼虫就综合了动植物两界的双重特征,既有叶绿体而营光合作用,又能行动而摄取食物,这是生物界的一个特例。如果事事都欲用准确的分类框起来,那么一定会在每个版块之间产生难以归类的所在。动物界与植物界之间有,动物界与植物界之中也有,这种细致的分类会造成我们割裂地看待物种乃至各种事物,无法以全局性的眼光从整体上进行观察和分析。天地人三才的分类,是在宇宙大视界下是抓住事物的根本特点进行的宏观分类法,虽然简单,但很深刻;事物往往都是这样,本质越简单,其适用范围越大,越有普遍性。明代王圻父子所作《三才图会》一书中收录了天文、地利、人物、时令、宫室、器用、身体、衣服、人事、仪制、珍宝、文史、鸟兽、草木等十二卷,"上自天文,下至地理,中及人事,精而礼乐经史,粗而宫室舟车,幻而神仙鬼怪,远而卉服鸟章,重而珍奇玩好,细而飞潜动植,悉假虎头之手,效神奸之象,卷帙盈百,号为图海"①。该书所涉及内容可谓包罗万象,然其以"三才"命名,可见其对三才理论的深入理解,不仅仅是局限在天地人,而是以天地人为代表的芸芸众生、宇宙万物。

二、三才观是中国人的宇宙观和方法论

《周易·系辞下》"易之为书也,广大悉备,有天道焉,有地道焉,有人道焉,兼三才而两之,故六,六者非它也,三才之道也",这就很清楚了,三才就是宇宙的代名词、一切的代表。崔憬曰:"言《易》之为书明三才,广大不被,大无不包,悉备有万物之象者也。"②东汉王符《潜夫论·本训》中有云"是故天本诸阳,地本诸阴,人本中和。三才异务,相待而成,各循其道,和气乃臻,玑衡乃平"③,相待而成是指相互依赖,各循其道是指不尽相同,又指出三才大道虽同,然同中有异。

① 王圻,王思义.三才图会[M].上海:上海古籍出版社,1988.
② 李鼎祚.周易集解[M].成都:巴蜀书社,1991:322.
③ 王符.潜夫论[M].郑州:河南大学出版社,2008:244.

　　宇宙观即是世界观，是人们对世界或宇宙的基本看法和观点。《尸子》中说："上下四方曰宇，往古来今曰宙。"①《庄子·杂篇》中说："有实而无乎处者宇也。有长而无本剽者宙也。"②宇是全部空间，宙是整个时间，宇宙就是时间与空间的总和，代表了万事万物的全体过程，这个宇宙观是非常全面的。西方人往往习惯于将天人对立起来，认为天地是物质的，人的认识是精神的，由此而出现了唯物主义和唯心主义的区别。但中国古人不似西方人认为人与自然是独立存在的两个事物，从而单独地讨论抽象的人或天。张岱年认为"西洋人研究宇宙，是将宇宙观为外在的而研究之。中国人则不认为宇宙是外在的，而认为宇宙本根与心性相通，研究宇宙亦即是研究自己。中国哲人的宇宙论实乃不分内外、物我、天人为其根本见地"③。所以可以说，三才观就是中国人的宇宙观。

　　有什么样的宇宙观，便有什么样的方法论。天地人并不独立存在，因为这样的独立存在并不具有实在的意义，而是讨论具体存在于人心中的天地，以及在天地之中的人，这才是符合具体情况的。正如我们不能离开具体的人而去谈人性一样，那只是概念性的人而非具体存在的人。所以三才观又是中国人的方法论，即放在天地人交互影响的大视野下，在具体的时空中去探讨具体的事情。现代系统论认为，整体性、关联性、等级结构性、动态平衡性、时序性等是所有系统的共同的基本特征，具体事物处在不同系统中，就要分别对待，这与中国古代的三才观有某些相似之处。

三、三才含义的物质精神两重性

　　以上含义之解释均来自汉代之前文献，大体可代表汉代以前人们对三才含义的理解。从中不难看出，三才的天地人中的任何一个都不是单方面的，而是既有物质层面，又有精神、运动层面的含义。换句话说，都是兼备了形上和形下两方面的统一。如《周易》中乾、坤二卦既代表天地，但同时又有"天行健，

① 李慈铭.越缦堂读书记[M].沈阳：辽宁教育出版社，2001：616.
② 庄周.庄子[M].长春：时代文艺出版社，2008：159.
③ 张岱年.中国哲学大纲[M].北京：昆仑出版社，2010：7-8.

君子自强不息"①,"地势坤,君子厚德载物"②。又如"立天之道,曰阴曰阳;立地之道,曰柔曰刚;立人之道,曰仁曰义"③,天有自强不息的性质,这是与地厚德载物对比而言;曰阴曰阳,则说明天之含义是全面的。天之所以为天,地之所以为地,人之所以为人,世间万物之所以各具特性,无不有其一定之理。原本混沌一气,无分上下,后来清浊相分,轻者上升,浊者下降,轻者为天,浊者为地,兼有清浊者为人。而若天始终是轻清上扬,地永远是重浊向下,岂不是天地永远没有相交处,而越发离得远了? 所以清中有浊,浊中有清,故立天之道曰阴曰阳,说明若将天再二分,还是可以分阴阳两种,地也可分柔刚两种,这才可以天地交通,看似天地两物,最终通过流动而浑然一体。人能知天晓地,是因其得气无偏,阴阳兼备,所以才能参通天地,最终还是靠此一气周流。人的思维力、想象力为什么能上天入地,理解天地间的事物? 其精神特点为何有天地的精明广阔及扎实敦厚? 每个人的精神力量有不同,故思维力有不同,能理解天地的范围有不同,是因为其能与天地之气发生"感通"程度不同,圣人可以做到《周易》中所说的"无思也,无为也,感而遂通天下之故"④,是因为以一种"心无挂碍"的宽容平等态度观察世界,用今天的话来说就是同类物质的"耦合"范围大,所以圣人的心量和胸襟便宽广于常人,大到极致状态便是"人天合一"的境界了。动物所以没有人如此敏捷的思维,便是因为得气有偏,这是从大的阴阳两方面来讲,若要细分,还得不讲到五行,因为阴阳中要再分五行,五行中也可分阴阳,关于三才与阴阳五行的关系,后文中作者将有详细叙述。三才之说兼物质与精神两种属性,或言兼形上与行下两类性质,给我们的提示便是看待一个事物,一定要从这两个角度上去观察,两者不可分割,有其事必有其理,理事统一。

四、区分三才中的天和天人关系中的天

还有一个中国人经常使用的"天人关系"的命题,此命题应用范围广泛,似

①　杨天才,张善文.周易[M].北京:中华书局,2011:8.
②　杨天才,张善文.周易[M].北京:中华书局,2011:29.
③　杨天才,张善文.周易[M].北京:中华书局,2011:648.
④　杨天才,张善文.周易[M].北京:中华书局,2011:589.

乎只要谈中国文化必然提及,相对来说,三才之说便少得多,其中的原因,是与中国人传统的"抑阴扶阳"态度相关的。因为天是运动的,属阳,而地是静止的,属阴。《鹖冠子》云:"所谓地者,常弗去者也。"①地的特点是泰然不动,厚德载物,因其不动,似乎看不出什么功用,这样似乎表面来看宇宙间的规则更由天来决定,一般人就会有天更重要的误解。天人关系中的"天"是应当拆分为"天地"两个方面来说的,天人关系中的"天"实际上就是三才中"天地"的合称,只是以变动不居的天来简单代表了。所谓天人关系的实质上就是天地人三才关系。我们不仅应当看到表面运动的一面,也应看到内里静止的一面,这样更全面,也更客观。

除此之外,站在认识主体的角度上,无论天人关系还是天地人关系,其中的人都是认识的主体,除了主体之外的人,应纳入天人关系中的天的范畴去看待。两者看问题的角度不同,但无论是在理解三才相应还是天人相应时,又必须将两者参合理解,方能得到一个较为全面的认识。

第三节　三才的相互关系

《周易》是一部讨论三才关系的书,宋代大儒张载言:"易一物而(合)三才。"说明天地人三才之道是贯穿《周易》全书始终的中心思想。牟宗三也说过:"整部《周易》就是以天道推演人道。"②牟宗三还认为,《周易》同时具备了物理的、数理的和伦理的三方面的意义。天地人三才的圆通,是将天地之道贯穿于人及人类社会中,由卦爻象数作为代表来象征的世界万物,以及其相互之间的关系。自然哲学和人生哲学的内容,在西方哲学中两者是彼此隔绝,相互分离的,但在《周易》里两者是统一的,由自然法则的本来如此进而拓展应用到人事吉凶的理当如此。象数是沟通的工具,《周易》的象数对帮助中国人建立起天人合一的思维方式,其影响意义是巨大深远的。《周易》的重点在通过自然

---

① 鹖冠子,谭峭.鹖冠子:化书[M].长春:时代文艺出版社,2008:1.
② 牟宗三.周易哲学讲演录[M].上海:华东师范大学出版社,2004.

原理来解决人的事物："它不局限于人与自然的纯认知关系，而总与人之行为相关联，它并不试图'为自然立法'，而是主张效法自然，顺应自然。其目的亦不在于解释自然，改造自然，而在于模拟自然，昭示人文。因此，其真正关切的，不是为理论立规范，而是为实践立规范。由此，它更大程度地表现出一种价值取向，而非认知取向。"①下文将就《周易》中三才的相互关系，做简要的叙述。

一、三才的相互关系是"和"

"和"是中国传统文化中的重要观念，也是中国古人处理天地人关系，处理人与人关系的最高原则。中国古人认为：只有用"和"的思想理念去处理人与天地、人与人之间的各种矛盾，才能够使世间万物和谐共处，并行不悖。"和"在中国人的语言中被广泛使用，如家和万事兴、和气生财等常用语，再如用风和日丽、惠风和畅、春和景明等形容景色优美，故宫三大殿名为太和殿、中和殿和保和殿，代表了古代皇帝治理国家的最高理想，诸如此类之应用，可见"和"思想之深入人心。

"和"的思想由来已久，在当时的各种文献中已有广泛的表达和运用，如《尚书》中所述的"神人以和""协和万邦""燮和天下"，可见"尚和"思想在那个时期就作为一种政治理念被应用于治国安邦的实践活动中了，且可从这几个词中看出，和不仅仅是一种治国理念，且已被推广为处理一切社会和自然关系的总原则。《尚书》中除了"和"外，还用"协、雍、谐、燮"等表和谐、协调之意。现代著名汉语言学家杨树达在《论语疏证》中说："乐调谓之龢，味调谓之盉，事之调适者谓之和，其义一也。"②

"和"的思想在西周末年由史伯进一步发挥为"和实生物"，《国语·郑语》中记载有："夫和实生物，同则不继。以他平他谓之和，故能丰长而物归之；若以同裨同，尽乃弃矣。"③在史伯看来，只有不同的事物处于混杂之间，并且能够

---

① 李曙华.《周易》自然哲学与生命实践[J].周易研究，2012(2)：60.
② 杨树达.论语疏证[M].北京：科学出版社，1955：21.
③ 左丘明.国语[M].济南：齐鲁书社，2005：253.

相互为用，相互补充，才能展现出一个丰富多彩的世界。若没有相互之间的交叉与作用，则事物的发展只能是单因素的，缺乏了彼此之间的制约和联系，是不可能出现"生"的过程，而只能表现为量上的累计，从而最终导致事物的败亡。值得注意的是"和"是以多样性的统一和协调为前提的，虽然乍看起来有很大区别，但我们不能把处在"和"的关系中的事物孤立起来看。若彼此之间并不存在可以联系的可能，那无论如何也是不可能成为一个统一整体的。相反，只要我们承认了整个宇宙是一个统一的整体，那其中各部分之间必然最终地有"和"的关系存在，其中所谓"不和"仅仅是一个过程，由此可知，和与整体统一性是必然相连的两个概念。

当然在"和"的关系中，并不是不存在矛盾性的斗争，不是单纯地一事物或多事物无条件地服从于其他事物，而是在对立统一之中存在着，正如《老子》中所言"万物负阴而抱阳，冲气以为和"。我们可以想象，若一事物无条件地服从于他事物，毫无保留自己的特点个性，实际上便已经泯灭了不同事物之间的差别，而成为"同则不继"的状态。中国古人很早就已经认识到世界的多样性、复杂性，认识到世间每一种事物都有其特点、优点和不足，又认为每一种事物都是有其独特存在的价值和地位，彼此之间不能代替。如《列子》中说"天地无全功，圣人无全能，万物无全用。故天职生覆，地职形载，圣职教化，物职所宜。然则天有所短，地有所长，圣有所否，物有所通"①，就是对每一事物功用价值和局限不足的高度概括。

在整个宇宙之中最大的关系就是三才的关系，与人类本身关系最为密切的莫过于人与天地，人与人之间的相互补充，相互为用。三才关系是否和谐及和谐程度，直接影响着人类是否能够生存及其生存质量。如《礼记·哀公问》中所说"天地不合，万物不生"，又如老子所言"天致其高，地致其厚，日月照，列星朗，阴阳和，非有为焉，正其道而物自然。阴阳四时非生万物也，雨露时降非养草木也，神明接，阴阳和，万物生矣"②，可见天地阴阳相合是万事万物赖以生长的前提。《文子·符言》中说"道悬天，物布地，和在人，人主不和，即天气不

①　张长法.列子[M].郑州：中州古籍出版社,2010：23.
②　杨进禄.老子哲学解读[M].北京：文物出版社,2012：326.

下,地气不上,阴阳不调,风雨不时,人民疾饥"[①],即天地阴阳不和则会发生自然气候的异常变化,人也会随之产生各种饥馑和疾病。所谓圣人之事就是调三才之和,正如《太平经》中所言"阴阳者象天地以治事,合和万物,圣人亦当和合万物,成天心,顺阴阳而行"[②]。

　　"和"的理念自西周以前正式出现,就已经牢牢扎根于中国文化之中,成为古人处理人与自然和社会的根本法则,在先秦儒家、道家、墨家、阴阳家等各家学说中都有很多的表达,在两汉以降的历代思想家的观点中也颇多体现,深深地影响着中国人处理问题的方式,在中国古代政治、军事、建筑、教育、美学、医学思想中均得到全面的体现。这种并不把事物独立起来进行考察,而更多将其置于相互关系中进行分析的方法,在西方直到 1937 年才由美籍奥地利人、理论生物学家 L.V.贝塔朗菲(L. Von. Bertalanffy)系统地提出,称之为"一般系统论原理",系统强调整体与局部、局部与局部、整体与外部环境之间的有机联系,具有整体性、动态性和目的性三大基本特征,并试图使用数学的方法对系统之间的关系进行描述。这无疑是现代西方哲学方法的一大进步,也是社会科技水平发展到一定阶段,人类认识广度和深度进入一定程度后的中西哲学思想自发性的相融。我们不能因为今天人们对其普遍的接受,以及其细致程度高、包含内容多,便认为西方系统论在根本上优于中国"和"思想。不过是今天的人们更习惯于西方式的语境罢了。另外我们应当理解古人的生活环境简单,不应苛责古人没有从具体细节上进行广泛的发挥应用,若从核心理念来看,两者之间并无本质之区别,同时我们也不得不惊叹中华传统文化竟能如此的早熟。

　　然而,能够真正达到"和"的程度并不容易,"和"虽然是一种外在事物之间相互关系的状态,似乎是客观存在的,但因评价者的主观态度不同,"和"的具体含义和落实方法也一定存在着具体的差异。所以说,和也不是一成不变的,它是在运动中显示出的一种状态,需要人们以积极、审慎的态度不断进行调整才能达到,这种态度即是"中"。朱熹对中的解释为:"中者,不偏不倚,无过不

---

① 王利器.文子[M].北京:中华书局,2000:175.
② 罗炽.太平经注译[M].重庆:西南师范大学出版社,1996:369.

及之名。"我们经常将"中"与"和"合称中和,《礼记·中庸》中讲到"喜怒哀乐之未发谓之中,发而皆中节谓之和",可见"中"与"和"两者是有不同的。两者的关系是:只有内心保持不偏不倚的中,在处理具体事物时才能出现适度有节制的和。《中庸》非常强调中和的重要,认为"中也者,天下之大本也;和也者,天下之达道也;致中和,天地位焉,万物育焉",其意是中为体,和为用,中和是天下万事万物各循本位、各行其道、协调自然、生生不息的根本。

上文重点阐述人与天地的和,以及要达到和在内心应保持的中。然而,做到中和并不是简单的事情,若完全不能了解天地而被动地受制,那就完全成为自然的奴仆,不可称之为和,充其量只能叫作不得不和。必须积极地了解天地,与自然有机和谐相处,并积极地参与到有目的、有节制的与天地自然的互动中去,才是和的真正含义。所以要实现和,必须在知天、顺天继而辅天的基础上才能达到。

二、人与天地的相互关系

(一) 顺天

《周易》此书是"人更三圣,世历三古"①而成,不是短时间形成的,至少跨越了夏商周几个时代,所以其中也包含了殷商以前人们对天地的认识。毫无疑问,殷商以前,人们对天的认识更多是具有宗教神性的,与天的交流也充满了巫术的色彩,所以殷商时期凡国家有大事,必决之占蓍,由此来聆听天帝的意旨。《礼记·表记》中说:"殷人尊神,率民以事神,先鬼而后礼。"②"昔三代明王皆事天地之神明,无非卜筮之用,不敢以其私,亵事上帝。是故不犯日月,不违卜筮。卜筮不相袭也。大事有时日,小事无时日,有筮。外事用刚日,内事用柔日。不违龟筮。"③不仅殷商如此,前至禹夏,后至姬周,那时的君王都普遍使用卜筮,但唯殷商时此风气最盛而已。这说明在人的认识能力和生产力较为

---

① 马晓斌.汉书艺文志序译注[M].郑州:中州古籍出版社,1990:6.
② 王文锦.礼记[M].北京:中华书局,2001:813.
③ 王文锦.礼记[M].北京:中华书局,2001:821.

落后的时代,人们对天的依赖是非常显著的,对天的敬畏也是非常虔诚的,人几乎成为天的附属品。

进入西周以后,人的精神独立性才开始正式萌发,突出地表现在周人对天的态度上。天的神秘意味大大下降。《尚书·泰誓》"以德配天"的观点出现,人们赋予了天"德"的意义,认为"天视自我民视,天听自我民听"。内在道德成为是否能得到天命的标准,如《尚书·召诰》中说:"我不可不监于有夏,亦不可不监于有殷。我不敢知曰,有夏服天命,唯有历年;我不敢知曰,不其延。唯不敬厥德,乃早坠厥命。"①在周人的眼中,天命是可以变化的,天作为道德至上神,必然要求承担天命的人是有道德的,丧失了道德,也就意味着丧失了天命。所以《尚书·蔡仲之命》中就说:"皇天无亲,唯德是辅。民心无常,唯惠之怀。"②从此,道德成为人与天相沟通的内在规定性,这种观点从西周开始,一直延续到今天。

虽然西周以来"德"的天命观是人文精神的开启,但并不等于其完全抛弃了以前的神性天命观,只是从殷商的神性占据主体地位转换为人神共同参与。我们必须明确一个前提,即天的崇拜和敬畏是永远不可能消除的,对天神秘不可测度的情感是不可能泯灭的,这是因为宇宙是无限的,人的认识却是有限的,即便如科学技术如此发达的今天,人们已经登上月球,发射的太空探测器已经到达太阳系的边缘,哈勃望远镜已经将视野探索到银河系之外广袤的宇宙中,但是人们只是可以更确切地得到天外更有天的结论,而对于宇宙的探索仍然还只是个开始,永远不可能结束。人们只是在很小的限度内能够掌握自己的命运,面临台风、地震、海啸等剧烈的气候变化时仍然显得弱小无力,甚至丝毫没有抵御的能力;医学的发展解决了很多曾经流行的疾病,但新的疾病随之产生后人们仍旧束手无策。随着科技的进步,也许有一天目前的问题能够得到相当程度的解决,但是人类一定还会面临更多新的问题。人们怎么能够妄自尊大地称自己已经成为个人的主人,掌控了自己的命运呢?古往今来,古今中外,越是对自然有深刻理解的人,越会发现,人在天地宇宙之中,永远是一

① 姜建设.尚书[M].开封:河南大学出版社,2008:229.
② 姜建设.尚书[M].开封:河南大学出版社,2008:369.

个稚嫩的孩童,对天地怎能不生出敬畏之心呢?孔子曰"君子有三畏:畏天命,畏大人,畏圣人之言。小人不知天命而不畏也,狎大人,侮圣人之言"①,岂不是曾经沧桑,尘埃落定之后真正的人生感言?

所以,《周易》提出了顺天的观点,只要人尚存在理智,不至于狂悖,就应承认且实行之。在坤卦卦辞中突出了一个顺字,"元,亨,利牝马之贞。君子有攸往,先迷后得主,利",人应当像牝马一样守正而行,如大地一样顺从于天,这样就会得到吉利畅通,若是凡事自作主张,便会造成自我的迷失。坤卦"文言曰:坤至柔而动也刚,至静而德方,后得主而有常,含万物而化光。坤道其顺乎,承天而时兴",这是说人应当如大地一样,虽然顺承于天,至柔至阴,但应当保持其刚强的品德,这是指顺中有健,并非仅仅被动的顺从,在顺应天的过程中,体现出积极地与时偕行。只要行为合于天道,一定会得到吉利的结果。反之,若逆天而行,则定会出现灾害了,这是"积善之家必有余庆,积不善之家必有余殃"②所能体现的道理,这样善的意思也可说明,能合于天道者便是善,反之便是恶了。

(二) 知天

人所以为人,而区别于其他生物,当在于人可以积极地参与顺天行事的过程,并非只是消极被动地逆来顺受。而唯能"知天"才能更好地"顺天",整部《周易》都是谈三才之道,说如何顺天的事。《周易・系辞下》中说"六爻之动,三极之道也",六十四卦,就是人与天地相处过程中的六十四种情况,但去古已久,卦辞晦涩难懂,故孔子作《易传》,就是对卦辞的进一步解释。

"知天"的认识基础首先是承认《周易》所述原理的正确性,相信其为圣人之言,佛教说"信为道原功德母",基督教说"信则得救",世界上所有的宗教都强调信心的重要。《周易》不是宗教,但也同样强调对"圣人"的信心。如"夫《易》,圣人之所以极深而研几也"③,是说《周易》是圣人经过非常深入且细致的观察和思考得出的普遍性原理,书中多处言及圣人,说理透彻使人不得不生起

---

① 朱熹.四书章句集注[M].长沙:岳麓书社,2008:234.
② 杨天才,张善文.周易[M].北京:中华书局,2011:39.
③ 杨天才,张善文.周易[M].北京:中华书局,2011:591.

信心,而非许多世间邪教只是强迫相信,并无道理可言。如"圣人以顺动,则刑罚清而民服"①"是故圣人以通天下之志,以定天下之业,以断天下之疑""天生神物,圣人则之;天地变化,圣人效之;天垂象,见吉凶,圣人象之;河出图,洛出书,圣人则之"②"圣人有以见天下之赜,而拟诸其形容,象其物宜,是故谓之象。圣人有以见天下之动,而观其会通,以行其典礼,系辞焉以断其吉凶,是故谓之爻"③,可见其中包含了许多对圣人的理解和标准,最终将圣人归于自然大道,是人与天地的统一。

关于如何合于天道,《周易》中反反复复提出了两条原则,总起要则为知天。乾卦《文言》中说"夫大人者,与天地合其德,与日月合其明,与四时合其序,与鬼神合其吉凶,先天而天弗违,后天而奉天时。天且弗违,而况于人乎?况于鬼神乎"?④ 这里是说如何合于天道的总则,包括了两层含义。

一是要从德上来合于天道,这是指内在的道德修养,能够知天的必然品性。设使一个人没有内在道德的支持,想获得对自然和人的根本认识,是根本不可能的。《周易·说卦传》中说:"立天之道,曰阴曰阳;立地之道,曰柔曰刚;立人之道,曰仁曰义。"天地各有道曰阴阳刚柔,人亦有道曰仁义,一个人只有内在中有了仁义,才能体会到天地之大道,这是自然而然的事情。反之没有仁义的人,即便读书穷经皓首,也只能是字面上的理解,不能真正深入其中,这是中国人视德更重于才的认识基础。宋代陆九渊说"顾其心苟病,则于此等事业,奚啻聋者之想钟鼓,盲者之测日月,耗气劳体,丧其本心,非徒无益,所伤实多"⑤,体现的就是这个意思。"纸上得来终觉浅,绝知此事要躬行",《周易·系辞上》中说"易无思也,无为也,寂然不动,感而遂通天下之故",感通天地是真正体会到天地的大道。如何才能做到呢?《周易》提出了无思、无为、寂然不动的实践路线,这是内心的定境状态,有小定和大定两种。所谓小定如冥思、禅定,《童蒙止观》中所说的"息诸缘务"⑥就是将一切无关紧要的妄念抛弃,换句

---

① 杨天才.张善文.周易[M].北京:中华书局,2011:157.
② 杨天才.张善文.周易[M].北京:中华书局,2011:596.
③ 杨天才.张善文.周易[M].北京:中华书局,2011:576.
④ 杨天才.张善文.周易[M].北京:中华书局,2011:24.
⑤ 陆九渊.陆九渊集[M].北京:中华书局,1980:162.
⑥ 智𫖮.童蒙止观校释[M].北京:中华书局,1988:6.

话说就是"诸恶莫作",内心少了许多欲望和执着,真心不被物欲蒙蔽,智慧便可显现。在自然界中出现地震海啸时往往很多动物可以提前预知,这是因为动物相对于人来说欲望很少,可以在一定程度上感天地之动。但这种小定从来都不被中国古人所看重,因为如此状态再好,也不过是一个"自了汉",并不能将感通应用于人类社会之中,为他人造福。所以真正的无思当是无私心,无为是无妄为,寂然不动是以积极的状态入世,又常常保持内心的清明状态。行一切善却如如不动,是"诸善奉行"的意思,这就不仅可以感知天地自然之动,又能感知人心之动,是大定的状态了。

二是在智上合于天道,智是认识世界的方法。"易与天地准,故能弥纶天地之道",这是说《周易》的道理是取法于天地的,用今天的话说就是来自实践,也可应用于实践,是经过古人长期对自然和人关系的观察而高度浓缩的智慧结晶。"仰则观象于天,俯则观法于地,观鸟兽之文,与地之宜,近取诸身,远取诸物"①,是由天到地,由远及近,由物到人的普遍联系的认知方法。"有天地然后万物生焉"②,天地是宇宙间最大的两股力量,所有世间的变化,无论大小无不由此而出,若能明白天地的道理,当然能从容应对一切事物,与道不违。当然,这里所说的天地之道不只是抽象的哲学条文,而是能够"知周乎万物而道济天下"③,即遇到天下一切事物,都能竭力辨明,知其然亦知其所以然。如《中庸》中言"博学之、审问之、慎思之、明辨之、笃行之",这一定是一个艰苦的过程,非一蹴而就的事。若用宋代理学家朱熹对"格物致知"的解释来对此认识路线进行注释,是再合适不过了,"所谓致知在格物者,言欲致吾之知,在即物而穷其理也。盖人心之灵,莫不有知,而天下之物,莫不有理。唯于理有未穷,故其知有不尽也。是以《大学》始教,必使学者即凡天下之物,莫不因其已知之理而益穷之,以求至乎其极。至于用力之久,一旦豁然贯通,则众物之表里精粗无不到,吾心之全体大用无不明矣。此谓物格,此谓知之至也"④。《周易·系辞上》中说"是故君子所居而安者,《易》之序也,所乐而玩者,爻之辞也"⑤,就

---

① 杨天才,张善文.周易[M].北京:中华书局,2011:607.
② 杨天才,张善文.周易[M].北京:中华书局,2011:671.
③ 杨天才,张善文.周易[M].北京:中华书局,2011:569.
④ 朱熹.四书章句集注[M].长沙:岳麓书社,2008:10.
⑤ 杨天才,张善文.周易[M].北京:中华书局,2011:565.

是指在平常的生活行为中,能够经常体会卦象的道理,找到安与不安的所在,并非局限在文字条文和金钱蓍草的摆弄中,而是一定要将周易的普遍原理应用于个人的实践当中。"是故君子居则玩其象而玩其辞,动则观其变而玩其占",则是在静时经常去思索卦象的象征,以指导动的过程,在行动中根据具体情况的改变进一步地去体会和调整。

（三）辅天

人所以成为与天地相并列的三才之一,更重要的一点在于能够合道而行,帮助实现天地的"生生"大德,珍爱生命,尊重生命,并不因为个人的利益去从天地或他人那里过多地索取或剥夺。人应当视天地如父母一般,辅助天地照料其他的兄弟姊妹。《周易》的这种观点深刻地影响了中国文化,无论儒家还是道家在这一点上都是一致的。

英国著名汉学家李约瑟说:"古代中国人在整个自然界寻求秩序与和谐,并将此视为一切人类关系的理想……对中国人来说,自然界并不是某种应该永远被意志和暴力所征服的具有敌意和邪恶的东西,而更像是一切生命体中最伟大的物体,应该了解它的统治原理,从而使生物能与它和谐相处。如果你愿意的话,可把它称为有机的自然主义。不论人们如何描述它,这是很长时期以来中国文化的基本态度。人是主要的,但他并不是为之创造的宇宙的中心。不过他在宇宙中有一定的作用,有一项任务要去完成,即协助大自然,与自然界自发的和相关的过程协同地而不是无视于它地起作用。"[1]

颐卦象辞说"天地养万物,圣人养贤以及万民"[2],咸卦象辞说"天地感而万物化生,圣人感人心而天下和平"[3],人的任务就是帮助天地,实现天地之养。泰卦象曰"天地交,泰,后以财成天地之道,辅相天地之宜,以左右民"[4]"由此而裁制成天地运行之道,辅助天地以适当的方式运行,这样就可以保佑百姓生存

---

① 潘吉星.李约瑟文集·李约瑟博士有关中国科学技术史的论文和演讲集[M].沈阳:辽宁科学技术出版社,1986:388.
② 杨天才,张善文.周易[M].北京:中华书局,2011:249.
③ 杨天才,张善文.周易[M].北京:中华书局,2011:282.
④ 杨天才,张善文.周易[M].北京:中华书局,2011:116.

发展"①。君王固当如此,因其位置最为重要,有上行下效的模范作用,然仅靠君王一人显然是不可能实现裁成辅相的。作为一般人虽然影响力很微弱,但是每个人都有其在天地社会中的特定位置,都可以在自己的位置上发挥独到的作用,若果能此,又岂会有世间的诸多不如意事,岂非天下太平,天下大同么? 这当然需要此种教育的深入人心,长久贯彻,全体如一,正如恒卦象辞所说"天地之道恒久而不已也……日月得天而能久照,四时变化而能久成,圣人久于其道而天下化成"②。

　　总之,《周易》提出人与天地的关系,应是在顺天、知天的前提下,最终实现辅天的目的,是认识论与实践论的结合,是知与行的统一。其后各种天人思想之流派,虽然从表面看来多有概念之不同,意见之分歧,但若探微索隐,均与《周易》的三才关系思想密不可分,实属一源多歧,言《周易》为中华传统思想文化之根本,确为不诬之语。

第四节 "三才"思想的重要价值

一、将人与天地并列合称,体现出人卓然的独立性

　　西方文化预先设定了一个外在的神即上帝,并将人的地位绝对地放在上帝之下,视上帝为绝对的存在,世界的存在是因上帝创造而有,人所作所为的正确与否也最终需由上帝做出终极审判,故而判断的标准在上帝而不在人,人的所为需要为上帝负责。在中国人的天人关系中,人是与天地相并列的另一种最重要的力量,是与天地平等的存在,人的认识就是人的认识,不是神的认识的异化,人的天地的目的是人,并不是神。并没有什么外在决定人的命运的神或上帝存在,人可以自我掌握自己的命运,这可以说是一种极具独立精神的认识。

---

① 杨天才,张善文.周易[M].北京:中华书局,2011:117.
② 杨天才,张善文.周易[M].北京:中华书局,2011:291.

　　三才思想揭示了人的存在是为了实现人的目的，而不是神的目的。每个人都是按照自己的意愿摹写自我，人生的路和结果是自己选择和造就的，并不是由他人安排的。人既然已经存在于这个世界中，总是要在这个过程中选择自己认为是正确的事情去做。因为只有如此，此过程才会是令自己快乐的，自己的行动才可能有持久性，没有哪个人一定要做一些让自己很难受的事情才会心安理得。虽然在我们看来有些人穷其一生都在做一些令人不可思议的事情，如现今印度存在的一些苦行者，但其内心一定认为这样的行为是快乐的，这应当是对快乐和正确理解的不同性。每个人都是独立于他人的一个独立体，其行为说到底是为自己负责，令自己感到满意。有没有一个绝对正确的目标理想或人生道路呢？这个似乎很难做到整齐划一。每个人生活在天地之间，都有其特定的环境，独特的人生经历，这样就造就了每个人对理想和道路的不同理解，必须要承认这种不同的存在，才能理解他人的不同看法，虽然这种理解并不一定等于认同。

　　人与天地相并称，一方面说明每个人心中的天地各有不同，即我心中之天地与彼心中之天地有不同。另外一方面，人可以理解天地，参通天地，所以唯有人才能与天地并列成为三才之一。虽然只有圣贤才能真正做到与天地相参，"为天地立心"成为"万物之灵"或言"天地之镇"，但即便是普通人，能获得了人的形式，就具备了成为参通天地的可能性，虽然目前还不能确切地做到，然就其可能性这一点，也是足以令我们感到自豪了。所谓参通天地人，无非就是能充分地理解自然，理解社会，理解他人，并能在自己的位置上合情合理地处理相关的事情。这就代表着这个人已经获得了真理，换句话说便是得道之人了，这样的人所有行动都能合乎自然和社会规律，其凡有举动，必然如天地般惠及天下人。其定是一个具有独立精神，能够完全把握自己命运的人，对于这样的人来说，还需要另外再设定一个上帝为其作为生命的皈依处吗？虽然我们作为普通人暂时不可能达到这种境地，却都具有这种可能性，那就完全可以通过自己的努力，通过向圣人学习掌握自己的命运，而不必将命运交予其他的一个救世主来拯救。可以说，这是中国人独立的人文精神的开端，从此观念开始，中国人便多了些自强自立的精神，而宗教式的盲目崇拜始终无法在中国文化上占据主流地位。

二、将人与天地并列合称,凸显出人的重要性

人生活在世界中,就要依靠天地,所以我们甚至把天地称作为父母,有天父地母之说,这充分表明了天地对每一个人的重要性,没有父母又哪里来的我们自己呢? 但是仅仅有天地,人是无法生活下去的,可以想象一下,如果没有了与我们一样能进行劳动、思维和沟通的人,那首先我们自己就无法被孕育产生,再者即便来到世上生活也无法继续,再次即便有充足的生活资料,但这样的生活其意义又在哪里呢? 也许有人会说,鲁滨逊一个人在荒岛上不也生活下来了吗? 那我会回答他,在他心里回归于人群的希望一刻也没有停止过,若这种希望彻底破灭了,心里认为天地间只有他一个人的时候,大约就是其生命失去了支撑的时刻吧。没有了人类的生活对我们来说是不可想象的。西方人喜欢追寻第一个人的产生问题,最后不得不到了上帝那里,但在中国古人那里,这根本就不是一个问题,根本没有任何意义。中国古代智者关心的是:既然已经共同构成了一个社会,该如何共同和谐相处下去,共同维持好这个社会。从此可见,天地所以重要,是对于我们个人而言的,同样的道理,与天地同等重要的,便是我们周围的人了。离开了天地,就没有人,离开了人组成的或大或小的社会,人也无法生存,或者说这种生存没有什么意义,我们既然已经生活在这里,就必须承认天地人对我们同等的重要性。

上面所说天地人对于我们每个人的“活着”的状态是最重要的,继“活着”的问题一定是如何“活好”的思考。没有一个人想把自己的生活过得很糟糕,每个人都想让自己的生活更丰富多彩,甚至更有意义,乃至找到生命的终极价值所在。每个人都有自己的目标理想,只是或大或小而已,要实现这些想法,就一定要付出相当的努力,学习很多知识和技能,尤其是对于一些胸怀宽广、心系天下的仁人志士,则更是如此。虽然孔子说过“天何言哉”,禅宗也强调“不可说”,但那都是在鼓励人们要用自我的感悟去理解天下的道理,并不是说语言就完全没有了用处。每个人的学习,从基本技能,到对宇宙人生的根本性思索,怎么会离开了语言,离开了可以进行口传心授的老师呢? 天地虽然陈列了很多可以为人们所用之物,但离开了前人的经验,我们还是不可能有所造

作;离开了向无数人的经验求教,我们还是不可能走出生活甚至生命的困惑。所以说离开了人,我们不可能过一种有质量的生活,没有什么可以代替人的作用。

三、将人与天地并列合称,是对个体生命的尊重

每个人虽然处在世界之中,社会之内的位置有不同,各自的能力有大小,乍看起来对社会的贡献也有高下的区别,但若仔细去想,简单地按照地位、学识、财富、知名度甚至功业等来区分人对社会和他人所起的作用,就会产生很多难以解释的困惑。为什么一些人不通文墨、终老山野,却能为人称道? 为什么有人高居庙堂、声名显赫,最后却为人不齿? 大人物不必因其"大"而崇高,小人物也非定因其"小"而卑鄙,看来作为外在的评价标准实在很难判定一个人的内心。但无论如何,一个人无论身处什么位置,目前的状况如何,只要能为他人着想得多,为自己谋划得少,这个人就是伟大的,就是为人所尊重的。

人为天地之镇,每个人都是得天地之灵气而生,人所以为人,一定是因为其具有自我思考的能力,且这种能力远远超过其他的任何生物。一个人,无论其现在的心境如何,但只要其能将利己之心转变,更多生出利人的想法来,这个人定会或多或少,或早或迟地做出利他的事情来,这就是一个值得尊重的人,虽然目前还不是。我们很难说哪一个人从根本上就没有这样转变的可能性,中国人习惯对一个人进行"盖棺定论",就是在其生命终止的最后一刻,而进行全面的总结,是说一个人只要生命尚未停止,仍然还有这样的转变机会。浪子回头金不换的例子的确很多,所以我们对别人的评价有必要动态地观察,不能肯定到底,也不能否定到底,这是从人的道德可塑性来讲的。

四、人与天地并称,体现了相互影响的和谐统一性

人可以认识自然,也应认识自然,服务于人本身,但认识天地并不是目的,而是手段。人是天地中的人,天地是人心中的天地,对于我们每一个具体的人

而言，并没有一个独立于自我的另外的天地存在，所谓分开而言的天、地、人，实际上都是一个个抽象的概念而已。对于每个人来说，他的天地并不一定等同于别人的天地。我们每个人如何作用于自己的天地，那么自己的天地就一定对自己有如此的反作用。每日深居简出的人，其所居住的房子就是他的天地，收拾干净、摆放整齐了，那么他就会有整洁条理的感觉，自然很舒服；将天下为家的人，将天下人的事情处理好了，那么他就有了心安的体会。从我们自己来说，明白了自己的能力、兴趣、好恶等，就是定位明确，就可以给自己安排到一个合理的位置上，不会发生怀才不遇或者眼高手低两种倾向，也不会出现牛头马嘴或张冠李戴两种错位，那么自己与自己的天地便和谐了，中国人把这种自我了解叫做"明"，即知己者明。但社会毕竟是很多人构成，我们不可能关起门来过日子，丝毫不与其他人打交道。在相处过程中，我们当然希望他人尊重而不要欺辱自己，在一群人中的利益分配，我们也自然希望能够做到尽量公平，大家能够共同享有成果。但人往往是自私的，危险来了尽量躲避，利益来了则会努力争取，矛盾便会产生。若能了解他人的所需，理解别人的苦衷，宽容他人的错误，这些冲突就会尽可能地避免，至少不至于十分激化。当然要求每个人做到"以德报怨"，只谈付出不求回报是很困难的，但只要尽量学习着去理解他人，心胸会被不断地试图理解他人的学习所扩大，那么人与人之间的相处便会好得多。中国人把这种了解他人的学习叫做"智"，即知人者智。能明则解决了自己一方的问题，能智又解决了与他人相处的问题，明智之人自然可以很快乐地生活在天地内、社会中。中国古代哲人们谈了很多问题，实际上都是解决这个如何生活得快乐的事情。

人生活在地球上，当然希望与天地和谐相处，和谐的目的无非是为了让我们内心感到舒畅一些，而不是更进一步的科技进步和物质丰富。因为这些仅仅是手段而不是目的，根本目的在人，这是一个永远不会改变的前提。今天我们讲到天人关系，首先想到的往往是诸如发展与自然资源短缺之间的矛盾，还有很多环境恶化的问题。若将它还原来看，无不是人与人之间相互争夺，利益分配不均衡的延伸，社会的公平和正义永远比物质生活的提高更重要，技术的进步带来的结果有可能是更严重的内心不安。中国古人看到了这个问题的根本，提出了若要解决人与自然的矛盾，仍需从解决人与人之间的矛盾入手。若能真的切实力行明智两点，人与天地的和谐自然不期而至。能处理好自己的定位，以及如何与他人相处，其日常工作与人际关系自然是有趣与和谐的。这是从一个人的小处说，从大处着眼也是同样的道理。所以中国人讲"格致诚正""修齐治平"，内里真正明白，外面一定会有表现，不能践行于实践的明白，一定不是真明白，正如王阳明所言"真知即所以为行，不行不足谓之知"①，传话筒从来不懂语言的含义。一个人能做到上述两点，一定需要很高的知识及道德修养才行，若是帅天下之众的人则更需如此，那必须是一个心系天下的仁者，而仁者也必是兼有义、礼、智、信的。一个人、一个家、一个集体乃至一个国家的兴衰成败其根本即在于此，古今中外，概莫能外。

五、三才和谐，是理想社会、理想人生的目标与经由道路

人生活在世界上，总有各种不如意，所以就产生了愿望和理想。三才和谐，体现了中国人对理想人生和理想社会的理解与愿望。能与周围的环境与人和谐相处，每一个人都能在这样的社会中找到自己的安身立命之处，共同担当自然与社会的各种风险与利益，相互理解与包容，《礼记·礼运》中讲到的"大同世界"，"大道之行也，天下为公，选贤与能，讲信修睦，故人不独亲其亲，不独子其子，使老有所终，壮有所用，幼有所长，鳏寡孤独废疾者皆有所养；男有分，女有归，货恶其弃于地也不必藏于己，力恶其不出于身也不必为己，是故谋闭而不兴，盗窃乱贼而不作，故外户而不闭，是谓大同"，应不仅是中国人也是全世界人民所渴望的。每个人都可以独立地选择自己的生活，每一个人都能被合理地安排在一定的位置，生命和尊严等都能得到他人的尊重，都能公平地享受到与他人相同的待遇，不强迫他人，也不被他人所强迫，这样的社会当为所有人希望的。但实际的情况是，这样的社会从来只有理想中有，而现实中不曾见到，既然理想的状态不可能被给予，那就只有通过自己的努力去达到。

三才思想就给我们每个人提供了这样一条达到理想的道路。太史公言

① 王阳明.传习录[M].郑州：中州古籍出版社，2008：161.

"究天人之际,通古今之变",这是每一个学者应努力的方向,即学可贯通天地人,自己成为能参通天地的人。虽然我们无法对自己的出生及成长的自然社会环境进行选择,但只要通过我们不懈的学习、思索和与努力践行,与时俱进,对周围的物质世界和人际社会有了充分的理解,便可以充分地去理解和适应自然界的变化,趋利避害,防患于未然,也能了解周围其他人的内心世界,尽可能地减少与人相处中的矛盾和冲突。这样在减少自我风险的同时,而成为对他人、对社会有益的人,这是完全可以做到的。庞朴认为"三"就是中庸:"中庸思想以承认对立或二为起点,但不停留在二上,而要求过渡到对立统一中去,这种统一,又叫做叁"①。可以"叁",就是可以中,是一种美德,也是一个原则,是可以与环境相和谐的大智慧。诚然学可贯通三才,这个人便无论身在何处,无论顺逆、荣辱、贫富等,而能如孔子所言"知者不惑,仁者不忧,勇者不惧"了,这才是获得了真正的人身自由,便是天下最无忧快乐的人。

"穷则独善其身,达则兼济天下",这是中国文人所追求的人生境界。有可能使能独善其身的人,出来做达济天下的事,自然是整个社会的幸运,人与自然之间的关系定会和谐许多。然而不幸的偏偏是不能独善其身的人一定要做兼济天下的事,世间哪一桩矛盾不是这样产生的呢?所以我们根本不可能脱开个人的自我完善而讲求社会的完善,不能将社会文明程度提高的希望寄托在他人身上。让其他人都做好了,我来享受这个成果,这是社会中发生诸多不如意的根本原因之一。真正实现人类社会的最终大同,离不开每个人的个人完善。《礼记》讲到"建国君民,教学为先",正是这个道理。

三才思想是中国人的宇宙观和方法论,从把人与天地并列而称中,我们可以深深体会到创立此思想的先哲们对理想人生的追求,对独立人格的理解,和对人生境界的感悟。小而言之,三才思想是解决个人人生问题的路径,广而言之,又是解决社会问题的钥匙。该思想对中国人的"内圣外王"及"修齐治平"的内省式思维方式和独立自主的人格塑造产生了深刻的影响,在今天这个缺乏自省的浮躁社会中,更应充分被人们所注意,值得我们认真学习和体会。

---

① 庞朴.三生万物:庞朴自选集[M].北京:首都师范大学出版社,2011:38.

第五节 三才与道、气、阴阳、 五行、八卦的关系

在中国传统哲学思想中,除"三才"之外,还有几个最基本的概念,如"道""气""阴阳""五行""八卦"等,每一个概念的意义都有不同,但彼此之间并不孤立,而是有着相互间的联系,几个概念是统一的。需要以不同的观察方法,不同的观察角度来综合看待,方能得到一个相对完整的判断。下文中将以"三才"为主要线索,分述与其他几个概念之间的关系,以期说明其一体性。

一、"三才"与"道"

什么是"道"?"道"有多重含义,其最初的含义应为"道路",如《尚书·夏书》中"海岱唯青州,嵎夷既略,潍淄既道"①,又如《诗经·国风》载"所谓伊人,在水一方;溯洄从之,道阻且长"②,东汉许慎《说文》中说"道,所行道也"③。既然是道路,便为人之所行,而后渐变为人之所当行、应行,则道的含义由此有所引申,变为法则、真理之意。这个哲学范畴的道,一般可以分成两个方面,一个是道德伦理之道,一个是自然规律之道。如《尚书·周书》"旅獒"中"志以道宁,言以道接"④,再若《尚书·周书》"君奭""天不可信,我道唯宁王德延"⑤,都有伦理道德的含义,这种含义被儒家充分发挥,而偏重于人道。而道的规律之内涵则被道家所重视,如《老子》中的"道冲而用之或不盈,渊兮似万物之宗"⑥,《庄子》中的"夫道,覆载万物者也,洋洋乎大哉"!⑦ 则将道的自然规律性充分

---

① 王世舜,王翠叶.尚书[M].北京:中华书局,2012:61.
② 韩峥嵘.诗经译注[M].长春:吉林文史出版社,1995:153.
③ 许慎.说文解字[M].北京:中华书局,1963:42.
④ 王世舜,王翠叶.尚书[M].北京:中华书局,2012:451.
⑤ 王世舜,王翠叶.尚书[M].北京:中华书局,2012:265.
⑥ 高亨.老子注译[M].北京:清华大学出版社,2010:21.
⑦ 方勇.庄子[M].北京:中华书局,2010:178.

展示,甚至具有了世界的本源的含义,被解释为宇宙中的终极法则,绝对真理或事物运动的总体规律,而成为中国哲学中的最基本范畴。如"道生一",但老庄的"道"有偏重于"天道"的意味。若从根本上来讲,"人道"和"天道"不可分割,《周易·说卦传》中讲到"立天之道,曰阴与阳;立地之道,曰柔与刚;立人之道,曰仁与义"①,天地人三才各有其道,虽不尽相同但可相通,只有明白了这段话中的道的含义,才能将天道和人道统一起来。《老子》中说过"反者道之动"②,道不是一个固定不变的什么概念,更不是一个能够把握的具体物件,道是运动的,是永不停息的,但并不等同于所有的运动都是道。《中庸》中说"道不远人,人之为道而远人,不可以为道"③,中国人无论做任何事情的最高追求境界就是能合于道,为政者深合民心称为有道,为医者妙手回春是为医道,故言道要因行动而显现,存在于天地的运行和人的言行中。如《论语·卫灵公》所言"人能弘道,非道弘人"④。《论语·阳货》中讲到"天何言哉,四时行焉,百物生焉"⑤,孔子借天喻人,说明天道与人道是相通的,人可以在对天地的感悟中去理解人道。

过分强调物质世界的天地之道,忽略人文之道,会造成视人为无心理意识的庸俗唯物论;反之过分强调人道,忽略天地之道,也会造成绝对化的不受制约的人本主义。两者都是不足取的,只有将天地人三才之道充分融合起来,才能实现真正的"道"。说"道"不可不言"三才",说"三才"不可不归结于"道","道"为体,"三才"为用,不可分开。道并不神秘,得道也非遥不可及,只要能够行事中符合自然规律,并且能合乎世道人心,这就是体现出天人地三才的统一了,便可以称之为知"道"者。且每个人的"道"有不同,每件事的"道"也有不同,要根据具体情况来看,正如品茶有茶道,舞剑有剑道,各自有异。那如何实现自己的道?道对于个人来说,是个人具体情况与时间、空间的和谐统一。道是具体的,离开每个人的具体情况论道,便是玄谈,孔子说"不在其位,不谋其

---

① 殷旵.易经[M].北京:当代世界出版社,2007:176.
② 高亨.老子注译[M].北京:清华大学出版社,2010:71.
③ 朱熹.四书章句集注[M].北京:中华书局,1983:23.
④ 朱熹.四书章句集注[M].北京:中华书局,1983:168.
⑤ 朱熹.四书章句集注[M].北京:中华书局,1983:181.

政"①,大约这就是具体情况,具体分析的大原则了。

二、"三才"与"气"

在中国传统哲学中,"气"也是一个离不开的概念,若要从结构组成上了解"三才"及其相互关系,非要借助于"气"不可。

早在甲骨文、金文中,"气"字便已出现,其原始含义为天上的"云气",《说文》中讲到"气,云气也,象形"②,在西周末年逐渐被衍变为一个哲学概念。《左传·昭公元年》中有"天有六气,降生五味,发为五色,徵为五声,淫生六疾"③,这是将诸多自然现象如味道、颜色、声音及人所生疾病用六气进行总结,说明此时的人们已经认识到"气"的一般普遍性。《管子·枢言》中"有气则生,无气则死"④,则说明了生命活动是建立在"气"的基础之上。《列子》中有"太易者,未见气也;太初者,气之始也;太始者,形之始也;太素者,质之始也"⑤,大抵是讲在"太初"气始之前有更为根本的"太易"一物,能生出"太初"来,多被认为是中国古人关于世界本源的认识,似让人觉得在"气"之前应有所生。《周易》中讲到"易有太极,是生两仪,两仪生四象,四象生八卦"⑥,这里的"太极"是世界的本源。再《老子》中"道生一,一生二,二生三,三生万物"⑦里的"道"是世界之本源。几种说法一出,颇有让人莫衷一是之感。古希腊哲学家德谟克利特的"原子说"中认为原子是构成世界的终极因子,不可分割,但我们今天似乎不应将德谟克利特的"原子"与现代物理学中所讲的原子(atom)混为一谈,德谟克利特的"原子"的最重要属性只在于不可分割,此原子非彼原子。明白二原子之别,则太易、太极、道的本质区别也就消融了。西人所说原子有不可再分之意,为纯物质性,而国人所言之气,实则大而无外,小而无内,讲到底极,则心物

① 朱熹.四书章句集注[M].北京:中华书局,1983:106.
② 许慎.说文解字[M].北京:中华书局,1963:14.
③ 杨伯峻.春秋左传注[M].北京:中华书局,1981:122.
④ 黎翔凤.管子校注[M].北京:中华书局,2004:241.
⑤ 叶蓓卿.列子[M].北京:中华书局,2011:4.
⑥ 杨天才,张善文.周易[M].北京:中华书局,2011:595.
⑦ 高亨.老子注译[M].北京:清华大学出版社,2006:17.

一元,无所谓物质与意识之分别,这便是西方二元论之与国人心物一元论的绝大不同。然讲到具体事情,非要有一定的名称不可,所以下文仍要借助这些概念进一步说明。

战国时《鹖冠子·环流》中说"有一而有气,有气而有意,有意而有图,有图而有名,有名而有形,有形而有事,有事而有约……万物相加而为胜败,莫不发于气,通于道"①。这段论述将"一""气""道"三者联系起来,气是运动的物质,道是物质的运动,两者不能分开,统一的状态为"一",并明确了万物皆由"气"而成。《鹖冠子·度万》又云:"所谓天者,非是苍苍之气,之谓天也? 所谓地者,非是膊膊之土,之谓地也?"②这里讲的是所谓天地,无非不同的气汇集聚合而成,强名为天地而已。《管子·内业》中说"凡物之精,此则为生。下生五谷,上为列星,流于天地之间,谓之鬼神,藏于胸中,谓之圣人"③。《吕氏春秋·尽数》则更为详细"精气之集也,必有人也,集于羽鸟,与为飞翔;集于走兽,与为流行;精于珠玉,与为精朗"④,更清楚地说明世间万物皆为"气"所构成。所不同者这里用了"精气"一词,但实则"精"与"气"并不具备本质区别,如《管子·内业》中"精也者,气之精者也"⑤,再如《管子·心术》中"一气能变曰精"⑥等。两者仅存在精微程度上的不同,便是凝聚的程度不同。由此,通过"气"这一中介,我们便可以把世间万物联系起来了。这样的描述还如《庄子·知北游》中"人之生,气之聚也;聚则为生,散则为死……故曰:通天下一气耳,圣人故贵一"⑦。再如《黄帝阴符经》曰:"天地,万物之盗。万物,人之盗。人,万物之盗。三盗既宜,三才相安。"⑧天地之中万物包括天地皆无常存之理,唯此一气,通流其间而互通变化,这与爱因斯坦质能方程($E=mc^2$)所表达的物质与能量一体性的原理是非常相似的,若将气放在这个方程中,大约便是能量。由此,以一气周流便将三才乃至世间万物联系为统一的整体了。中医学奠基之作《黄帝

① 鹖冠子·谭峭.鹖冠子·化书[M].长春:时代文艺出版社,2008:8.
② 鹖冠子·谭峭.鹖冠子·化书[M].长春:时代文艺出版社,2008:19.
③ 黎翔凤.管子校注[M].北京:中华书局,2004:931.
④ 陆玖译注.吕氏春秋[M].北京:中华书局,2011:72.
⑤ 黎翔凤.管子校注[M].北京:中华书局,2004:937.
⑥ 黎翔凤.管子校注[M].北京:中华书局,2004:780.
⑦ 方勇.庄子[M].北京:中华书局,2010:359.
⑧ 任法融.黄帝阴符经·黄石公素书释义[M].北京:东方出版社,2012:32.

内经》中也说道："人以天地之气生,四时之法成。"(《素问·宝命全形论篇》)更是明确说明人与天地万物的"气"同构本质。不仅如此,《黄帝内经》理论进一步将人体不同部位、不同脏腑、不同经脉的气的构成与天地中不同方位、不同时节的气联系起来,如"天气通于肺,地气通于嗌,风气通于肝,雷气通于心,谷气通于脾,雨气通于肾"(《素问·阴阳应象大论篇》),"肝主春,足厥阴少阳主之,其日甲乙……"(《素问·脏气法时论篇》)等,不胜枚举,从而构成了非常有中国式"天人合一"特点的医学理论体系。中医学另外一部经典著作《神农本草经》将诸多药物的功效与其产地、采集时间、有效部位等进行归纳,开创了中药的"四气五味"理论,实则是借助"气"为桥梁将具体的天地之气与人具体的部位之气实现了可以实践性的沟通。

由上可以得出结论,"气"是三才互通乃至合一的物质基础,"道"是三才统一的内在规定性。道与气不是二元论,不是可以割裂的两个概念,而是即道即气,道不离气,气不离道,不分彼此,无有先后,浑然一体。

三、"三才"与"阴阳"

中国人喜说"阴阳",善说"阴阳",可以说"阴阳"是中国人思维方式中一个根深蒂固、不可缺少的部分。在中国哲学中,"阴阳"是最基本的哲学概念之一。"阴阳"的观念约在上古便已存在,伏羲氏画卦是以阴爻和阳爻而组成,可谓有力之证据。至于"阴阳"二字,则在夏商时期的甲骨文文献中已经出现,但那时的阴阳尚无哲学意义上的普遍性。梁启超说"商周以前所谓阴阳者,不过自然界中一种粗浅微末之现象,绝不含有何等深邃之意义"[1]。《说文》中有"阴,暗也,水之南,山之北也","阳,高、明也"[2],说明了阴阳的原意。后阴阳的应用范围不断扩大。《国语·周语》中"夫天地之气,不失其序。若过其序,民乱之也。阳伏而不能出,阴迫而不能蒸,于是有地震"[3],这是用阴阳的互相作用来解释天地万物的生成变化。《管子·五行》中说"通乎阳气,所以事天

---

[1]　顾颉刚.古史辨:第五册[M].台北:蓝灯文化事业公司,1987:283.
[2]　许慎.说文解字[M].北京:中华书局,1963:304.
[3]　上海师范大学古籍整理组.国语[M].上海:上海古籍出版社,1978:26.

也……通乎阴气,所以事地也"①,这是说人所以能够与天地沟通,取法于天地,是因为人的阴阳二气可以与天地交融沟通。《老子》"万物负阴而抱阳,冲气以为和"②及《易传·系辞上》中"一阴一阳之谓道"③则十分明确地赋予了"阴阳"普遍的哲学意义。西汉董仲舒《春秋繁露·阴阳义》也讲到"天地之常,一阴一阳"④,是与前者相同的含义。

"阴阳"是将世界"一分为二"的方法论,但与西方式"非此即彼"的一分为二又有绝大之不同,而是在对立中存在互相依赖、互相制约,即"阴中有阳,阳中有阴"的。阴阳之间,必然有一个相交的阶段来联系阴阳,不然阴阳便彼此断开而成为水和油似的不相融,《周易》的"天地否"卦就是这个意思。阴阳间的中间状态便是万物,《吕氏春秋·知分篇》中说"凡人物者,阴阳之化也。阴阳者,造乎天而成者也"⑤,这是说世间万物,皆是阴阳化成,所不同者或阴多阳少,或阴少阳多,或阴阳均衡而成不同之物,而阴阳是天地间的自然之理,故谓之天成。再以天地为例,天为阳而地为阴,天地之中杂陈万物。故《周易·序卦》中讲"有天地然后有万物,有万物然后有男女,有男女然后有夫妇,有夫妇然后有父子"⑥。天地之中一定要有以人为代表的万物不可(我们并不能因文章词句中的"然后",便望文生义地将天地摆放在人和万物之先,认为天地是先于万物存在,而万物是后天地而成。对于一个被"我"观察的具体的人或物,这种先后是存在的,但对于抽象的人和万物,或对于认识世界的主体的"人"即"我",则是与天地并存的,不分先后的)。这样就从"阴阳"模式的"一分为二",变成了"天地人"模式的"一分为三",只有理解了这样的"一分为三"才能明白中国式的"一分为二"。这是"阴阳"总体世界分为"三才"的一方面。

另一方面,"三才"也可分"阴阳"。《周易·说卦传》中说"立天之道,曰阴与阳;立地之道,曰柔与刚;立人之道,曰仁与义"⑦,就是将天地人各自两分,在

---

① 黎翔凤.管子校注[M].北京:中华书局,2004:860.
② 高亨.老子注译[M].北京:清华大学出版社,2010:74.
③ 杨天才,张善文.周易[M].北京:中华书局,2011:381.
④ 张世亮,钟肇鹏,周桂钿.春秋繁露[M].北京:中华书局,2012:445.
⑤ 陆玖.吕氏春秋[M].北京.中华书局,2011:749.
⑥ 杨天才,张善文.周易[M].北京:中华书局,2011:450.
⑦ 杨天才,张善文.周易[M].北京:中华书局,2011:428-429.

天为阴阳,在地为柔刚,在人为仁义,虽表达的字句有不同,但内涵的精神实统一。以这种"意象"思维方式,既将天地人各自的特点展现出来,又将不同的表现形式巧妙地归纳在"阴阳"两种属性当中,最重要的是将形而上的精神和形而下的物质用这两种属性串联在一起。《吕氏春秋·大乐》中说:"太一出两仪,两仪出阴阳,阴阳变化,一上一下,合而成章,浑浑沌沌,离而复合,合则复离,是谓天常……万物所出,造于太一,化于阴阳。"[1]这段文字是用来描述音乐的构成过程,说明声音作为世界的表现形式之一,也是有阴阳属性的,这种思维方法推而广之,便有了后来将宇宙中诸如颜色、声音、嗅觉、味觉、体感、物质等各要素通过阴阳,全部被贯穿在一起。《黄帝内经》中说:"阴阳者,天地之道也,万物之纲纪,变化之父母,生杀之本始,神明之府也。"再如"天地者,万物之上下也;阴阳者,血气之男女也;左右者,阴阳之道路也;水火者,阴阳之征兆也;阴阳者,万物之能始也",进一步用阴阳为纲,将三才联系在一起了。从此,阴阳不再仅仅是一种空泛的哲学概念,更能内化为人的切身体会,外化为山河大地等诸多实体,《论语》中说"知者乐水,仁者乐山"[2],可以作为一个例证。通过这种"三才"的两分法,中国人建立了物质与精神的统一性,伦理道德与物质技术的统一性,使中国文化始终没有走向西方式的科学与宗教分道扬镳的道路,也建立了"人与天地合德""天人合一"的可能性。中国文化说到精微处讲究一个"悟"字,便是通过自己内心的体会和感受,来寻求与天地外物的共鸣与契合,大约与这种特殊两分法不无关系。

四、"三才"与"五行"

"五行"是中国哲学中的又一个重要概念,其在中国文化中的重要性一点也不亚于"阴阳"的地位,如果说"阴阳"的重点在对立统一,那么"五行"便有具体阐明这个对立统一的解释作用了。我国著名哲学家齐思和曾说:"吾国学术思想受五行说之支配最深,大而政治、宗教、天文、舆地,细而堪舆、占卜,以及

---

① 陆玖.吕氏春秋[M].北京.中华书局,2011:132.
② 朱熹.四书章句集注[M].北京:中华书局,1983:90.

医药、战阵,莫不以五行说为之骨干。士大夫之所思维,常人之说信仰,莫能出乎五行学说范围之外。"①

关于"五行"之起源说法不一,有言伏羲氏所创,如《白虎通义》卷一中说:"伏羲仰观象于天,俯察法于地。因夫妇,正五行,始定人道。"②也有言五行自黄帝或黄帝时代而始,如《管子·五行》中"昔黄帝以其缓急作五声,以政五钟……五声既调,然后作立五行以正天时。五官以正人位。人与天调,然后天地之美生"③。再若《素问·五运行大论篇》说:"黄帝坐明堂,始正天纲,临观八极,考建五常……夫变化之用,天垂象,地成形,七曜纬虚,五行丽地。地者,所以载生成之形类也;虚者,所以列应天之精气也。形精之动,犹根本之与枝叶也。仰观其象,虽远可知也。"上述两说均非直接文献,而为后人之转述,但其中均有"五行"为"仰观俯察"之工具的意思,可说明至少在汉代,"五行"已经成为天人统一的一个必要理论工具了。直接文献中最早见到"五行"概念的应为《尚书·甘誓》"有扈氏威侮五行,怠弃三正,天用剿绝其命,今予唯恭行天之罚"④。而具体解释"五行"为"木、火、土、金、水"则见于《尚书·洪范》:"五行,一曰水,二曰火,三曰木,四曰金,五曰土。水曰润下,火曰炎上,木曰曲直,金曰从革,土爰稼穑。润下作咸,炎上作苦,曲直作酸,从革作辛,稼穑作甘。"⑤这种解释不仅明确了五行之规定,其可贵处更在于用"润下""炎上"等人能理解之功能,"咸""苦"等人能品尝之味觉来进一步解释,给后人以无限的理解和联想的空间,这是一种典型的中国式思维方法的培养,给"五行"这个概念开启了哲学内涵的可能。

早期的"五行"学说多为地上之物,如《逸周书·武顺解》中有"地有五行,不通曰恶"⑥,《国语·鲁语上》中记载柳下惠为君王解释祭祀礼的一段话:"加之以社稷山川之神,皆有功烈于民者也。及前哲令德之人,所以为明质也;及天之三辰,民所以瞻仰也;及地之五行,所以生殖也;及九州名山川泽,所以出

---

① 齐思和.中国史探研[M].石家庄:河北教育出版社,2003:366.
② 陈立.白虎通疏证[M].北京:中华书局,1994:51.
③ 黎翔凤.管子校注[M].北京:中华书局,2004:865.
④ 王世舜,王翠叶.尚书[M].北京:中华书局,2012:93.
⑤ 王世舜,王翠叶.尚书[M].北京:中华书局,2012:146.
⑥ 皇甫谧.逸周书[M].沈阳:辽宁教育出版社,1997:24.

财用也。非是不在祀典。"①能有资格被祭祀者皆是最重要之人或物，或对人有教化之意义，或对人有恩养之宏德，五行被视作地上万物所以生发的根本，在地上如此，自然会使人有联想，在天在人岂非也如此？世界虽大，道理却是统一的，因为说到底，天地人间截然分明的界限是没有的。《孔子家语·五帝》中就有"孔子曰，昔丘也闻诸。老聃曰，天有五行，水火金木土，分明化育，以成万物"②，地上之物此时也已表现在天。稍后老子的弟子文子在《文子·微明》中说"昔者中黄子曰，天有五方，地有五行，声有五音，物有五味，色有五章，人有五位，故天地之间有二十五人也"③，这里开始将"天、地、声、物、色、人"等诸多宇宙要素以五串联起来了。至《黄帝内经》中五行则进一步展开，与天地的星辰、五方、五风、人体的各个脏腑、部位、情志、器官等对应起来，如《素问·天元纪大论篇》中说"天有五行御五位，以生寒暑燥湿风。人有五脏化五气，以生喜怒思忧恐……寒暑燥湿风火，天之阴阳也，三阴三阳上奉之。木火土金水，地之阴阳也，生长化收藏下应之"。《素问·阴阳应象大论篇》"东方生风，风生木，木生酸，酸生肝，肝生筋，筋生心，肝主目。其在天为玄，在人为道，在地为化。化生五味，道生智，玄生神。神在天为风，在地为木，在体为筋，在脏为肝。在色为苍，在音为角，在声为呼，在变动为握，在窍为目，在味为酸，在志为怒。怒伤肝，悲胜怒，风伤筋，燥胜风，酸伤筋，辛胜酸。南方生热……中央生湿……西方生燥……北方生寒"，这里有了五行在人体各部的具体对应，能将抽象的理论具体化于人的生活，这应是哲学的最高境界。西汉大儒董仲舒在《春秋繁露》中不惜笔墨，以八章专论"五行"，更是将五行的运用遍布天地间之一切事物，但无论谈天说地，最终落脚点还是归于人的事情，且五行中偏赞土之德，盖与其认为"圣人之行，莫贵于忠，土德之谓也"④，更是他对理想的人的状态的认识，体现出董仲舒对三才中人的格外重视，此为儒家的传统。大约董仲舒之"忠"非"忠君"之意，而为恪守道德伦理，遵循天地法则之忠，这也是与

①　上海师范大学古籍整理组.国语[M].上海：上海古籍出版社，1978：170.
②　杨朝明.孔子家语[M].开封：河南大学出版社，2008：225.
③　王利器.文子疏义[M].北京：中华书局，2000：305.
④　张世亮，钟肇鹏，周桂钿.春秋繁露[M].北京：中华书局，2012：445.

儒家一贯的,正如《法言·君子》中所说"通天地人曰儒,通天地而不通人曰伎"①。可以说五行说至董仲舒时,发展到了非常完备的状态,通过"五行",天地人"三才"被更加具体紧密地联成一个统一整体了。总起来说就是"三才"之中,各有"五行","五行"之类,分归"三才"。

五、"三才"与"八卦"

"八卦"之说可能源自上古伏羲氏,《三国志·魏志》中有"伏羲因燧皇之图而制八卦,神农演之为六十四卦,黄帝、尧、舜通其变,三代随时质文,各繇其事"②。在《周易·系辞下》中也有类似的记载,"《易》之兴也,其当殷之末世,周之盛德邪"③。可见八卦乃至六十四卦的出现定在《周易》形成之前很久远的时间。但《周易·系辞上》中"易有太极,是生两仪,两仪生四象,四象生八卦,八卦定吉凶,吉凶生大业"④,却是关于"八卦"之说最早的正式文献记载,这是目前公认的观点。《周易》一书当是集合其成书前诸多智者的智慧,如孔子所言"述而不作",但又称为其后诸多学说的共同思想基础,对中国文化的影响巨大。《周易》一书的主旨就是通过卦象来说明宇宙人生的至理,"易之为书也,广大悉备。有天道焉,有人道焉,有地道焉。兼三才而两之,故六六者非它也,三才之道也"(《周易·系辞下》),"六爻之动,三极之道也"(《周易·系辞上》)很清楚地说明了六爻即卦象与三才的关系,所以要明白"三才"之理,定要谈到"八卦"。

古人所以制卦的初衷,当如《周易·系辞下》中所言"作易者,其有忧患乎"⑤。人生下来便会遇到很多事情,若心智不启,懵懵懂懂,自然也就谈不上忧患,但是这样的混沌的生活便与鸟兽无异,自然非圣贤们所提倡。故"昔者圣人之作易也,将以顺性命之理"⑥(《周易·说卦传》),即这些智者欲让人们过

---

① 汪荣宝.法言义疏[M].北京:中华书局,1987:514.
② 裴松之.三国志[M].天津:天津古籍出版社,2009:79.
③ 杨天才,张善文.周易[M].北京:中华书局,2011:421.
④ 杨天才,张善文.周易[M].北京:中华书局,2011:392.
⑤ 杨天才,张善文.周易[M].北京:中华书局,2011:414.
⑥ 杨天才,张善文.周易[M].北京:中华书局,2011:428.

上一种明明白白，且能趋吉避凶的生活，这是制八卦的目的。"古者包牺氏之王天下也，仰则观象于天，俯则观法于地，观鸟兽之文与地之宜，近取诸身，远取诸物，于是始作八卦，以通神明之德，以类万物之情。"(《周易·系辞下》)①"昔者圣人之作易也，幽赞于神明而生蓍，参天两地而倚数，观变于阴阳而立卦，发挥于刚柔而生爻，和顺于道德而理于义，穷理尽性以至于命。"(《周易·说卦传》)②八卦取象就是在对三才的观察中得出的，这是制八卦的方法。从卦象所含的内容来看，"易之为书也，广大悉备，有天道焉，有人道焉，有地道焉，兼三才而两之，故曰六，六者非它也，三才之道也"(《周易·系辞上》)③，即每一个卦象所表现的都是天地人"三才"的道理，以"三才"统领一切，而无所不备。从卦象所反映的原理来看，"易之为书也，不可远，为之也屡迁，变动不居，周流六虚，上下无常，刚柔相易，不可为典要，唯变所适"(《周易·系辞下》)④，天地万物没有恒常，只有无常、相易才是永恒，人与自然皆遵循这个最终法则。再从"乾、坤"两卦来看，《周易·系辞上》说"乾道成男，坤道成女"⑤，《周易·系辞下》中讲到"乾、坤，其易之门邪？乾，阳物也；坤，阴物也。阴阳合德而刚柔有体，以体天地之撰，以通神明之德"⑥，乾、坤是八卦乃至六十四卦的基础，明白了乾、坤的意义，便有了进入理解其他各卦的路径和方法。看《中庸》中的"君子之道，造端乎夫妇；及其至也，察乎天地"⑦，不难发现两者的关联，中国古人从人伦的夫妇关系入手，即是从乾、坤两卦入手。如此中国古人从夫妇人伦的最简单处着手，提供了能够使人正确处理各种社会复杂关系的钥匙，将自然现象与人类社会统一了起来。综上所述，古人提出卦象的目的最终在于解决人生的问题，以"借物喻人"的手法，从自然界的道理推演到人生的道理。

　　"三才"这个词本身也是出自卦中，每一卦中皆有六爻，初爻与二爻代表地，三爻与四爻代表人，五爻与上爻代表天，这比拟了天在上、人在中、地在下

①　杨天才.张善文.周易[M].北京：中华书局，2011：402.
②　杨天才.张善文.周易[M].北京：中华书局，2011：427.
③　杨天才.张善文.周易[M].北京：中华书局，2011：428.
④　杨天才.张善文.周易[M].北京：中华书局，2011：417.
⑤　杨天才.张善文.周易[M].北京：中华书局，2011：374.
⑥　杨天才.张善文.周易[M].北京：中华书局，2011：412.
⑦　朱熹.四书章句集注[M].北京：中华书局，1983：23.

的模式,故言"六爻之动,三极之道也"(《周易·系辞上》)①。《周易释文》中引郑玄曰"三极,三才也"②,是为此证。这说明每一个卦象都是天地人三者共同作用而表现出的一合总相,不能分开,即不能孤立地看待三才中的某一个。再从起卦的方法上,也可以看出八卦与三才的关系,可以将它比拟为具体的某一时空的天地人关系的全息照相:首先是起卦前的思想准备,"易无思也,无为也,寂然不动,感而遂通天下之故"(《周易·系辞上》)③,便是对起卦者意念的要求,预先设定了一个问卜之事物,然后澄明精神,心无杂念,"分而为二以象两,挂一以象三,揲之以四以象四时,归奇于扐以象闰"(《周易·系辞上》)④,如此一个过程反复六次,便得出了六爻成为一卦。这种方法比较费时费事,操作麻烦,但《易传》之所以将起卦方法弄成如此复杂,甚似宗教仪式,是有其原因的:一是增加其神秘感以取信;二是太简单的便不知道珍惜,也不容易遵照执行,古代民智不开,圣贤之人常借"神道设教"以启人向善;三是技术上尚未出现更简单的占卜法,故而如此。后来的金钱课占卜法显然便简单了许多,文旨所限不展开详述,但值得注意的是无论用哪种方法,意念的澄净清醒是最关键的一点。"八卦定吉凶,吉凶生大业"(《周易·系辞上》)⑤,大事不决则借助于占卜,"探赜索隐,钩深致远"则是在内心没有先入为主的杂念,便能显现天人相互作用后的事情的本来面目。这就像想要仔细观察一个事物,不能即刻做出判断,则需对其进行拍照一样。蓍草占卜如早期的长时间曝光,后来的金钱课占卜则如瞬时曝光,这是技术上的进步,而得到的卦象,实如拍照得到的照片。但如果存在一个欲展现出好或不好的观念,便会人为地采用各种方法来展现想要表达的主题,就很难照出本来的状态。"成天下之亹亹者,莫大乎蓍龟"⑥,这仍是针对蓍草占法而言的,如前所说,经过这么神圣庄严且复杂的程序,得到了一个最终的卦象,不得不令人信服,因信服故能遵照勉励而行,朱熹

---

① 杨天才,张善文.周易[M].北京:中华书局,2011:376.
② 杨天才,张善文.周易[M].北京:中华书局,2011:377.
③ 杨天才,张善文.周易[M].北京:中华书局,2011:390.
④ 杨天才,张善文.周易[M].北京:中华书局,2011:387.
⑤ 杨天才,张善文.周易[M].北京:中华书局,2011:392.
⑥ 杨天才,张善文.周易[M].北京:中华书局,2011:392.

在《周易本义》中说"亹亹，犹勉勉也；疑则怠，决故勉"①。人常要碰到各种疑虑，有疑虑时便要停下来思考，思考分析能力不及或自信心欠缺的人便会去请教他人，这种思考和请教便是占卜的实质，所谓"神物"之示便是自己或他人的神明，即综合分析天、地、人的能力。借助八卦之卦象，人便与天地融为一体，综合考虑自己在其中的位置和作用，以及当前的态势，对自己的行动实施指导了。

《说卦传》一篇详述了乾、坤、震、巽、坎、离、艮、兑八种卦象，均是如"乾为天，为圜，为君，为父，为玉，为金，为寒，为冰，为大赤，为良马，为老马，为瘠马，为驳马，为木果"②。这样的体例展开，所取者为其象征意，所谓象征意义便是外在事物在主体心中形成的"心象"，人把复杂的各种外在事物进行内化还原得到这个简单的象，便可在内心中将这些象进行重新排列与预演，进而再以行动反映在外在的客观世界中。这种思维并不为中国人所独有，德国哲学家康德说："空间无非只是外感官的一切现象的形式，亦即唯一使我们的外直观成为可能的主观感性条件。"③即是说空间是为主体的感觉形式，并无一个独立存在的空间可以离开主体单独存在，而是主体用自己的感官把握外部世界的方式而已，其表达含义与象思维相似，然中国人的象思维发展更加严密而全面。八卦就是将最具代表性的八种"心象"以六爻排列的顺序固定下来，形成的"心象"模式，而六十四卦则是在此基础上进一步细化而成的结果，乾、坤两卦为八卦之门，八卦为六十四卦之门。古人驾简驭繁，以此八卦为例展现这种意象思维模式，也就是提供了理解"三才"关系，处理"三才"关系的工具。真正掌握了这种思维模式，就能正确地看待自身与周围人或事物的关系，去适应环境，调整行动，顺势而为，便是真正的神鬼莫测，神机妙算了，故云"知易者不占，善易者不卜"，诚能如是，就可以达到孔子所说的"天下同归而殊途，一致而百虑，天下何思何虑"④的无忧境界了。

要深入全面理解"三才"问题，并在个人的日常工作生活中得到应用，实则

---

① 杨天才.张善文.周易［M］.北京：中华书局,2011：395.
② 杨天才.张善文.周易［M］.北京：中华书局,2011：438.
③ 康德著.邓晓芒,译.纯粹理性批判［M］.北京：人民出版社,2004：31.
④ 杨天才.张善文.周易［M］.北京：中华书局,2011：408.

是一个浩大的系统工程,绝非单单明白"三才者,天地人"这么简单,也绝非这一点文字所能厘清,幸而古人还提供了"道""气""阴阳""五行""八卦"这些与其说是哲学概念,毋宁说是思维的工具,使我们今人能够有所借重,而渐趋明了。

第六节　中西天人思想之对比

前文陈述了中国历代对天人关系的认识,虽不甚全面,也能大体体现出个梗概来,然而我们尚需对西方人对天人关系的认识有些了解,因为只有如此,才能对中西文化之差异,以及由哲学思想上的根本性差异带来的具体技术性路线的不同有所了解,这样对我们取人之长、补己之短是大有裨益的。

一、中西天人思想差异的原因

与中国人所追求的"天人合一"思想不同,西方人更重视人对天的认识。"天人合一"强调的是人与自然和社会的关系,虽然中国人也非常重视对"天"的本体的探寻,如"究天人之际"便是中国古人读书明理的最高追求,但同时还有"推天道明人事"的要求,使中国人对天的探寻最终落实在人的身上。而西方哲学中长期以来是把世界理解为认识活动的对象,把人视为认知的主体,由此便产生了主体与客体的分离,形成了主客两分对立的思维模式,最终形成了把思维与存在的关系问题作为哲学基本问题的局面,形成这样局面的原因是多方面的。

(一)两种哲学思想产生的地理环境差异

当中国步入农业文明后,相对富饶与宽广的耕地给了中国古人更多生活的稳定感,从夏代开始政府一个重要的任务便是颁行历法,以指导百姓进行农业生产,人们只需按照自然规律进行播种和田间管理,到时候便会有较为满意的收成满足生活所需,所以中国人更注意对自然规律的认识和适应。农业经济中人们长期被固定在自己的土地上，当然会对自己的生活环境格外关心，不会轻易去做过度利用的事。传统的农业社会一直维持到鸦片战争以前，虽然不一定很富足，但是却很稳定。现代西方文明的根源产生于爱琴海的希腊半岛，土地非常贫瘠，适宜于耕种的面积很小，所以更多的生活所需便要依靠商品的交换和海上贸易，这就促成了其数学的产生和科技的发展。既然自己所居的土地无法满足生活所需，人们不得不把目光转向其他更为广阔的世界，航海是一件非常复杂的事情，对技术的要求很高，所以只有更多地向外了解，才能使航海的范围更加扩大，获得更多生活所需品。由此，人们把对物质世界的认识当作非常重要的事情，能对世界有更多认识的人也会因此受到他人的尊重与推崇。并不是西方人对探索自然有天生的兴趣，而是出于生活所迫使，不得不如此。

（二）中西哲学家的社会角色不同

中国的思想家们往往都曾经担任过或长期担任社会事务，读书明理，进而为国家人民做一些有益的事，这是古代读书人的追求，所谓"学而优则仕"。以孔子为例，他在鲁国既做过基层小吏，又当过司空、司寇这种朝廷重臣，长期的社会工作使他更了解一般百姓的生活，相比起抽象的理论，孔子更加注重民生的疾苦，孔子重视天，但更重视人。我们读孔子所著《易传》即能知道，复杂玄远的本体探究并非其所不能，而是其所不为，"大上有立德，其次有立功，其次有立言，虽久不废"[1]，这是中国古代读书人长期遵从的三不朽原则，其真正关心的是天下的安定和百姓的生活，所以如何将理论落实在实践中才是最重要的事。然而反观对西方哲学思想形成影响巨大的古希腊三贤，即苏格拉底、柏拉图和亚里士多德，他们都有一个共同的身份即教师，都是靠教授知识来谋求生活的人。所以他们更关注一些意识形态之内的问题，因其生活在"象牙塔"中，与普通百姓生活接触较少，更对社会事务的复杂性知之不多，这使其学术颇类似于魏晋之时的玄学一派，甚好追根寻底，极尽思辨之能。较为单纯的人和生活环境造成学术的去社会化，充满理想主义的色彩。

---

① 杨伯峻.春秋左传注[M].北京：中华书局，1981：1088.

（三）社会发展的道路不同

自秦汉以来,中国便形成了高度集权的统一国家,管理这样一个幅员辽阔的国家,更多的是需要调和各方关系的折中主义,而不是非此即彼的对立学说。且由于中国得天独厚的地理环境,使得中国人可以就其目前的状况较好地生活,生存压力较小,几乎所有的生活所需都可以从内部进行解决。所以自汉唐以降,中国开疆拓土的战争很少发生,上层统治者所需做的更是如何处理好自己的内部事务,调和好各方面的矛盾,便足以维持自给自足的自然经济模式,这使中国人更加重视眼睛向内观察,而非向外寻求。西方在经过 1 000 余年黑暗的中世纪压迫之后,终于迎来了人性解放的文艺复兴曙光,但随之而来的却是自我光芒的过度张扬,和对外族人性的极端抑制。随着文艺复兴和大航海时代的来临,海外殖民地逐渐成为某些西方强国的主要经济来源,资源的掠夺是其赖以生存的主要手段,军事力量、运输手段、资源的开发技术等是其掠夺的保障。这就进一步强化了人们对科技的依赖感,刺激着人们通过对世界的认知而获得利益的最大化。并且,西方人在进行殖民统治外族人的过程中,并不会将殖民地作为自己的家乡,也不会为其子孙后代考虑。殖民地的存在只是为了满足其在母邦生活的需要,仅仅被看成获得利益的载体,只管索取,不计代价,不可能为了殖民地处的生态保护牺牲自己的利益,这也对人与自然的对立思想起到了推波助澜的作用。西方人与生活资料来源地的分离,造成人与自然关系的分离。

（四）文化与宗教的因素

从西周开始以来,中国人的人文思想开始确立,西汉独尊儒术将儒家思想作为官方学术的地位确定下来,以人为本的思想便在中国人心中根深蒂固,"天道远,人道迩""敬鬼神而远之",中国人并不热衷于谈论鬼神和死后的另一个世界,可以说中国传统知识分子大多数是无神论者。中国的宗法社会中人们更重视对祖先精神的继承和对后人的责任。即便后来印度佛学传入中国,然经过禅宗的改造,"即心即佛"和"心净则国土净"等观点使得原始佛学中的死后往生另外一个彼岸的观念大打折扣,中国传统知识分子更偏爱禅宗式的当下自我解脱,并不寄希望于另外一个救世主的拯救。自公元 4 世纪米兰诏书颁布后,基督教成为罗马帝国的合法宗教,而后随着罗马帝国在西方的统治和扩张,基督教教义传遍欧洲大陆。因基督教在发展历程中超出了原始宗教的狭隘思想,将视角深入到了真、善、美等人生价值方面,故其价值规范更成为西方文学艺术所追求的永恒话题。《圣经》在西方人文化观念中的作用是基础而广泛的,上帝是不可超越的神,人只能受到上帝的支配,彼岸与现境截然为相对的存在,人只有在世救赎才能最终回归到上帝的彼岸。此岸与彼岸、人与上帝之间无法融合,这也在观念上强化了天与人的二分对立。

二、中西天人观不同带来的影响

(一) 中西方主流思维方式的不同

由于中西方对待天人关系的认识不同,从而造成了两种思维方式的迥然有异。中国人习惯于将人与自然、人与社会、心与物联系起来观察,更看重其相互之间的关系,而非相互对立的两个方面。在认识整体时,虽然也承认整体由部分构成,但每个部分因整体内部的有机联系而变得不再孤立。随着认识的视角变换,部分在整体的不同系统内担任的角色也有不同,呈现出复杂多变的状况。整体也不等同于部分的简单相加,而是复杂的有机统一体。这种思维方法中考虑的因素往往很多,彼此之间的联系看似不甚紧密,很多时候最后的结论往往看似与各种条件关联松散,但在实际问题中却很有效实用,尤其是在家庭、社会、政治和中国人的医学应用方面。与中国人不同,专业的西方哲学家们更喜欢从意识之中理论探寻,这使得西方人更习惯于用数学和自然科学的方法去研究自然与社会。形式逻辑的推演是其研究的主要工具,这使他们的思维方法更加条理清楚,颇有在纸面上进行数学演算式的严密。他们习惯将世界进行分解,对每一个部分分别严格地分析,习惯将主体和客体、人与自然、生理与心理等分开对待,更似将整个世界拆成了一堆零件进行研究,而往往忽视了其相互之间的有机联系。这种思维方式往往在单因素或较少因素的学科中更直接有效,说理过程中也往往更加明晰。若用一句话来概括中西思维范式的区别,就是综合和分析。我们很难判断哪种方法更加科学或先进,因为综合离不开分析,分析也离不开综合。我们这里所说的仅仅是从中西思维方法的主流来看,所谓主流就是大多数。这也是我们应当向内检查自己的地方。而无论中西方,总有一小部分人能很好地将两种思维方式结合运用,这才是我们更应努力学习之处。

(二)中西方对待自然的态度不同

中国哲学家们讲究天人合一,并不把自然与自己对立起来看,如陆九渊说"宇宙内事,乃己分内事。己分内事,乃宇宙内事"①。对于自然界,一方面承认自我对其的依赖和敬畏,认为"天为父,地为母";另一方面,又认为人与天地是平等的,天地之理必须通过人才能显现出来,"故道大,天大,地大,人亦大。域中有四大,而人居其一焉"。中国人对待天地的态度,实在可以从其传统伦理道德中找到解释,正如对待父母,一方面存在着恭敬与尊重,另一方面又必须自强不息以扬名显祖,使道的思想代代相传。西方人则不然,在他们那里,自然界更多是作为给人类提供衣食保障的物质环境,缺乏了与自然之间亲情般的情感交流。他们认为人与自然是对立的,并习惯于把人与自然分隔开来,认为人的思维是独立于自然界之外的客观事物,注重人对大自然的探索,认为人可以通过斗争与努力改造自然甚至是征服自然。这种态度在西方的工业化时代曾造成对资源的极大浪费,和环境的极大破坏。但在后工业化时代,西方人已经逐渐意识到以牺牲自然生态环境换取经济的快速增长是短视的行为。可持续发展(sustainable development)的概念在 1987 年被提出后,对世界产生了广泛的影响,其定义为"既满足当代人的需要,又不对后代人满足其需要的能力构成危害的发展。它包括两个重要概念:需要的概念,尤其是贫困人民的基本需要,应将此放在特别优先的地位来考虑;限制的概念,技术状况和社会组织对环境满足眼前和将来需要的能力施加的限制"②。从这个定义可以看出,今天的很多西方学者已经意识到自我与他人,人类与环境之间协调发展的

---

① 陆九渊.陆象山全集[M].北京:中国书店,1992:247.
② 李强.可持续发展概念的演变及其内涵[J].生态经济,2011(7):88.

迫切性,是物质机械自然观向人文自然观的转变,是天人对立向天人和谐的转变。

(三) 中西两种医学模式的不同

对于天人关系的基本认识不同,在东西方文化上反映出的一项重要差异是两种医学模式的不同。无论中西方医学,其根本目的都是为了使人们获得身体的健康,及更好的生活质量,但在方式方法上却有很大的不同。我们很有必要从思想根源和发展道路上对此差异的根源有清楚的认识。因为只有如此才能客观公正地评价两种医学模式各自的优缺点,才能认清今后我们应走的路线。下面将就由两种天人关系认识的不同带来医学模式的差异略作叙述。

第一是中医重视整体与现代医学重视部分的差异。中医学的理论根本在于元气论,气是构成天地人的根本物质,通过气化的作用不断进行转化和流通,气和道是贯穿在人与自然中的形下和形上的主线。据此观点,整个自然界中的任何事物,都与其他事物有密不可分的联系,是一个统一的整体。整个世界是气在道的规定性下的运动过程,这个过程是不断改变的,中国古人认为"生命的本质是'气'的生化运动,而不是形"[①]。这使中医观察的重心放在气化的运动是否正常,或是否合于"道"的原则。对气化运动的观察也不仅仅局限于人体,且扩展至人与自然界之沟通,使得中医非常重视气候、环境等因素。与中医学不同,现代医学的基础来源于生物学、解剖学等,重视单个的个体、器官和细胞等,习惯于以独立、静态的方式看待各个组织器官的功能,这种分析越来越精密,甚至已经进入到细胞分子水平,缺乏相互间的联系。

第二是中医重视功能与现代医学重视形态的差异。因为中医学重视整体的联系,故认为影响人体健康的因素是多方面的,不能单纯从组织器官的形态改变来判断疾病,也不能把疾病作为一个单独的生物学问题来看待,而是要综合患者的主观感受和外在表现,将是否患病的判断权很大程度上留给了患者自身,体现出对人充分的尊重和理解。现代医学建立在分而治之的认识基础上,重视对器官形态的一般观察,将对很多疾病的判断标准建立在形态学基础

---

① 冯泽永.中西医学比较[M].北京:科学技术出版社,2001:35.

上。很多时候,即便患者本身没有特别的不适感,只要出现组织器官的形态改变,即可以做出相应的判断。有了相对固定的标准,颇有利于早期疾病的筛查,大面积的预防和早期治疗,然而却把医者变为质检员,患者变为质检台上的物品,缺乏了沟通和理解。

第三是中医重视调和与西医重视对抗的差异。中医强调人体各脏腑之间、人与自然环境之间的整体统一性,认为疾病就是人体内部各部分以及与自然之间的关系不调所致。所以落实在治疗中时,中医更着重于调和各方面的关系。虽然中医治病八法中也有涌吐、攻下等攻邪方法,但和法却是八法的灵魂与核心。中医理论中邪气和正气不是截然两分的关系,而是可以变化的,甚至人可以在很大程度上与邪气和平相处。西方思想强调人能胜天,战胜自然,对不符合人类利益的因素应进行最大程度的改变。现代医学强调的是治病,认为某些微生物、寄生虫、病毒、细菌等是造成疾病的根源,是绝对的坏因素。所以在治疗中强调对抗性,即使药物的副作用对人体伤害再大也在所不惜,尽人力之所能对有害因素进行杀灭和隔离,被认为是积极的态度。

第四是中医重视个体与现代医学重视群体的差异,这是具体的人和抽象的人的差别。中国古人认为以人为本是中国所有学术的核心,所以中医学无论是理论还是治疗,皆以个体化的诊断和治疗为特色,将落实在每个个体的具体实效作为医学的指归,强调治疗中要三因制宜,灵活运用。这导致了中医学中缺乏较为统一的诊断标准和治疗方案。西方人强调对"标准"的追求,这本来没有错误,但却将标准与人割裂开来。所以在现代医学中,往往重视以逻辑推演的方法建立完备的理论,如对待机械物体一般,强调治疗方法的严格统一,而忽略了作为治疗手段接受者的患者的感受和评价。其在很大程度上可以应对一般性的问题,却难以解决个体化的问题。中医理论中的人,更偏重于一个个活生生的,有血有肉的人,中医学的目的论在人。但在现代医学理论中,人往往只是数字和符号,目的论在病。

两种医学模式的产生,有其身后的社会文化背景。两种医学模式的差别,更是中西方两种文化的差别。但是我们应当看到,它们各有优点和特点,不能简单地一概而论孰优孰劣。作为学科背景下的人,应该有谦虚的精神和宽容的胸怀,既认识到不同学科的优缺点,更知道自己的不足处,取长补短,这才是我们讨论中西两种医学模式差异的最终目的。

中西方对天人关系的看法不同,其产生的原因和背景是复杂的,所带来的影响也是多样的和深远的,似乎不应当以优劣二字来简单地进行区分。闭关自守的时代一去不返,世界一体化的进程已不可免,多元文化的碰撞和融通势在必行,正如相隔很远的几股泉水,只要不断涌出,必将有交汇的时刻。盲目自信与盲目崇拜同样都是不可取的,开阔的眼光与宽容的态度应是消除误会、加强理解、增强自信、共同发展的必由之路。

第七节　三才思想的多学科应用与渗透

"他山之石,可以攻玉",要对三才思想有全面的理解,仅仅从字面上进行分析是远远不够的,古今学者无不重视广博学养的重要性,这是思想进行深化和贯通的必然要求。以下,我们选取了中国古代天文、农家、兵家、建筑、管制、政治、教育等几个方面,对三才思想在其中的运用略作叙述,旨在以广度促深度,体现出三才思想作为中国传统文化的关键、核心之处。

一、古代农家思想的三才观

正如古希腊是以商业和航海为人民主要的经济来源,所以格外重视数学和其他相关自然科学,其哲学也与数学和自然科学关系紧密一样,中国是一个农业为本的国家,故在中国农业自古便作为立国的根本而格外受到重视,在农业生产中形成的观念也必然参与了哲学思想的形成过程。张岱年在《中国农业文化》序言中说:"中国古称以农立国,从秦汉到明清,历代统治者都执行重农抑商政策。所以,研究中国农业文化的历史演变及其影响,是研究中国传统文化的一个重要课题。"[①]我们在这里对农家思想中的三才观略作叙述,便是为了借助这个侧面,使我们对三才观的理解更为全面和系统。

---

① 邹德秀.中国农业文化[M].西安:陕西人民教育出版社,1992:2.

中国的很多一流哲学家本身便是从事社会工作,所以都很关心民生问题,"民以食为天",这是个千古不变的法则,很多哲学家和思想家在其著作中都要提及农业问题,在这些有关农业问题的叙述中,又都同样将"三才"作为理论的出发点。当代农史学家游修龄称"一部《中国农学史》的核心,是古代的天地人'三才'理论在实践中的指导和运用"①。

中国古人很早便意识到天地人三个因素在农业生产中的重要作用,三才思想的形成在很大程度上与长期的农业生产实践有关,在其形成之后又长期在农业生产中起指导作用。《白虎通义·号》中记载"神农因天之时,分地之利,制耒耜,教民农作"②,说明早在上古时代,人们就已经意识到天时对农业生产的重要性。《尚书·舜典》中也有"食哉唯时"这样类似的描述,一个"唯"字充分说明了时令对农业生产的重要性。历法从来被中国古人所重视,也历来被政府所垄断,禁止民间私自制定和刊行历法,一方面固然是为了显示出国家的独一无二的权威性,而其初衷更可能为了保障农时的科学性,政府"观天授时"进行统一指挥,以指导农业生产。

《孟子》一书,多关注社会重大政治原则和人生修养问题,但孟子同时也认为农业为国家的根本,衣食富足甚至是政治的最终目的。《孟子·梁惠王上》中就说"五亩之宅,树之以桑,五十者可以衣帛矣。鸡豚狗彘之畜,无失其时,七十者可以食肉矣。百亩之田,勿夺其时,数口之家可以无饥矣。谨庠序之教,申之以孝悌之义,颁白者不负戴于道路矣,七十者衣帛食肉,黎民不饥不寒,然而不王者,未之有也"③,孟子个人不直接从事农业生产,可见当时不失农时的思想已经深入人心,成为常识性的认识了。

《管子》一书据说为春秋时代齐国大政治家、思想家管仲所作,较为公认的说法是战国后期各学派言论和思想的结集,其中颇多对农业的论述。《管子》认为农业是国家的头等大事,只有按照客观规律尊重自然,理解自然,才能达到国家的富强,才能"仓廪实而知礼节",所以在《管子·牧民》中提出"不务天

---

① 游修龄.中国科学技术史·农学卷[M].北京:科学出版社,2000.
② 陈立.白虎通疏证[M].北京:中华书局,1994:51.
③ 朱熹.四书章句集注[M].北京:中华书局,1983:204.

时则财不生，不务地利则仓廪不盈"①，这应当是有关农业生产中"天时""地利"较早的记载。不同农作物的播种、生长等过程都遵循一定的季节节律，也需要一定的土壤条件，两者缺一不可。若不能准确掌握农时，发生农事的早或晚，都会影响农业生产的结果。在农业中，考虑天地即时间和空间的因素，是最大的法则，始终应当遵循。《管子·形势解》中说："天，覆万物而制之；地，载万物而养之；四时，生长万物而收藏之。古以至今，不更其道。故曰，古今一也。"②进一步，本书提出了天地人和的观点。《管子·禁藏》中说："顺天之时，约地之宜，忠人之和，故风雨时，五谷实，草木美多，六畜蕃息，国富兵强。"③虽然这种三才和合并不是单纯指向农业的，但从中可以明显地体会到古人认为三才和合是国富兵强的前提条件。书中也明确了君王在农业生产中的作用。《管子·形势解》中说"天生四时，地生万财，以养万物而无取焉。明主配天地者也，教民以时，劝之以耕织，以厚民养，而不伐其功，不私其利"④，即是作为君王必须能行配天地，能制定相应的规章制度保障农业生产符合农时，这样才能使百姓富足，最终实现王天下的理想。

《吕氏春秋》可谓秦统一六国前最为宏大的杂家巨著，对于我们今天研究先秦思想具有非常重要的参考价值。该书中的《上农》《任地》《辩土》《审时》四篇，多为农家之言，是我国现存最早的农业专门文献。《审时》篇对禾、黍、稻、麦、麻、菽几种最主要的农作物的"得时"之优点、"失时"之不足较为详细地进行了阐述，提出"得时之稼兴，失时之稼约"⑤的观点，相对于大地之稳定及可改造性，天的变化因素显然更多，且难以改变，只能认识和适应，故文中多处强调了慎守农时的重要性。能够认识农时，慎守农时并进行耕种的认识和实践主体是人，故继而提出"夫稼，为之者人也，生之者地也，养之者天也"⑥的农业生产的三才观，强调了人作为生产实践主体的能动积极作用，指出对地利、天时的认识是人在农业生产中取得良好效益的关键。这种思想在《长攻》中可以更

---

① 黎翔凤.管子校注[M].北京：中华书局，2004：3.
② 黎翔凤.管子校注[M].北京：中华书局，2004：1169.
③ 黎翔凤.管子校注[M].北京：中华书局，2004：1018.
④ 黎翔凤.管子校注[M].北京：中华书局，2004：1179.
⑤ 陆玖.吕氏春秋[M].北京：中华书局，2011：987.
⑥ 陆玖.吕氏春秋[M].北京：中华书局，2011：981.

清楚地得到证明,如"譬之若良农,辨土地之宜,谨耕耨之事,未必收也。然而收者,必此人也,始在于遇时雨。遇时雨,天地也,非良农所能为也"[①]。农业生产中虽然也有自然的不可预知的客观因素对最终的收成产生影响,但真正最终的决定性因素则在于人。即便天地的条件都具备了,但排除人的努力,绝不可能有收获,这是对人的主观能动性的充分肯定,更是对客观条件制约下的主观能动性予以肯定,可视作三才思想运用于农业中的典型归纳。

先秦之时,三才思想在农业理论中已颇多运用。汉代以后农学家充分重视"三才思想",成为中国传统农学的思想核心和总纲。如西汉晁错《论贵粟疏》中说"粟米布帛生于地,长于时,聚于力,非可一日成也"[②];《淮南子·主术训》中有"上因天时,下尽地财,中用民力";西汉末年中国四大农书之一的《氾胜之书》中说"得时之和,适地之宜,田虽薄恶,收可亩十石"[③]。李根蟠对《陈旉农书》和《齐民要术》两部农业著作进行了对比,认为两者都是以"三才"理论作为指导思想,表现在农业生产技术中就是要遵循因时制宜、因地制宜和因物制宜的"三宜原则"[④]。而陈旉在继承之外有所创新,集中表现在提出了"在耕稼盗天地之时利"这个命题,其中的"盗"体现出充分发挥人的聪明才智的"巧",赋予人更多的主动意味,成为南方精耕细作农业技术的开端。元代《王祯农书》中认为农耕应"顺天之时,因地之宜,存乎其人"[⑤];明代马一龙《农说》中"合天时、地脉、物性之宜,而无所差失,则事半而功倍矣""知时为上,知土次之。知其所宜,用其不可弃,知其所宜,避其不可为,力足以胜天矣。知不愈力者,虽劳无功"[⑥];清代的《山居琐言》认为"验之天时,体之土宜,察之物理,而后其术可精"[⑦]。苏黎等研究了中国传统农学思想的传承后认为:"在三才理论指导下,中国传统精耕细作技术体系是以贯彻'时宜''地宜''物宜'原则的方式来体现'天地人物'的和谐与统一""三才理论为精耕细作优良传统的形成和发展

---

① 陆玖.吕氏春秋[M].北京:中华书局,2011:437.
② 晁错集注释组.晁错集注释[M].上海:上海人民出版社,1976:35.
③ 万国鼎.氾胜之书辑释[M].北京:中华书局,1957:27.
④ 李根蟠.《陈旉农书》与"三才理论"[J].华南农业大学学报(社会科学版),2003,2(2):101-102.
⑤ 王祯.王祯农书[M].北京:中华书局,1956:13.
⑥ 宋湛庆.《农说》的整理与研究[M].南京:东南大学出版社,1990:7.
⑦ 盛邦跃.从"三才论"到"可持续农业"——试论我国传统与现代农业理念的辩证关系及现实意义[J].江苏社会科学,2001(3):23.

奠定了理论基础。"①并认为:"三才思想与'精耕细作'是中国传统农学思想中极具价值的理论基础和技术体系。三才理论所体现的有机统一的自然观,重视人与自然的协调,重视发挥人的主观能动性和遵循客观规律性的统一,符合农业可持续发展要求。在中国人口持续增长及土地、水、能源等自然资源日渐匮乏的今天,应继承和发扬传统农学中的集约经营、精耕细作优良传统,促进现代农业技术与传统农业技术的有机结合,实现经济效益,生态效益和社会效益的统一。"

二、古代兵家思想中的三才观

战争是政治的延续,政治对话不能解决的问题往往最终要通过战争解决。战争也往往是一个国家的命运所系,一场战争的胜负往往决定了一个国家的前途和命运,所以对于战争,中国古人的态度往往非常谨慎,对于战争形势的分析也要求非常的全面。为了在战争中取胜,就必须综合考虑各方面的情况,用今天的话来说就是综合国力的对比,综合国力之分析全面莫大于"天、地、人",所以三才思想在军事理论中自然被拓展演绎。

春秋早期的大政治家、军事家、思想家管仲辅助齐桓公"尊王攘夷",奠定了霸主的地位,其战略战术思想在后人整理的《管子》一书中有所体现。《管子·五辅》中说"上度之天祥,下度之地宜,中度之人顺"②,说明天祥、地宜、人顺才有致胜的可能。战争是总全国之力凝聚一处对对手发起攻击,《管子·君臣下》之治国要"审天时,物地生,以辑民力"③,只有这样才能有必需的物质准备,才不至于一发而力不及,或一发不中,再发无力。再如《管子·山权数第七十五》"天以时为权,地以财为权,人以利为权,君以令为权。失天之权,则人地之权亡"④。这里的权,可理解为有利,若天、地、人三者均能对自己有利,那么

① 苏黎,陈红兵.中国传统农学思想的传承及启示[J].沈阳农业大学学报(社会科学版),2007,9(6):946-947.
② 黎翔凤.管子校注[M].北京:中华书局,2004:199.
③ 黎翔凤.管子校注[M].北京:中华书局,2004:594.
④ 黎翔凤.管子校注[M].北京:中华书局,2004:1300.

在战争中则获得了胜利的把握,天、地、人就是对权利把握的大原则。

《孙子兵法》是我国最著名的军事学专著之一,在世界军事理论中的重要性毋庸置疑。孙子非常重视进行战争的客观条件,坚持实事求是的原则,认为要想赢得战争胜利,必须具备强大的物质基础,具备战争取胜的各种条件。《孙子兵法》中说:"故经之以五(事),校之以计,而索其情,一曰道,二曰天,三曰地,四曰将,五曰法……凡此五者,将莫不闻,知之者胜,不知者不胜。"①道是上下一心,是出师有名,将是能使官兵一致,能知天文、明地理、通人事,法是能在瞬息万变的战场之中,把握战机,不仅有战略思维,也有战术技巧,综合言之便是通晓"天地人"。这是对战争形势分析的最高原则,千百年来不曾改变,即便在格外强调武器装备的今天依然具有最重要的价值。

春秋时期越国与吴国交恶,越国战败,丧权辱国,甚至越王都不得不进入吴国为奴3年,越王勾践卧薪尝胆、发愤图强,试图洗雪前耻。《国语·越语》中记载,范蠡曾多次制止了勾践在条件尚未成熟时的伐吴企图,如:"王召范蠡而问焉,曰'吾与子谋吴,子曰未可也。今吴王淫于乐而忘其百姓,乱民功,逆天时;信谗喜优,憎辅远弼,圣人不出,忠臣解骨,皆曲相御,莫适相非,上下相偷。其可乎'?对曰'人事至矣,天应未也,王姑待之'。王曰'诺'。"②范蠡分析伐吴形势,认为吴国虽然"人和"将失,但"天未应",即其外部物质条件还未完全丧失,故不宜征伐。过了1年以后,勾践看到伍子胥被吴王所杀,又欲兴兵,和范蠡商谈:"曰'吾与子谋吴'?子曰:'未可也。今申胥骤谏其王,王怒而杀之,其可乎'?对曰'逆节萌生,天地未形,而先为之征,其事是以不成,杂受其刑。王姑待之'。王曰'诺'。"③这时的吴国重臣伍子胥被杀,吴国内部"人和"尽去,但"天地未形",即失去人和一定会造成"天地有形",人祸与天灾是有密切关系的,但在天灾尚未显现时,则说明征讨得到全胜的机会尚未来到。又过了1年,勾践又欲出征吴国,范蠡说"天应至矣,人事未尽也,王姑待之",范蠡说"夫人事必将与天地相参,然后乃可以成功"。这就是对形势的综合分析,战争中必须综合考虑天地人三者,分析敌我双方综合评分

①　郑张欢.孙子兵法今释[M].济南:齐鲁书社,2010:17.
②　上海师范大学古籍整理组.国语[M].上海:上海古籍出版社,1978:649.
③　上海师范大学古籍整理组.国语[M].上海:上海古籍出版社,1978:650.

的胜负,就是在心中对战争的预演,是有原则可循的。接着范蠡又劝越王"驰骋弋猎,无至禽荒;宫中之乐,无至酒荒;肆与大夫觞饮,无忘国常"①,以麻痹吴国,使原本吴国"祸新民恐,其君臣上下,皆知其资财之不足以支长久也,彼将同其力,致其死,犹尚殆"②的情况得到改变,就是将吴国"同仇敌忾"的"一心"破坏,足见范蠡对兵法中人的因素的格外重视。仅几个月之后,范蠡看到对手的"天地人"三者尽坏,促勾践出兵伐吴,最终结果自然如摧枯拉朽,以越国极小的伤亡,灭亡了曾经不可一世的吴国。这是三才思想在古代兵家实战运用中最详尽的例子。

战国中期的孟子是儒家的杰出代表人物,其学说多在政治和道德领域,但也有关于战争的论述,如"三里之城,七里之郭,环而攻之而不胜。夫环而攻之,必有得天时者矣。然而不胜者,是天时不如地利也。城非不高也,池非不深也,兵革非不坚利也,米粟非不多也,委而去之,是地利不如人和也"③,强调天地人三因素在战争中的重要,孟子尤其重视人和,提出"天时不如地利,地利不如人和"的杰出论断,这种观念与儒家重视人的传统一脉相承,也说出了人作为"三才"之一的决定性作用,孟子虽非兵家,但仅这一句,便足以高于任何兵家了。

当代军事学者陈相灵非常重视军事理论中的三才思想,他引用了大量的战争史料说明了在战争中综合驾驭三才条件的重要性,认为:"孙子的思想,既以三才为基,又以三才的机制创造性地阐述了制胜的方略。"并指出中华传统文化的有机整体性:"无论是儒家思想,还是道家思想、兵家思想……只有全面地从文化的根上去理解这些思想,才能真正掌握其精华,并在战略运筹中科学运用,发挥其理论的先导作用。"④对于今天我们这个分工越来越细化,知识结构也越来越单一,越来越强调技术之重要的社会来说,这样的结论是有警示意义的,尤其是对于"兵者,国之大事,死生之地,存亡之道,不可不察也"⑤的军事学领域。

---

① 上海师范大学古籍整理组.国语[M].上海:上海古籍出版社,1978:651.
② 上海师范大学古籍整理组.国语[M].上海:上海古籍出版社,1978:650-651.
③ 朱熹.四书章句集注[M].北京:中华书局,1983:243.
④ 陈相灵."三才"理论与孙子的体系制胜观[J].滨州学院学报,2010,26(5):86.
⑤ 郑张欢.孙子兵法今释[M].济南:齐鲁书社,2010:16.

三、古代建筑思想中的三才观

人类早期阶段的建筑,无论中西方,从其外观和结构上来看大体都是相仿的,反映的内心理念也是一致的,即强调建筑的遮风挡雨和抵御野兽及敌人攻击的作用,这是建筑的原始功能。从全世界各个民族的早期建筑来看,似乎看不出什么太大的区别。但在满足了简单的功能之后,人类的认识自然和改造利用自然的能力不断提高,建筑便不再是仅仅满足于其原始的功能,而更多成为一种文化精神在物质方面的体现了。

若说到对中国文化起到最重要作用的古代著作,可能当属《周易》,其思想体现在中国文化的各个方面,"与天地合其德,与日月合其明,与四时合其序,与鬼神合其吉凶"①(《周易·乾卦》)。这句话是对三才和谐的高度概括,也是对人言行的规定。通观《周易》全书,所讲的不出三才之道,所以在中国古代建筑中,潜移默化中受到这种思想的影响。若我们细心观察、仔细体会,也会从今天留存的历史建筑中追溯出这种思想的根源。

一方面在古人的建筑设计理念中,非常重视综合天地人诸多因素对设计的重要性。"万物一也"(《庄子·知北游》),在中国古人的观念中,人与天地从根本来说就是一体,不可分割的。"人与天调,然后天地之美生"②(《管子·五行》),这是中国古代典籍中较早的美学理论,更是中国人对美的最根本的界定。人生活在天地之中,若能与自然环境相互和谐,一方面可以尽量依托自然形成的天造地设之势,为生活提供方便,以较少的人力和物力,使居住不成为一种负担,如《管子·乘马》所说"因天材,就地利,故城郭不必中规矩,道路不必中准绳"③。另一方面人们通过建筑表达了对天地法则、自然规律的理解,运用象天法地的设计模式,通过观物取象、以制其器的方法,比拟天地来造物,以期获得天人之间的联通,进而实现天人和合、风调雨顺、物阜民丰的愿

---

① 杨天才,张善文.周易[M].北京:中华书局,2011:24.
② 黎翔凤.管子校注[M].北京:中华书局,2004:865.
③ 黎翔凤.管子校注[M].北京:中华书局,2004:83.

望。正如《周易》所言"以类万物之情,以通神明之德"①,模拟天地之象,体现人和之理,可以使人很自然地感受到天地的无言之教,体会到天的健和地的顺,并进一步将这种从自然获得的精神体验运用在自我的社会生活活动中,实现人格的提升和完善。《考工记》是中国历史上最早的一部记述手工业和制造工艺规范的文献,本书的最大特点是将天时、地气、材美和工巧四者结合起来,这些为制作各种器物的必备条件和方法,其原文为"天有时,地有气,材有美,工有巧,合此四者然后可以为良"②(《考工记·国有六职》)。这可以说是中国古代营造技术中的一个普遍的造物原则或价值标准,这种观点也体现在该书的建筑理念中。如在对王城的设计中,王城以宫城为中心,"九分其国以为九分中",体现了王城的中心地位,这体现了"中庸"和"尊中"的理念。"日至之景,尺有五寸,谓之地中,天地之所合也,四时之所交也,风雨之所会也,阴阳之所和也"③(《周礼·大司徒》),这是对中位的描述,君主所居中位,必中而正,因中正才可感受四方之偏,居中方知四方之苦,居中调整,可安天下。这是古人对人为三才之一,圣人能得三才之中正,"允执厥中"思想的体现。再如《考工记》中所说的"方九里",方形王城体现了中国人的"天圆地方"思想,所谓天圆是天的圆利与恒动不息,地方是大地的方正和博大厚重,这是从天地给人的精神感受和启示而言的,我们不能单纯以今天的天文学的角度否定这种思想的合理性。

四、古代官制中的三才观

官是国家权力的重器,政府设立官员之目的在于协调社会各方面之关系,也即协调人与人之间、人与天地自然之间的关系,有了这样的专门管理者,方可使民众在处理各种关系时有章可依,有法可循,才不至于发生各方面之间的剧烈冲突。当然其前提必然是能正确合理地理解各方面之相互关系,能制定出适当的规则并适时地加以执行了。当今,我们今天的社会结构日趋复杂,所

---

① 杨天才,张善文.周易[M].北京:中华书局,2011:607.
② 闻人军.考工记[M].北京:中国国际广播出版社,2011:159.
③ 吕友仁.周礼译注[M].郑州:中州古籍出版社,2004:126.

表现的方方面面之间的关系也呈现出日益多样化的特点,各种各样的社会职能机构名目繁多,但是任凭这种名目如何增多繁芜,万变不离其宗,还是离不开对天地人三者关系的协调这个根本。中国古代设立"三公"以应三才,周代称为太师、太傅、太保,如《尚书·周官》"立太师,太傅,太保。兹唯三公"①。汉代称司马、司徒、司空,如《汉书·百官公卿表》"或说,司马主天,司徒主人,司空主土,是为三公"②。《明史》载:"太师、太傅、太保为三公,正一品……掌佐天子,理阴阳,经邦弘化,其职至重。无定员,无专授。"③杜勤以鼎的三足来比喻三公的重要性,说明三公都能正常发挥作用才能如鼎保持平衡,才能辅弼帝业④。具体说来,司空负责掌管阴阳、四时、日月星辰的调和不调和,灾害发生;司马负责掌管山陵、川谷、五谷、草木的稳定与变动;司徒负责掌管君臣、国家、民众的秩序与混乱。由此可见三公所担任的职务实则是与国计民生联系最紧密、最基础、最重要的,这正是由于中国古人对天地人三才的深刻理解,才出现了对相应的三公职务的重视。这一原理,反映出古人在行政中的民本思想,及对百姓核心利益的理解,所以对于今天的国家政权的组织,仍是具有根本意义的。

五、古代管理学中的三才观

马克思在《关于费尔巴哈的提纲》中批判费尔巴哈对人的本质的错误理解,提出"人的本质不是单个人所固有的抽象物,在其现实性上,它是一切社会关系的总和"⑤。马克思的话中充分体现了人的本质是通过与社会的相互作用而表现出来的。在中国古人的观点中,人从来都是天地中最重要的部分,所谓三才,也即将人与天地放在同等重要的地位上去观察和对待。三才中"人"的概念本身已经含有了与天地,与社会相融通的含义,而不是生物意义上的人。《尚书·泰誓》中有:"唯天地,万物父母;唯人,万物之灵。"⑥《道德经》第二十五

---

① 姜建设.尚书[M].开封:河南大学出版社,2008:372.
② 谢秉洪.汉书[M].南京:凤凰出版社,2011:60.
③ 张廷玉.明史[M].长沙:岳麓书社,1996:1009.
④ 杜勤.试论鼎三足的喻象意义[J].华东师范大学学报(哲学社会科学版),2000,32(5):12.
⑤ 马克思恩格斯选集简要介绍编写组.马克思恩格斯选集[M].北京:人民出版社,1995:60.
⑥ 姜建设.尚书[M].开封:河南大学出版社,2008:348.

章说:"故道大,天大,地大,王亦大。域中有四大,而王居其一焉。"①从此我们可以看出,中国古人将人的地位提得很高,与天、地、道是统一的,所以三才中的人又可以用"王"来代替,孔子和董仲舒都认为,只有参通天地人三才的"人",方可以为"王",且只有这样的"王",才可以称得上是真正的"人"。王之道即三才之道,也是中国古人的一种理想和追求,即希望由哪些"参通天地"的人来"王"治天下。吴福平等认为"'三才说'在中国古代,本质上有着当代管理学意义上的'管理'内涵;或者也可说,天地人'三才说',在中国古人那里,又正是针对'管理'或者是'治'天下而提出的一种管理学说、管理思想。这种管理思想的最高理想是实现'天地人和'"②。这种提法很有道理,因所谓管理就是要将小到一个组织,大到一个社会安排至井井有条,各尽其责。三才思想在管理学上主要有两个方面的体现,其一是管理者是什么样的人,即对管理者的要求标准。其二是通过管理要达到的目的。三才思想给了我们一个明确的答案,管理者应当是由能够通参通天地的,有"王"的胸怀、修养和知识的人来担当,拿今天的话就是一个德才兼备的通才。管理目的是最终实现小到一个机构,大到全社会的和谐稳定。还有一个重要的方面,就是作为管理者的观念产生的重要作用,今天我们已经面临着严重的环境问题,就是人作为环境的参与者与管理者的观念之反应。不同的管理立场,则必然在人与人及人与自然之间的关系上发生直接体现。徐嵩龄指出:"当代环境问题是理性经济人的产物。人类迄今的发展,部分地是以其他生命存在的状态的破坏甚至毁灭为代价的,结果已危及人类自身的继续生存和发展。"③当人类在过分强调自己的解放和权利时,却忽略了与天地的关系,忽略了自身发展对环境的影响,造成了人与天地的"失和"。美国学者彼得·圣吉(Peter M. Senge)指出:"这个时代的管理挑战,就是一个根本的转型,从基于攫取自然和社会资本、专门为私利而进行的创新,转向为滋养社会和生态的健康福祉的创新。"④纵观人类整个历

---

① 任法融.道德经释义[M].北京:东方出版社,2012:66.
② 吴福平,周利兴."天地人"人性假设及其意义诠释[J].思想战线,2012.38(5):93.
③ 徐嵩龄.环境伦理学进展:评论与阐释[M].北京:社会科学文献出版社,1999:67.
④ 彼得·圣吉著,张成林译.第五项修炼:学习型组织的艺术与实践[M].北京:中信出版社,2009:7.

史,从完全被动地接受一切自然的施舍和剥夺,到逐渐扩大对自身命运的把握程度,继而发展至能力更加强大而无限度地对自然进行改造和索取,都是受到宏观管理思想的影响,对自然的掠夺是伴随着对其他人群的掠夺同步进行的,其核心都在于私欲的膨胀,对环境和他人的忽视。而忽略人与自然的相互关系去进行对自然的参与和改造,必然会造成最终人类自身也无法接受的结局。三才和谐思想给当代管理科学一种反思,即如何在尽量满足人群合理利益的同时,也能照顾到其他人群和整个自然的和谐共处。所以说在当今社会里,三才思想对于管理学是具有非常重要的现实意义的。

六、古代教育理念中的三才观

说到底,所有的理论与实践是为了让人和人群生活得更幸福,教育是最基础最根本的幸福保障。《礼记・学记》讲到"建国君民,教学为先"①,就是这个道理。《周易》作为中华文化的主要经典,可以说对中国语言之塑造、中国人文精神之培养起到了至关重要的作用。中国人历来的教育目标是"成人教育",而目前的"成材教育"已经暴露出很多问题,所以不少人认为"中国人"独立精神的缺失成为目前不可回避的现实,这与教育中人文教育的不足是关系密切的。近代以来,由于中国科技水平,生产力的低下造成了百余年的被动屈辱史,使当时的有识之士不得不"睁开眼睛看世界",向西方学习先进的科学技术和管理经验等,并一直持续到现在。但是当我们开始在某些方面比西方人更西方时,却又不得不面对这样一种现实,难道我们要一直跟随西方的步伐,步西方发展路线之后尘,最终也进入如此窘境吗? 知识与道德的分离,才能与修养的裂痕在现今社会中处处体现,以国家社会的总体道德水准的下降换得一时的发展,一定会造成"功在当代,害在千秋"的后果,故西方人在总结其历史教训后,也提出了"完人"教育的理念。中国古人尤其是儒家,一向提倡圣贤教育,《周易》中所体现的教育目的,是将"自然人"或"生物人"通过人文教育,以君子为榜样,以圣人为目标,成为能够"与天地合其德,与四时合其序,与鬼神

---

① 鲁同群.礼记[M].南京:凤凰出版社,2011:140.

合其吉凶"的大写的人,这样的目标唯有通过教育方可实现,正如宋代张载所言"儒者则因明致诚,因诚致明,故天人合一,致学而可以成圣"①。世界的和谐必然要通过每个人的共同努力和参与才能完成,所以说天人合一不仅仅是个人教育的最终目的,也是全人类各民族、各国家最终能够和谐相处的归处,是教育的出发点,也是教育的归宿点。黄海啸认为应当从《周易》的视野关照当下大学的人文教育,其核心要点是从"《易传》天地人'三才'之道中,把握'人文化成'的丰富内涵""从《周易》求内与治外相统一的思想与儒家内圣外王品格两者之间的融通,追求儒家天地人伦'十字打开'之'成人''达人'人格,思考西方所谓的'完人'教育的中国途径"②。三才思想之应用于教育,确是解决目前教育所面临困境的指导思想,所谓对天地的"仰观俯察",不仅仅是对自然世界的认识,从中更能造就受教育者的博大的胸襟和开放的态度,以博爱的情怀,善于理解的态度,积极向上,不断反思内省的理念去对待人类社会和自然世界,是人类社会心与心交流之间理解的前提,也是人类与自然之间相互融通的前提,必然是比单纯"成材教育"更根本地解决目前社会中各种矛盾的方法。所以这样的教育理念,不仅仅应在大学教育中进行贯彻,也应在基础教育中有所体现。

第八节　继承三才思想的现实意义

从历史来看,清末鸦片战争以来,长达 100 多年半封建半殖民地的屈辱,民族的自尊心使中国人萌发了向西方学习,"师夷之技以制夷"的想法,而传统文化背负上有妨民主,阻碍民智的罪名逐渐在五四后被抛弃,这诚然有其合理性和必然性,但也暴露了急功近利的权宜性。上有所好,下必甚之,一旦身处上层的人对前辈的文化没有了信心,下面闻风而动是必然的事。对于中国传统文化的衰落现象,钱穆这样评价:"今天的世界问题,最主要者,还是一个思

---

① 王云五.正蒙会稿[M].上海:商务印书馆,1937:165.
② 黄海啸.《周易》视野下的大学人文教育[J].周易研究,2008,90(4):83-84.

想问题。在西方,宗教与科学,唯心与唯物,个人主义与社会主义,理性主义与经验主义,处处矛盾,处处冲突。但在中国思想史中,则并不见有此种矛盾与冲突之存在。今天的中国人,不认自己有思想,勉强要外面接受一思想,来在自己内部制造冲突。于是有所谓新旧思想之冲突。然试问今天的中国,果能真实认识了解中国之旧思想者又有几人? 今天的中国思想界,又果何尝有所谓新旧之冲突? 所谓冲突者,其实只是接受了西方思想一外貌。接受了西方思想外貌上最易显见之一冲突性,而自求矛盾"①,钱穆一语中的,本民族的文化自信一定是通过努力地学习和实践获得的,那种凭一时血气说出的话从来都不会持久。中华人民共和国成立后长期的闭关锁国,使我国的经济水平和科学技术与西方产生了很大的差距,改革开放后西方科技和强势政治经济的风潮席卷而来,使得现今的国人似乎更加崇尚西方文化,甚至发出中国无哲学的声音,这是一种奇怪的现象,其背后的原因值得深思。激进者动辄将"气""阴阳""五行""八卦"等中国哲学观念归于落后的迷信,甚至为中国人健康做出巨大贡献的中医也被加以排斥,客气一些的则归之为"朴素的唯物主义",而很有保留地批判性地采用。举例来说如董仲舒的"人副天数"是否真的便是全部牵强附会,一无是处? 可能与我们今天太多人过分厚今薄古,强调了发展,而忽略了继承有关。但有一点是肯定的,即若要进行认真的批评,首先要进行深入的学习和分析,才能够切中肯綮,以理服人,如胡适所言"大胆地挑战,小心地求证",反之便是武断的否定,而没有任何价值。

世界进入 21 世纪,越来越多的种族间、国家间的矛盾,需求与生态间的矛盾促使人类必须进行反思。西方式的天人对立观造成的恶果已经显现得非常明显,且随着物质文明的不断进步,新技术的逐渐更新,人类对能量掌握的力度越来越大,这种矛盾还将日益加深。缺少了思想的力量是可怕的,甚至是毁灭性的,地球村要求在新形势下不断思索人天之间的和谐统一,力量和资源必须在一种符合自然与人类社会根本规律的前提下才可能真正造福人类。中国式的"天人合一"思想应当可以担负起这个全人类的历史重任,因为若将人类面临的所有问题进行还原,无不可最终归于"人与人"和"人与天地"的"三才"

① 钱穆.中国思想史[M].北京:九州出版社,2011:8.

关系中。当代西方"过程哲学"认为，"天人合一"思想对解决当前的生态环境危机具有重要意义。1988年，几十位诺贝尔奖得主在法国巴黎聚会，诺贝尔物理学奖获得者汉内斯·阿尔文（Hannes Alfven）在闭幕会上说："人类要生存下去，就必须回到25个世纪以前，去吸取孔子的智慧。"作为中华文化的继承者，我们这一代人有责任和义务将这些优秀的文明成果继承下去，这不仅仅是对中华祖先智慧的尊重，也是对全人类命运的负责。

　　一个民族的文化是其区别于其他民族的根本标志，是民族的灵魂。若中国的传统文化消失了，那么中华民族实际上便也消失了，不能保持本民族的优点和特点，不能独立自主地依靠自己，为全人类做出独特的贡献，如何可能获得世界上其他民族的承认与尊重？正如一个不能服务于他人的人，至多只能生活在他人的同情当中，哪里会有相当的自由？一人如此，一个民族也是如此。所以继承中华文化，并在继承的基础上不断开创出新的局面来，是中华民族保持独立性的要求。当然我们并不是完全出于狭隘的民族认同感而提出传统文化的继承和发展，中华民族有着几千年的历史辉煌，历史已经证明了文化对于中国的促进作用，中华文化有着包容性极强的特点，若没有如此优秀的内涵，怎会世代相传，维持着偌大的疆域和多元性？直到明末清初，中国的科学技术及综合国力仍然是在全球遥遥领先，仅仅是在最近一两百年才开始在政治经济和科学技术上落后于西方，这中间的原因是复杂的，不能将其完全归因于传统文化的头上。当我们深入了解中国的历史和文化之后，一定不会下如此不负责任的断语。党的十八大报告中强调"建设优秀传统文化传承体系，弘扬中华优秀传统文化"反映了国家对传统文化的高度重视，这表明随着中国综合国力的提升，文化的独立和自信将越来越成为我国今后发展的核心问题，决定着今后的可持续健康发展，是必须引起高度重视的。

　　"三才"是中国人的世界观和方法论，学通天地人也一向是中国学人的最高目标。如司马迁所言"以究天人之际，通古今之变，成一家之言"[1]，能切实地达到这个目标，便是"圣人"境界事，这样才能"内圣外王"，做出有利于家国天下的事情来。否则即便有这样的热情，却往往会造成善意的恶果，这在历史和

---

[1]　班固.汉书[M].长沙：岳麓书社，2008：1027.

现实生活中是不乏例证的。三才合一,学通天地本来就是开放和包容的胸襟,丝毫没有自我封闭的含义,也兼有与时偕行的意味,是一个很好的深入中国传统文化的突破点。它同时也是中国文化的根基所在,不能深入理解三才,断然不可能理解中国文化在政治、经济、艺术、医学中的展开与运用。我们今天继承中国传统文化,不能单纯停留在纸面上,拘囿于条文中,只是了解三才是天地人便可以了,还要逐渐将这个归纳起来的三个黑箱层层打开,看清楚其中的丰富内涵,更为重要的是要深入体会古人的情怀意旨,与古人神交感应,方可果有所得。我们可借宋代大哲张载之言作为本章的结语,"为天地立心,为生民立命,为往圣继绝学,为万世开太平"①,岂非三才思想的精髓么?

_____

① 陈来.宋明理学[M].沈阳:辽宁教育出版社,1991:75.

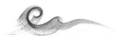

第三章
三才思想在中医
理论的渗透和运用

第一节　中医学的产生

据考古学及人类学的研究，中国人的祖先早在 100 多万年以前便已生活在中华大地上了。漫长的原始社会中，人类为了自身健康，在与疾病抗争的过程中，逐渐积累一些经验，出现了原始的医学治疗方法，但是那时的生产力极为落后，人的思维非常简单，多是通过向天地、祖先和鬼神的祈祷盼望祛病除灾，和巫术的关系十分密切。巫医不分的时期延续了很久，《山海经》中记述"开明东有巫彭、巫抵、巫阳、巫履、巫凡、巫相，夹窫窳之尸，皆操不死之药以距之""有灵山，巫咸、巫即、巫盼、巫彭、巫姑、巫真、巫礼、巫抵、巫谢、巫罗十巫从此升降，百药爰在"①。巫医们以咒禁、祝由等方式为主进行疾病治疗，但也继承了原始社会中人们积累的一些经验方法和药物知识，是总体迷信中的一点医学科学的萌芽。

有萌芽便逐渐会长大，时间在前进，经验在积累，知识也逐渐丰富起来。虽然远古时代的人们并没有文字，但通过传说、神话和民俗等形式将前人的经验成果保留下来，技术的成分逐渐增多，自然迷信的比例就日益减少了。文字的出现使人们的思维发生了形象到抽象的转变，原始医疗方法和手段的日益增多促使人们进行一些系统化的总结，原始的医学理论逐渐产生。经过长期的历史演变，人们在经历了直观思维、推理判断、格致穷究及取象比类等思维方式的发展后，早期的中医学逐渐孕育。如《山海经》中记载了 38 种病，其中有固定病名者 23 种，并记载了动物药、植物药及矿物药共 124 种。殷商时期，发明了酒及汤液，且应用了治病的"毒药"②。

春秋时期出现了专职的职业医生，医学理论及技术继续发展，如《左传》记载，秦国名医缓曾说："攻之不可，达之不及，药不至焉。"③说明当时针灸及药物是常用的治疗方法，《左传》中还有"六气，曰阴、阳、风、雨、晦、明也……阴淫寒

---

①　郭璞.百子全书·山海经卷[M].杭州：浙江人民出版社，1984.

②　薛愚.中国药学史料[M].北京：人民卫生出版社，1984.

③　杨伯峻.春秋左传注[M].北京：中华书局，1981：850.

疾,阳淫热疾,风淫末疾,雨淫腹疾,晦淫惑疾,明淫心疾"①,这是中医病因病机理论的雏形。这一时期的哲学领域非常活跃,当对中医学理论的发展起到积极促进作用,如有考证说明,马王堆汉墓帛书《五十二病方》《足臂十一脉灸经》和《阴阳十一脉灸经》可能问世于春秋时期,或与战国之交际时期。可以说据现今所掌握的信史文献资料来看,至少到春秋时期,中国的医学理论,已处于初期阶段了。

战国时期的生产力发展较前更加先进,社会矛盾的激化带来各种思想的产生,出现了"诸子蜂起,百家争鸣"的局面,元气学说、阴阳学说、五行学说等不同思想,开始贯穿到中医生理、病理、养生、治疗等学说中,使中医理论从那个形成时期便充满了哲学思辨的味道。《史记·扁鹊仓公列传》载有扁鹊诊病"越人之为方也,不待切脉、望色、听声、写形,言病之所在"②,说明四诊合参在扁鹊之前就已经成为诊病的模式。长沙马王堆汉墓出土的帛书《五十二病方》中,全书载方300余首,涉及药物近250种,所载药物疗法普遍使用复方,每一种疾病的处方少则一二方,多则有二十几方。并在一首脑疽方后,指出随疽发部位的不同而调整某些药物的用量,已有初步的辨证施治观念。其治疗方法多种多样,有药敷、药浴、烟熏、砭法、灸法、按摩、角法等,这都表明至战国时期中医学的内容已经进入到相当丰富的阶段。最值得一提的是,至战国阶段,医学知识的大量积累,客观上需要整理、总结,使之系统化、理论化,古代的哲学思想提供了说理方法,对标志我国中医学理论完全成熟的经书——《黄帝内经》的最终形成,起到了关键的作用。

第二节　中医学的哲学思想基础

据现在一般的观点,《黄帝内经》成书于春秋战国到西汉末期,非一时之作,亦非出自一人之手,这段时间正是中国历史上思想异常活跃的时期。儒

---

① 杨伯峻.春秋左传注[M].北京:中华书局,1981:1222.
② 司马迁.史记全本(下)[M].沈阳:万卷出版公司,2009:567.

家、道家、阴阳家等各家思想交汇其中,元气、阴阳、五行等哲学概念贯穿其间,对于我们今天的人,若不先对其中的哲学思想有个大致了解,欲深入其中是不可能的。

一、元气论

先秦诸子多有世界由气构成的论述,如《管子》中说"有气则生,无气则死"[①];《鹖冠子》中说"天地成于元气"[②];《庄子》中说"通天下一气耳"等。气成为中国哲学和科学的基本观念,贯穿在中国学术发展的各个方面中。《黄帝内经》中从生理病理、病因病机、治则治法到药性、证候等处处体现着气的理论。

二、天人合一

"人与天地相应"或"人与天地相参"是《黄帝内经》的重要观点,这是因为在中国古人看来,人与天地有相同的本原,共同的规律,相似的结构。这种观念的得来主要与《周易》的天人相应说有密切关系,同时也深受《管子》四时、五行宇宙系统论和董仲舒《春秋繁露》中所提出的"人副天数"观念影响,通过阴阳、五行、八卦等在一气下分出的不同范畴,将天人联成统一的整体。天人合一就是天地人合一,即三才合一。

三、形神合一

形神关系类似于西方哲学中的存在与思维、物质与精神关系问题,是指人的形体与精神的关系。《庄子·知北游》中说:"人之生,气之聚也。聚则为生,散则为死。"认为人的生死只是气的聚散而已。《淮南子·原道训》中说"形、神、气、志,各居其宜,以随天地之所为。夫形者生之舍也,气者生之充也,神者

---

① 黎翔凤.管子校注[M].北京:中华书局,2004:241.
② 鹖冠子,谭峭.鹖冠子;化书[M].长春:时代文艺出版社,2008:35.

生之制也。一失位则三者伤矣"①，形气神三者相互依赖。《淮南子·诠言训》又言"神贵于形也。故神制则形从，形胜则神穷"②。上述这些观点，对中医的形神合一观影响巨大，故在《黄帝内经》中形神是平等的，且是相互影响，进而统一的。

四、内外和谐

《国语》中"和实生物，同则不继"③观点赋予"和"哲学的内涵，《论语·学而》中说"礼之用，和为贵"④，这多指社会伦理方面。《庄子·渔父》中说"阴阳不和，寒暑不时，以伤庶物"⑤，则将"和"直指自然阴阳。如此上述均说明中国古人重视自然、社会以及人体内外环境的和谐。"和"的思想在《黄帝内经》理论体系贯彻始终，概括说来即为天人和、精气和、阴阳和、五行和、形神和，是整个思想体系所要达到的理想目标。

第三节　三才思想与《黄帝内经》理论体系的构建

中医的整体性很强，若欲单独解释一个问题，而不牵涉其他，几乎是不可能的。中医的哲学思想是多方面的，但很难用不同的概念进行条块分割，而不与其他部分发生关联，在学习研究的过程中一定会发现，无论说三才或者和合，抑或意象和变易，实际上这些思想是从不同的角度来阐述一个问题，最终是统一的。所以在前文将这些思想大体做个介绍，就是为了避免这种机械切割。但为了行文之方便，将浑然一体的中医理论拆开论述，也确属一种不得

---

① 刘安.淮南子[M].郑州：中州古籍出版社,2010：31.
② 刘安.淮南子[M].郑州：中州古籍出版社,2010：231.
③ 上海师范大学古籍整理组.国语[M].上海：上海古籍出版社,1978：515.
④ 朱熹.四书章句集注[M].北京：中华书局,1983：51.
⑤ 思履.庄子全书[M].北京：中国华侨出版社,2013：395.

已,如此在表述过程中未免使人感觉生硬和支离,同时也会有藕断丝连,分辨不清,甚至牵强的现象发生,望能谅解。

一、三才思想与整体观念

所谓整体观念是就是事物与事物之间存在着密切的联系,一事物内部间的各个部分更是相互联系不可分割的,中医学的整体观念既重视人与自然环境和社会环境的统一性,又强调人体自身的统一和完整性。整体观念是中医学与其他医学理论体系的最根本区别,《黄帝内经》是中医学最早的也是最重要的理论著作,奠定了中医学广深的理论基础,其后的中医理论及实践的发展均是建立在《黄帝内经》的整体观念之上。所以,我们要继承和发扬中医学的整体观念的优势,有必要了解《黄帝内经》整体观念的由来。

三才思想是一种普遍的认识方法,是关于人与自然界,人与人类社会相互关系的最普遍的认识,这种普遍的认识论和方法论在具体科学上一定存在其烙印或体现。中医学是与中国先民生活密切相关的学科,其理论的构建与三才这一根本认识方法自然是关系密切的。

(一) 一气贯通天地人

中国古人认为天地人"三才"是构成宇宙的三大要素,是不可分离的统一整体,三者融为一体,是将人体置于自然环境和社会环境背景下观察生命的运动规律,这也是我国劳动人民在生活实践和与疾病作斗争中所作的富有原创思维的总结。"道生一,一生二,二生三,三生万物"(《道德经》),老子的这段话揭示了中国人的宇宙生成论,一就是阴阳不分的混沌状态,后在混沌中阴阳分判,"清阳升为天,浊阴降为地",这是一生二的过程,《素问·阴阳应象大论篇》中也有"清阳上天,浊阴归地"的表述,两者的含义是一致的。由整个宇宙为气构成的前提,就有人作为宇宙中的一部分,同样以气为物质基础的结论,宇宙间各种物质都可以气为中介进行信息和能量的交换。"人之生,气之聚也,聚则为生,散则为死"(《庄子·知北游》),人的生死是气之聚散的过程,气是生命的载体。《素问·宝命全形论篇》中有"人生于地,悬命于天,天地合气,命之曰人",这是二生三的过程,清楚地说明了人与天地之气的关系,即是人受气于天地,由天之阳气与地之阴气相合而成。但人作为天地间的一部分,又是一种极为特殊的生命形式,有其区别于其他物质和生命体的关键点。正如《素问·宝命全形论篇》中所说"天覆地载,万物悉备,莫贵于人,人以天地之气生,四时之法成",人为天地所生,但天地间万物皆不可能如人一般,有无限的与天地相沟通的可能,有无限的感知天地的可能,这与人能独得天地之正气相关。所以在人的身上,便可以表现出宇宙的规律和法则,通过一气贯通,人体成为一个与天地规律一致的微观小宇宙,如"天以六六之节,以成一岁,人以九九制会,计人亦有三百六十五节,以为天地久矣"(《素问·六节藏象论篇》)。正如《周易》中所言,"仰以观于天文,俯以察于地理,是故知幽明之故",人可以通过认识天地的规律来认识人体的生理病理规律,"法则天地,象似日月",进一步应用在疾病的预防和治疗中。

具体来说,天地人虽是浑然一气,但却因为具体的时间和空间的不同及脏腑的不同而有不同的表现形式,一定的时间一定与一定的空间相对应,没有单独的时间,也没有单独的空间,正如我们在谈"宇宙"这个词时不可将之分开为宇与宙一样。天地之气随季节时间不同、东西南北方向各异各有不同的名称,并与人体各部之气相互对应。如在天的春之气与在地的东方之气相合,合于人体的肝气;在天的夏之气与在地的南方之气相合,合于人体的心气;在天的长夏之气与在地的中之气相合,合于人体的脾气;在天的秋之气与在地的西方之气相合,合于人体的肺气;在天的冬之气与在地的北方之气相合,合于人体的肾气。如此将天地人不同时间、不同方位和不同脏腑用气统一起来,即"同气相求",用今天的话来说,就是相同性质的气之间,存在着耦合的关系,这与现代的生物全息理论有很大的相似处。既然是统一的,那么可以相互感应也就不足为奇了。天气的改变,地理环境的不同,一定会在人体上出现相应的反应。如气候变化剧烈,居住环境骤然改变,都可能引起人体调节不及而产生不适感,疾病的实质就是这种不适的严重状态,就是不能及时将自己的认识与气的改变协调一致。

(二) 一道贯通天地人

虽然人体与天地的大小有天壤之别,但其中所蕴含的"道"是相同的,明白了天地之道,便可以将这个道应用在一切事物之中,事物有大小,然"道"无大小,"至大无外,谓之大一;至小无内,谓之小一"①,这里的"一"就是"道"。

中医学的整体观揭示了人要受到自然环境和社会环境的影响,每个人的疾病状态都或多或少地与周围的物质及人文环境有关,是错综复杂的矛盾的集合体。这些矛盾有大有小,有属于天,有属于地,也有属于人,在治疗时很难将所有问题一一解决,只需抓住主要矛盾即可。但我们要想能在这样复杂的关系中梳理出最为关键的因素,即对当前的疾病起着主导作用的因素,并不是简单的事,就必须对天文、地理、文化和社会心理科学等与疾病密切相关的知识有所了解,需要有能力对诸多因素进行综合的对比分析、参照评估、权衡得失,发现其中能提纲挈领的主旨,从而制定出既能反映疾病本质,又能符合患者具体情况,使患者易于接受的治疗方案来。《素问·著至教论篇》中说"上知天文,下知地理,中知人事,可以长久",就是对于医者的要求,这段话虽然字数很少,但其中所包括的内容却是涵盖了以"天地人三才"为主要因素的全部物质世界和精神世界,反映了世界的普遍联系,也反映了认识和治疗疾病的复杂性。说明医学是一个复杂的多系统学科,必须具备广博的自然科学知识即对天地规律的理解,和深厚的人文素养即对患者的心态的把握和理解,更重要的是给患者以人文的关爱,及驾驭复杂局势的综合分析能力,需要达到医德与医技的有机结合,这是知的方面。

在行的方面,中医学更重视将天地人的道理"一以贯之",并落实在诊疗实践中,这是一种"象"思维方式的应用。通过取象于天地人,将三者联成一体,可以彼此进行借鉴。《黄帝内经》中十分重视取象的作用。《素问·阴阳应象大论篇》"治不法天之纪,不用地之理,则灾害至矣",说明若割裂事物彼此间的联系,割裂人与天地之间的联系,片面地观察和处理问题,很有可能得到违背自然规律的结果,这就是所谓的"灾害至"。这个一贯的原则不仅仅在天地人这个空间的纵向坐标中成立,而且在历史的纵向和人我的横向坐标中依然成立,这就是《素问·举痛论篇》所说的"善言天者,必有验于人;善言古者,必有合于今;善言人者,必有厌于己",能将人与天合为一体,能将古与今合为一体,

---

① 思履.庄子全书[M].北京:中国华侨出版社,2013:427.

能将人与我合于一体，这样才能真正使理论化的知识内化为自己的切身体会，这就是发现和践行天地人三才之道的统一性过程，就是从理论到实践，再从实践到理论的不断学习，不断修正的过程。

在《黄帝内经》的整体观中，知和行并不能截然分开，我们仅是为了表述的方便不得不分而言之。总之，在治疗中首先要了解天地的运行规律，进而取法于天地，实践从能知到能行是一个渐进的过程，能了解天地的道理，是在实践中具体实施的前提条件，但是如果没有经过实践的所谓"知道"，往往并不深刻，仅仅流于表面的说得通，但具体实践中却做不到。《黄帝内经》十分强调"知行合一"，知是三才统一的知，行是三才统一的行，且这个三才统一一定包含了空间与时间的整体观，历史与现实的整体观，是发展的而不是封闭的，是立体的而不是平面的，是动态的而不是静止的。《黄帝内经》的整体观并不是只见森林，不见树木的整体观，而是既见森林，又见树木的整体观，这与现代医学的细致分析并不应成为针锋相对的矛盾。从历史的角度来看，鉴于古人其认识精度的有限，不可能从今天的细胞分子水平去认识疾病问题，但并没有拒绝从细微处着眼来分析问题。如《灵枢·邪气脏腑病形》中所说"十二经脉，三百六十五络，其血气皆上于面而走空窍"，是说面部的气血由十二经脉所主，各有不同的分野，在十二经脉分主的大轮廓下，又依具体的季节和时间不同，分主于三百六十五络，这岂不是一种精细的表达？然精于细节者往往忽略于总体，着重于整体者常常又小视于细节，这是人之常情，更是人的惰性使然，并不是《黄帝内经》的理论缺陷。

最后，借用西晋著名医学家皇甫谧《针灸甲乙经·序》中说的"通天地人曰儒，通天地不通人曰技，斯医者虽曰方技，其实儒者之事乎"[①]这段话，可以对上述内容做一总结。

二、三才与精气神学说

在中医学理论乃至整个中国文化中，"精气神"都是一个重要的词语，在中

---

① 　山东中医学院.针灸甲乙经校释[M].北京：人民卫生出版社，1979：11.

医学理论中,精气神是构成人体的精微物质,是人体所有功能的物质基础,是生命的三要素,三者相互依存、相互为用,形成了中医学特有的精气神学说。人体的功能正常,就是精气神三者相互协调,共同作用的结果。精气神三者可以相互转化,关系非常微妙。中国古人并不十分重视言语概念的准确界定,而是更加重视对文字含义的领悟和融通,正是有了这种模糊性,才可能在彼此间建立起更加紧密的联系。

对于中国文化概念的内涵与外延的模糊不清问题,现代人一般采取严密的分析和界定做法,此即所谓的概念分析方法。对中医学术语进行解释的根本障碍,在于古今思维方式的差异和不同。因此,对于当代中医人继承中医的关键就在于如何改变现代人的思维方式,尽量避免现代医学的思维模式的干扰,以古人的思维方式来把握古代医学概念的真实内涵。

天地人三才思想是中国古人根本的认识论,在认识精气神的概念内涵时,我们可以借助三才互通、天人一体的方法,将三者的关系做更为透彻的理解。

(一) 气

气一元论是中国古人对宇宙世界的认识论和方法论,即世间万物皆由气构成,气在中国古代哲学的发展史上,经历了云气说、精气说,最后又统一于元气说,并逐步发展成为普遍概念、哲学范畴,是自然界、社会、人类及其道德精神获得统一的物质基础。

"气"作为一个哲学概念,早在西周末就被提出,如《国语·周语上》中讲述了周幽王二年(公元前 780 年),西周三川地震,太史伯阳父即用气来解释这种现象,曰:"周将亡矣!夫天地之气,不失其序,若过其序,民乱之也。"这是将自然界的运动用气的运动做归结,虽然简单,却赋予气普遍的哲学含义。《左传·昭公元年》记秦医和之言"天有六气,降生五味,发为五色,徵为五声,淫生六疾。六气曰阴、阳、风、雨、晦、明也。分为四时,序为五节。过则为灾",天之阳气由此变化为六种,更能适应对自然变化多样性的解释。《老子》四十二章中说:"道生一,一生二,二生三,三生万物。万物负阴而抱阳,冲气以为和。"这里明确地将气与道建立了联系,道是本体,气是显现,在气的运动中显现出道。《列子》是道家学说的重要著作,继承和发展了老子的道气学说。《列子·天瑞》："夫有形生于无形，则天地安从生？故曰，有太易，有太初，有太始，有太素。太易者，未见气也；太初者，气之始也；太始者，形之始也；太素者，质之始也。气形质具而未相离，故曰浑沦。浑沦者，言万物相浑沦而未相离也。视之不见，听之不闻，循之不得，故曰易也。易无形埒，易变而为一，一变而为七，七变而为九。九变者，究也；乃复变而为一。一者，形变之始也。清轻者上为天，浊重者下为地，冲和气者为人。故天地含精，万物化生。"这一段文字，将从无到有用太易进行说明，即从道到气的过渡状态，说明道不是虚玄神秘的东西，而是建立在气的物质基础上的规律性，其后又具体展现了继之有气，气聚成形，形中有质的变化，较《老子》的道气论就更加细致许多，并明确提出人得天地气之冲和而生，由之产生了人与天地通过气为中介进行交通感应的可能。

　　战国时期对气进行论述的还有《庄子》，其中最有代表性的是"通天下一气耳"，明确地提出了气是物质世界的基本因素，也就是说表面有巨大差别的各种事物若还原到初始状态，都可从气的方面取得共通，所不同者仅仅是组合方式和次序数量等方面的区别。这种气为基础的宇宙论对中医学理论具有深远的影响，人体所有脏腑，虽然在表现形式上存在很大不同，但是其构成的基本要素都可以在气的层面上取得统一。如此在某一脏腑功能发生不足或亢奋状态时，就可以使用取有余而补不足的方法，虚则补其母，实则泻其子等具体的治疗原则，就是建立在气的同一性基础之上。西汉王符所著《潜夫论》中说："是故道德之用，莫大于气。道者，气之根也，气者，道之使也。必有其根，其气乃生；必有其使，变化乃成。是故道之为物也，至神以妙；其为功也，至强以大。天之以动，地之以静，日之以光，月之以明，四时五行，鬼神人民，亿兆丑类，变异吉凶，何非气然？及其乖戾，天之尊也气裂之，地之大也气动之，山之重也气徙之，水之流也气绝之，日月神也气蚀之，星辰虚也气陨之，旦有昼晦，宵有夜明，大风飞车拔树，偾电为冰，温泉成汤，麟龙鸾凤，蝥贼蟓蝗，莫不气之所为也。以此观之，气运感动，亦诚大矣。变化之为，何物不能？所变也神，气之所动也。当此之时，正气所加，非唯于人，百谷、草木、禽兽、鱼鳖，皆口养其气。"在这段话中，不仅表达了道与气的不可分离，同时也列举了大量的具体例证说明气的多变性，而且还用"所变为神"说明了神在气变中的作用，建立起了神与气之间的联系。《黄帝内经》之中，存在大量关于气的记载，首先气是人身体形态和生命功能的物质基础,来源于天地之气,正如《素问·宝命全形论篇》中说"夫人生于地,悬命于天,天地合气,命之曰人。人能应四时者,天地为之父母"。天地之气分为阴阳,天为阳而地为阴,《素问·至真要大论篇》说"本乎天者,天之气也。本乎地者,地之气也。天地合气,六节分而万物化生矣"。一气分阴阳,阴阳之气组合的模式有不同,从而产生了六节之气的变化,在人体就是太阳、阳明、少阳、太阴、少阴、厥阴的不同。人一生之中的生长壮老已就是气的不断积聚和耗散的过程,如《素问·五常政大论篇》中言"气始而生化,气散而有形,气布而蕃育,气终而象变,其致一也"。人体的气因其所在部位和功能的不同,又有五脏之气、六腑之气、营气、卫气、宗气、元气、清气、浊气、血气等区别,但不同的名称在根本的气层面上是相同的,所以彼此之间可以相互接济转化。

气的运动也即气机,气的升降出入是人体的生命活动的内在依据,包括人的精神活动和心理情绪也是气机运动的结果,《素问·天元纪大论篇》中说:"人有五脏化五气,以生喜怒思忧恐。"这是指五脏之气各有运动趋势的不同,但在正常情况下,这种趋势并不过度,是可以在一定的限度之内,保持相对的中的状态,但若失去制约,则显现为各种不同的激烈情绪变化。如《素问·举痛论篇》中所说:"怒则气上,喜则气缓,悲则气消,恐则气下,寒则气收,炅则气泄,惊则气乱,劳则气耗,思则气结。"这段文字若反过来读则成为:气上则怒、气缓则喜、气消则悲、气下则恐、气乱则惊、气结则思等,正是气机变化与心理情志的互相影响,可见人体所有的形体运动与精神活动都是与气的运动密切相关的。虽然人体各种结构物质从本质上都是气,但中医理论中还是习惯把偏重于运动的阳的部分称之为气,如气味一词中,鼻闻气,口知味,气为阳而味为阴。再如血气、形气的关系中都是把气作为与阴相对应的阳,故言气为血之帅,气是推动血行的动力。在《黄帝内经》原文中出现的"气"的含义有广义的,也有狭义的,我们应当视具体情况进行理解。

(二) 精

精与气,是很难截然分开的。

精是气的精微部分,是提纯和萃取或凝炼了的气。《管子·内业》中说:

"精也者,气之精者也。"《管子·内业》又说:"凡人之生也,天出其精,地出其形,合此以为人。和乃生,不和不生。"冯友兰在其所著《中国哲学史新编》中对这句话的解释是:"照《内业》篇的意思,天是精气所构成的,地是形气所构成的。从这一方面说,稷下唯物派也许认为精气相当于阳气,形气相当于阴形。无论如何,他们认为人所有的'精'是从天得来的,人所有的'形'是从地得来的。"①李存山认为"这种表述如果不细读,很容易使人发生误解""精气作为万物的始基,是'一以无二'的,没有任何东西能与精气构成相对待的二元关系",即不能理解为在天为精,在地为形,两者有本质不同。在精的层面上,两者是一致的,李存山又言"精气是细微之气……且这种细微不是一般的细微,而是其细无内,至精无形的……能理解此处的矛盾或奥妙,算是对中国气论的理解达到一个相当的深度"②。可见精与气之间并不存在本质性的区别,只是在精微程度上有差异,可以理解为精是高度凝合的气,气是较为稀薄的精。既然是精纯的,就有凝结之性,敛聚之性,在这个敛聚过程中,便形成了精纯的所谓内核。南宋理学家朱熹在《朱子语类》卷一中说"天地初间只是阴阳之气。这一个气运行,磨来磨去,磨得急了,便拶许多渣滓;里面无处出,便结成个地在中央。气之清者便为天,为日月,为星辰,只在外,常周环运转。地便只在中央不动,不是在下。清刚者为天,重浊者为地"③。所言应当就是这个含义,但我们可以想象,即便是坚硬的核中总有更为核心的部分,故气中有精,精中亦复有精,必须是在具体的情况下观待而言。

　　站在气一元论的基础上,虽然精气同源,但精是变化能力很强的气,《管子·心术下》中说"一气能变曰精",《管子·内业》中说"凡物之精,此则为生。下生五谷,上为列星。流于天地之间,谓之鬼神;藏于胸中,谓之圣人。是故民气,杲乎如登于天,杳乎如入于渊,淖乎如在于海,卒乎如在于己。是故此气也,不可止以力,而可安以德;不可呼以声,而可迎以音。敬守勿失,是谓成德,德成而智出,万物果得"。可见,精是事物赖以生发的根本,这正是古人注重保精成德的原因。《庄子·天下》中言"古之道术,以本为精,以物为粗",粗是精

①　冯友兰.中国哲学史新编[M].北京:人民出版社,1962:280.
②　李存山.关于《内业》等四篇精气思想的几个问题[J].管子学刊,1997(3):43-44.
③　李士金.理学思想内涵精神分析[M].北京:中国文联出版社,2001:203.

的外围,有何等层次的精,则形成何等层次的物。若我们站在精为基础的角度上,则世间万事万物无不从精所化生,如《鹖冠子·泰录》篇说"精微者,天地之始也"。这个精之精微者,是天地的本源,现代宇宙理论认为,宇宙起源于奇点的大爆炸,奇点处宇宙体积为零,物质密度、奇点温度、时空曲率都表现出无穷大,两种说法有很大共通处。从根本上讲,精气本来就是一体无别,不可能离开一个说另一个,所以精气既有凝结,又有发散。《吕氏春秋·圜道》中就将精气两者合论,来阐述圜道的道理:"天道圜,地道方,圣王法之,所以立上下。何以说天道之圜也?精气一上一下,圜周复杂,无所稽留,故曰天道圜。何以说地道之方也?万物殊类殊形,皆有分职,不能相为,故曰地道方。主执圜,臣处方,方圜不易,其国乃昌。"从这里可见,精气周流,有内有外,有动有静,精如处于中心地位的一国之君,稳坐明堂,掌至重权柄,把握全局,宜静不宜动,方能驾驭臣下,不动而游刃有余曰圜。气如诸大臣必须各司其职,各掌一方之枢要,相互配合,宜动不宜静,方能实现君王之意旨,能动而不越其位为方,由是可见,精气两者密不可分,然气偏于动,精偏于静。

一物所以区别于他物,最重要的本质在精,精在内气因而附之。从大的方面来看,天地四时各有特点,在于其精不同。《淮南子·天文训》中说:"天地之袭精为阴阳,阴阳之专精为四时,四时之散精为万物。积阳之热气生火,火气之精者为日;积阴之寒气为水,水气之精者为月。"从小的方面看,各种鸟兽人虫形态各异,也在其精有异。《吕氏春秋·尽数》中说:"精气之集也,必有入也;集于羽鸟,与为飞翔;集于走兽,与为流行;集于珠玉,与为精朗;集于树木,与为茂长;集于圣人,与为夐明。"精有高下层次的不同,在所有生灵事物之中,具有最突出特点的是人,人所以可以通天达地,与天地万物相往来,就是因为所秉受乃为天地中至精至微,为天地之精的最高层次。《文子·九守》中说"精气为人,粗气为虫",《淮南子》中说"烦气为虫,精气为人",《礼记·礼运》中说"故人者,其天地之德、阴阳之交、鬼神之会、五行之秀气也",三者都是同样的含义。

《黄帝内经》中有大量关于精的记载。人之生由精而来,《灵枢·经脉》中言"人始生,先成精,精成而脑髓生,骨为干,脉为营,筋为刚,肉为墙,皮肤坚而毛发长"。人之生长,肇基于精,所有其他组织结构均有赖于精作为基础,精如种子,蕴含从父母方继承而来的信息和能量,先天之精决定了人的先天禀赋的强弱。人之长在精之聚,如《素问·金匮真言论篇》中说"夫精者,身之本也",即精是构成人体形态和维持生命活动的最基本的精微物质,五行之精分别集结为五脏,故言"五脏者,藏精气而不泄也",五脏精气积累量的多少很大程度上决定着正气的强弱和对外邪的抵御能力。先天父母之精一旦形成为人,必须依赖后天之精的不断补充,又成为下一代先天之精的来源。后天之精来源于水谷精微,水谷精微可以大体分为气味两方面,精气为几者间存在着复杂的转化关系,既相互滋养,又相互克伐。如《素问·阴阳应象大论篇》中说:"味归形,形归气,气归精,精归化,精食气,形食味,化生精,气生形,味伤形。气伤精,精化为气,气伤于味。"气有精粗,故阴阳各有其精,精足于内,形充在外,阴阳二精之间必须保持沟通以达到协调的状态。若有一方的虚实,则表现为病态。如本论中所说"东方阳也,阳者其精并于上,并于上,则上明而下虚,故使耳目聪明,而手足不便也。西方阴也,阴者其精并于下,并于下,则下盛而上虚,故其耳目不聪明,而手足便也"。

　　然而必须注意到,先天之精,在很大程度上决定了一个人的体力与智力,固然重要,但后天的补养以及学习与努力同样非常重要,这种知识和精神的培养主要是通过神来完成的。

(三) 神

　　在精气神三者中,神是最关键、最复杂的问题,最能体现出人的特点,也是联系精气的关键所在。

　　《说文解字》中说:"神,天神引出万物者也。"古人无法解释自然界中存在的各种复杂现象,只能将其归结在鬼神这些不知的事物上。清代学者徐灏在《说文解字注笺》中进一步解释神为"天地生万物,物有主之者曰神",即神为主宰,指主宰天地自然变化的自然界本身所固有的客观规律。神是非常微妙的,所以《周易·系辞上》中说"阴阳不测之谓神"。但是同时又说"一阴一阳之谓道",虽然有了阴阳作为了解世界的途径和方法,但无论任何时代,也无论人们的认识能力达到何种深度,总会存在认识所不能及的盲区。在对待这个盲区的态度上可分为两种,一种是继续深入探究,一种为委之于鬼神,所以神在此就有两种解释，一种为心神，是人文精神的积极可知论，一种为神本位的消极不可知论。中国古人人文精神觉醒很早，在此我们讨论的神主要是心神，即人对客观世界和精神世界的认识能力。

神与精气是密切相关的。《礼记·祭义》中说"气也者，神之盛也"，意思是神的感应依赖于气。又《孟子·公孙丑上》中说："夫志，气之帅也；气，体之充也。"东汉经学家赵岐注曰："气所以充满形体为喜怒也。"志是属于神的范畴，人的感情、信念等精神品质都属于神，气的不同运动方式和程度决定了喜怒哀乐等神志的变化。同时精气的量也在很大程度决定着一个人神的等阶，身体素质好的人精神一般积极向上，而身体素质下降也会随之出现精神的萎靡，反过来也是一样的，说明了神与精气的相依不离，互为因果。圣人之于凡人之间的最大区别不在于气的多少，而在气的运用合理，神不是独立存在的，而是依附于气，所谓浩然之气，正是结构最为致密合理的气。孟子说"我善养吾浩然之气"中的"气"，当恰是能达到"喜怒哀乐之未发谓之中，发而皆中节谓之和"的状态。关于如何才能显现圣人之神，在《吕氏春秋·论人》中说："太上反诸己，其次求诸人……何谓反诸己也？适耳目，节嗜欲，释智谋，去巧故，而游意乎无穷之次，事心乎自然之涂。若此，则无以害其天矣。无以害其天则知精，知精则知神，知神之谓得一。"这就是说，只有一个人能够在相当程度上去除自私自利之心，才能使个人的精气不受到损耗，从而才能使神达到细微绝妙的地步，这是最高级的神，只有这个最高层次的神如如不动，才能在非常具体的环境中随机而变，才能真正体现出"天人合一"。依照佛家的观点，佛性"在圣不增，在凡不减"，普通人因为烦恼障碍无法获得，实际上佛性就是最高的神，就是妙明真心，这与《周易·系辞上》中说的"易无思也，无为也，寂然不动，感而遂通天下之故，非天下至神，其孰能与于此"。神所以能够通天达地及人，是精气在运行中不受到各种欲望和事物的干扰，当发则发，应收则收，与天地同体，任运自然，在中国儒、释、道三家文化中，都有炼气存养的具体方法，虽然具体方式上有所差别，但大体都是"炼精化气，炼精化神，炼神还虚"的路线，是将认识与实践统一起来的神的修炼过程，可见神与精气是不可分开的。

在《黄帝内经》理论中，神有不同的含义。如《素问·天元纪大论篇》中说："夫五运阴阳者，天地之道也，万物之纲纪，变化之父母，生杀之本始，神明之府也,可不通乎！故物生谓之化,物极谓之变,阴阳不测谓之神,神用无方谓之圣。"这是最高级别的神,若用言语来描述它,自然的变化之道。自然之神最终要为人所知所用,故《黄帝内经》中就有了有关人神的描述,如《素问·八正神明论篇》中所说"神乎神,耳不闻,目明心开而志先,慧然独悟,口弗能言,俱视独见,视若昏,昭然独明,若风吹云,故曰神",这就是人能够顺天、知天进而辅天的能力。虽然每个人都有内在的潜质通达此神,但真正现实具有的人却非常少见,此状态已臻化精,非言语能够描述,只能用心体悟,最高层次的神,不只是知识性的聪明,更应属于心通天地人三才知"道"的智慧。通达此神的人,一定是经过大量艰苦的学习和实践,是渐修之后的顿悟,它不是一种什么都可以以手传递的具体物件,也不是可以口耳相传,令人立刻掌握,马上能够应用的方法,而是一条冷暖自知的心路历程。

神是寄藏于心中的,神有广义和狭义之分,广义的神是一身所有活动,狭义的神则特指人的精神活动,两者是统一的。因为在中国哲学思想中,形和神本质上一体无二,不可分开的,所以所有的机体活动必然有一个精神上的内在驱动,内在心神或大或小的活动也定会在机体上产生反应。若能深入了解"天人合一"的内涵,理解心物一元这一点并不困难,佛学中讲"唯识无境""万法唯心",阳明心学中说"心外无物,心外无理",与此都是一样的含义。五脏藏五志,五志都属于神的范畴,分别为心藏神、肺藏魄、肝藏魂、脾藏意、肾藏志,这是将最根本的心神之应用进一步细化,这个层面的心神不是最根本的"心者,君主之官,神明出焉"的心神,只能在一定程度上代表心君,大体可以将它归纳为膻中,即心包络的功能。"膻中者,臣使之官,喜乐出焉",正如古代君王近侍的私人智囊和秘书机构,如清代的军机处,可以在相当程度上代表君王的意旨,但两者功能绝不是简单的等同,君王有对诸臣下的最终控制权和对事情的最终决定权。借这个比喻来说明"精气神"的神与五脏中"心之神"的区别,旨在说明神有不同的层次,最高级的神不仅能主宰心脏,且是能够主宰五脏六腑、四肢百骸的根本精神意识,可以从全局上了解身体各部的情况,及相互之间的关系,并掌控脏腑气血经络肢体的运动。在治疗中能够把握最要害处是为"知机",称为"治神"。同样,古人也十分重视从神的高度进行养生,所谓"仁者寿"就是从最高层的神的角度来实现预防保健的目的。

（四）精气神与三才

精气神是人身三宝,是所有精神意识、机体生命活动的内在根本,精气神恰如天地人三才在人身上的投射。

上天风云变幻,恒动不居,正如乾卦之自强不息,气如天,动是气的根本特点,无论是宗气、营气还是卫气,其中尤以卫气最为明显,所谓慓疾滑利是也。气不能不动,气的动象一旦被遏制,则会产生气滞诸症,成为人体发病的重要原因。同时气也因其恒动无常,容易产生耗散,所以过度劳力则伤气。人的气非常容易受到自然天气变化的影响,天有六气,过度则为六淫,六淫伤人最先受害者是卫气,也说明了气与天的关联性。

大地厚重沉稳,静敛矜持,恰为坤卦之厚德载物。精如地之核心,能不断向内、向下沉潜,从外看来形成了封藏而静的状态,但其中却是蕴含着巨大的根本的能量,是精的特点。五脏各有其精,但统归肾精总属,精不可妄泄,泄则根基不固,引力不足,若肾精亏虚,则人体会发生各种不能敛降的症状,人与大地的厚重之性也无法得到共鸣。肾精是人体最内层次的物质基础,一般来说,六气情志不能轻易损之,房劳过度是造成肾精不足的最主要原因。所以在《素问·上古天真论篇》中讲到"醉以入房,以欲竭其精,以耗散其真,不知持满,不时御神,务快其心,逆于生乐,起居无节,故半百而衰也",指出人的衰老与肾精有密切关系,保精持满是养生的最重要因素。现代人追求"性福",竞相以耗散为乐事,这种现象应有深刻的时代背景,工业化时代人们对大地中煤炭、石油和矿藏的疯狂掠夺,相当于劫夺了大地的肾精,有大地肾精流失的大势,天人一体,在人出现肾气不足就是自然而然的现象了。

人神居中,是上下沟通天地,左右旁及他人的中间环节,心神突出表现的是人对自然和社会的沟通理解能力。在精气神三者之中,若精气偏重于人的自然物质性,神则偏重于人的人文精神性。神居精气之中,对精气两者有最高的掌控能力,心神安定则气机畅达,《中庸》中说"喜怒哀乐之未发谓之中,发而皆中节谓之和",心神中和,则脏腑之气上下有节、开合有度,不会出现过与不及。但能达到心神的中正平和并非易事,一定需要对自然和社会有相当的认识,单纯为了心态平和而采取平和是靠不住的。某种程度上,平和的心神一定要经过不平凡的训练,是曾经沧海之后的从容练达,是饱经风霜后的尘埃落定,是历尽苦难后的荣辱不惊,心神安定是人生的大智慧。神同时也受精气两者的制约,尤其在幼年和老年阶段的人,因气与精的不足或逆乱常见于这两个年龄段的人,更容易看出身体状况对心神的影响。疾病状态下,人对很多事物的理解判断能力下降或偏移,也是同样的道理。劳心易造成心神的耗伤,心神一伤,上伤及气,下伤及精,最是关键。

　　说到最终的根本上,精气神本来一体,正如天地人本来一体,都是不可能截然分开而论的,其关系也必然是相互影响,此中有彼,彼中有此的。另应该看到,若只谈精,就会陷入先天决定论;若只谈气,就会引起环境决定论;若只谈神,就会落于狂妄虚玄说,所以三者必须在一起。从三才角度来看待精气神,不失为一个很好的方式。

三、三才思想与藏象学说

　　藏象学说是通过对人体生理、病理现象的观察,来研究人体各脏腑的生理功能、病理变化及其相互关系的学说。"藏象"二字首见于《素问·六节藏象论篇》之"藏象何如"? 唐代王冰的解释是"象,谓所见于外,可阅者也"。明代张景岳在《类经》中的解释为"象,形象也,脏居于内,形见于外,故曰藏象"[①],这是一种典型的"有诸内者形诸外"(《丹溪心法·能合脉色可以万全》)[②]的内外一体式思维方法,是《黄帝内经》整体观的一个重要体现。藏象学说,在中医学理论体系中占有极其重要的地位,对于阐明人体的生理和病理,对于临床实践具有普遍的指导意义。王洪图认为,藏象学说的范围并不局限在脏腑,而是讲正常的人和天地自然相应的关系,仅可以说脏腑是藏象学说的核心,并认为四时五脏阴阳是研究藏象学说的重要方法[③]。所以在理解藏象学说时,不能如现代医学的生理学,仅局限在人的范围之内,否则便无法理解该学说的精髓。若欲阐明藏象学说与三才思想的密切关系,我们有必要用"从藏象看三才,及从三

---

①　张景岳.类经[M].北京:学苑出版社,2005:46.
②　田思胜.朱丹溪医学全书[M].北京:中国中医药出版社,2006:86.
③　王洪图.王洪图内经讲稿[M].北京:人民卫生出版社,2008:106-107.

才看藏象"两个视角,分别进行讨论。

(一) 从藏象理解天地人三才

按照现代医学的观念,形态学总是优先考虑的,所以解剖学是被称为现代医学的基石而受到重视,有人甚至依照现代医学的思路认为中医学没有解剖学,这种观点是不妥的。在中医学看来,人体的形态固然重要,但功能更加关键,因所谓疾病就是人的身心不适,更多表现出是功能态的减弱或不调。所以中医走向了一条"精于气化,粗于形质"的道路,始终关注人的切身感受,着眼于迫切需要解决的大问题,着眼于每个具体的患者最为痛苦的症状,将医学定位于治疗病的人,而不是人的病,着重于解决人的问题,这是中医学乃至中华传统文化中的大智慧。

"人以天地之气生,四时之法成",虽然天地间所有生物皆从天地中受气,但人是最能反映天地变化的生物体,最能感知天地变化,并能积极参与天地运动。在人的身上,宇宙自然的规律得到最充分的体现,藏象学说就是天地之于人在医学上最核心的基础原理之一。由此核心出发,构成了"天地—心神—脏腑—经络—四肢百骸、五官九窍"的由外到内,再由内到外的浑然统一,并相互影响的整体。人体的脏腑是天地精气的汇聚,人体的一切功能均有赖于脏腑功能的正常,这就是为什么中医学治疗疾病时,总是本着一条由内到外、由大到小的路线,而非如现代医学的头痛医头,脚痛医脚,是割裂的,局部的。

1. 脏藏精属阴象地　"五脏者,藏精气而不泻",这是《素问·五藏别论篇》中对五脏最经典的定义。意为五脏秉受阴气而成,五行之精气汇聚于脏,静而不动,虽静但是却蕴含着动的物质基础。这是"阴者,藏精而起亟也",天与地和,阴与阳和,只有在阴气固秘的前提下,阳气在运动中才能充分地展现其功能。阴越稳定强大,则阳越灵活有力,如张弓射箭的过程,弓越硬其能够耐受的拉力越大,箭才射出得越远越有力。脏就是这种极具稳定性和潜在能量的精的聚合体,可将脏喻为人体内部的核反应堆。所以《素问·五脏别论篇》言脏为"满而不能实",是脏中当纯为精气,且精气的聚合以多、坚、定为准则,恰如"泰山不拒细壤,故能成其高;江海不择细流,故能就其深"。脏的精气虽然以定为原则,但并不能理解为死定,它必然是流动的,正如大地与天空必然存在气息的交通一般。按照一般的观点,脏的精气来源于两个方面,《素问·阴阳应象大论篇》中以一句话概括了这两个来源,即"天气通于肺,地气通于嗌"。一部分是通过嗌纳入水谷,食物水谷是自然界阴阳二气的凝结之物,即饮食是精气的来源之一。食物被消化吸收后,其中的精微物质,经过一系列的复杂转化,最终归于脏,有关此过程在《素问·经脉别论篇》中有详述,"食气入胃,散精于肝,淫气于筋……腑精神明,留于四脏……饮入于胃,游溢精气……水精四布,五经并行,合于四时五脏",除了一部分皮肤、筋脉等外周组织必要的消耗外,最精微澄净的部分最终皆纳入脏中。另一部分来自自然的清气,肺主一身之气,以《难经·四难》所言"呼出心与肺,吸入肾与肝"的方式吐故纳新,成为脏中吸纳清气与排出浊气的共同通路。"阳化气,阴成形",自然清气与水谷中的阴阳精华通过这两个途径不断吸收、萃取、凝聚,成为五脏的物质基础。然而,仅仅认识到脏聚藏精气还是远远不够的,因藏并不是最终的目的,能适当地用才是脏精强大的意义所在,这应是一个既能收拢又能发越的良性互动。在使用脏精的过程中,人的认识和情感起到非常重要的作用,即精气要用到哪里,如何使用的问题,借用哲学的语言就是认识论与方法论的问题。聚精会神是困难的,而放逸身心是简单的,恰如财富的积累是长期的,而挥霍一空常常很快。所以中医养生学说之中从来都强调"清心寡欲",就是要减少精气的耗散,道家言"致虚极,守静笃",皆是以内心安静而无妄念使五脏之精依照自然的法则不断积累,减少无意义的消耗。沉静刚毅而能聚敛精气,因不自满而渐成满象,故真正身体健康的人,性格常常是从容安定的。脏不受水谷,但受水谷之精微,则其中的"实"如何出现?当有三种情况,第一仍属水谷与清气的摄入不洁、不节或五味的偏嗜;第二为外邪的逐步侵袭而入或直中入脏;第三是来自心神以及其统领的五脏主神应用上的偏差,如怒喜思忧恐惊等过度,都可使脏精的储存方式、储存内容及运用方式出现错误,改变脏的至精至纯状态。内外三因只要造成五脏的精气逆乱,因脏藏精气的作用是决定人体"生、长、化、收、藏"功能正常的根本前提,会形成"脏—腑—经—络—五官九窍、四肢百骸"的功能出现一连串的连锁反应,非常复杂。

2. 腑行气属阳象天　《素问·灵兰秘典论篇》对腑的根本定义是"六腑者,传化物而不藏",传化是六腑的共同特性;若把五脏比作坚实的大地,则六腑更多是秉受天之阳气而成,具备天变动不居的性质。传化是将外来的水谷不断转运并消化输导,将精微部分一部分供给四肢及经脉等的使用,最精微的一部分供给五脏,糟粕部分则化为粪便与尿液排出体外。《素问·五脏别论篇》中说:"夫胃、大肠、小肠、三焦、膀胱,此五者天气之所生也,其气象天,故泻而不藏,此受五脏浊气,名曰传化之腑,此不能久留,输泻者也。"没有天气的运动和变化,大地上的所有物质和生命形态都会处在停滞的状态,没有六腑的通降运动实现物质能量的不断进出,人体的生命活动便无法正常运行。所以腑必须保持通畅的状态,即阳动之象,故《素问·五脏别论篇》还说"水谷入口,则胃实而肠虚;食下,则肠实而胃虚"。胃、小肠、大肠有虚有实,虚实两相的不停转变构成了腑的动象。虽然六腑象天属阳,但天地阴阳是相通且相互为用的,通过阴升阳降最终汇为一体,腑的运化通降正常与脏藏精起亟互为前提,所以《素问·六节藏象论篇》说"脾、胃、大肠、小肠、三焦、膀胱者,仓廪之本,营之居也,名曰器,能化糟粕,转味而入出者也,其华在唇四白,其充在肌,其味甘,其色黄,此至阴之类,通于土气"。各腑运化水谷,成为营血化生之源,化五味成精先入脏而后出达全身,营血的形象与功能在外表现在唇口,实现"纳入通降—生化精血—排出糟粕—藏精而用—再次纳入"的良性循环。盈余之营血则能充肌肉健四肢,使获得食物、化生精血的能力得以维持甚至加强。《素问·六节藏象论篇》还讲道:"形脏四、神脏五。"脾是神脏,而非形脏,有功能但无具体解剖形态,不能把现代医学的脾脏同中医学的脾混为一谈。可以这样理解,中医学的脾脏是其他肝、心、肺、肾四形脏在腑的综合代理,这在《素问·太阴阳明论篇》有明确的表达,云"脾者土也,治中央,常以四时长四脏,各十八日寄治,不得独主于时也。脾脏者,常著胃土之精也。土者,生万物而法天地,故上下至头足,不得主时也"。四形脏等通过脾分别与其相表里的腑进一步加强了联系,然由于脾与胃的关系最为密切,所以脾胃中州构成表里脏腑。上下左右均不离中,中州斡旋顺畅才能使阴阳协调,开合有度,形神合一。脾的最大功能是统领以上各腑协同发挥作用,在通降运动中达到分步骤分泌清浊的目的。

3. 奇恒之府兼而有之 《素问·五脏别论篇》中说:"脑、髓、骨、脉、胆、女子胞,此六者,地气之所生也,皆藏于阴而象于地,故藏而不泻,名曰奇恒之府."前面我们谈到五脏象地,但五脏象地的描述在《黄帝内经》中并无明确的定义,然而《黄帝内经》中却有奇恒之府象地的明确阐述,其原因如何? 实际上,对于地的含义,是可以分为地表与地中的。对于绝大多数人来说,能够认识的仅仅是可以表现出功能状态的地表,大地表面的华美景象,河流的流动,对建筑物的支撑,化育万物苍生的功能,都表现在地表,但最终要依赖于地中的能量和物质,这与"肾主骨生髓,脑为髓海""心主血脉",胆汁为肝之余气所聚,女子胞功能为五脏及冲任等经脉正常的综合体现等,道理是完全一致的,故《黄帝内经》将奇恒之腑定义为地,当作地表来理解。与大地内部相较,地表受到天的影响更为直接,奇恒之府亦复如是,必须在地阴"藏"的同时,实现天阳"通"的功能,才可保持正常功能。如头脑之灵活为通,若不通达则少思考而拙笨;血脉要流畅为通,不通则现为痛证;女子胞最大功能为孕育,气血当充而充以供胎儿之用,足月而产如瓜熟蒂落,不通则气血无以养,胞胎无以成,胎成无以下,以上之例,皆可见奇恒之府是兼天阳地阴功能之共而成。

4. 三焦之天地人蕴意　在今人认识六腑来看,三焦是最有争议的,然而三焦理论在藏象学说中却最能表现出中医的根本特点,那就是功能先于形象,系统高于部分。整部《黄帝内经》论及藏象的文字有很多,《素问》中的专篇有《灵兰秘典论篇》《六节藏象论篇》《五脏别论篇》《经脉别论篇》《藏气法时论篇》等,《灵枢》中还有《本神》《营卫生会》等,从生理、病理、与时空的相应等不同角度阐述了不同脏腑的性质与功能特点。《素问·灵兰秘典论篇》将人的身体比作一个国家,借用古代官制即"相使"与"贵贱"来说明脏腑的职能,很能体现出中医藏象学说中的"以象而不以质"的特点,其中云"三焦者,决渎之官,水道出焉",决渎是通利水道。《春秋繁露·求雨》中说"通道桥之壅塞,不行者决渎之",即全身的水必要通过三焦气化,才能顺畅流通并代谢。《灵枢·营卫生会》进一步形象地解释了三焦的水液代谢状态,言"上焦如雾,中焦如沤,下焦如渎",结合《难经·六十六难》所言"三焦者,原气之别使也,主通行三气,经历于五脏六腑",可见三焦是以气为统领,根据气行则水行的原理,对人体进行了宏观部位与功能的归类。一气分为天人地三才,分别与上中下焦相应,如《圣济总录·三焦统论》所言:"论曰三焦有名无形,主持诸气,以象三才之用,故呼吸升降,水谷往来,皆待此以通达,是以上焦在心下,主内而不出;中焦在胃脘,主腐熟水谷；下焦在脐下，主分别清浊。出而不内，统而论之。三者之用，又本于中焦。中焦者，胃脘也，天五之冲气，阴阳清浊，自此而分，十二经络所自始，或不得其平，则有寒热偏胜虚实不同，营卫滞涩，清浊不分，而生诸病矣。故曰气会三焦，手少阳脉通于膻中，膻中臣使之官。为气之海，审此则知三焦者，冲和之本。"在此理论的实际运用上，针对三焦的虚证，《医述·咳嗽》有"三焦俱虚者，用加味三才汤"；对于三焦的实证，吴鞠通《温病条辨》中说"治上焦如羽，非轻不举；治中焦如衡，非平不安；治下焦如权，非重不沉"，颇能体现出天清地浊，人居于中，平衡斡旋的意味。现代孙广仁认为："上焦包括心、肺两脏，以及头面部；中焦是指膈以下、脐以上的上腹部，包括脾、胃、肝胆等脏腑；下焦一般以脐以下的部位，包括肾、膀胱、大肠、小肠、女子胞、精室等脏腑及两下肢。"①

（二）从天地人三才看藏象

藏象学说表现的不仅仅是人体内脏腑的生理病理与外在表现之间的统一，也是与自然界的各种不同属性的统一。五行学说在藏象学说中起到非常关键的纽带作用，体现了五脏的相生相克，既相辅助，又相制约的协调关系。同时又以五行为纲，将自然界的各种实体事物和抽象属性用此五种属性进行归纳总结。藏象学说中以五脏为解释的中心，以分属五行为纲，既将人体各部分如筋、脉、肉、皮、骨等五体，又将眼、舌、唇、鼻、耳等五官归纳在五脏统领的五行系统之中，也将人体当外境而能感知的色觉、味觉、嗅觉、空间觉、时间觉、情绪觉等感受的不同分别归纳在五行系统中。同时将外在自然环境中的一切事物按照五行进行分类，如此便构成了通过五行为纽带的人体内环境与外界自然环境的统一，以及人的精神行为和物质条件的统一。正由于藏象学说广阔的天地视角，使中医学的整体观进一步理论化、细致化。更重要的是将人的脏腑与天地统一起来，使中医学的脏腑生理学不似现代医学的生理学被牢牢禁锢在人体器官范围之内，而是由此开辟了博大幽深的天人境界，给中医临床实践提供了很大的自由空间。

---

① 孙广仁.中医基础理论[M].北京：中国中医药出版社，2002：299.

我们大体可以将这个天地人三才大系统分为人体的内五行和自然的外五行系统,三才可分五行,即天有五行,地有五行,人有五行,五行相通实则是三才相通的另外一种表现方式,下面将借助这两个系统来分述《黄帝内经》的藏象学说。

1. 人体的内五行系统　藏象学说体现了五脏为中心的整体观,《素问·六节藏象论篇》中详述了内五行系统:"心者,生之本,神之变也;其华在面,其充在血脉,为阳中之太阳,通于夏气。肺者,气之本,魄之处也;其华在毛,其充在皮,为阳中之太阴,通于秋气。肾者,主蛰,封藏之本,精之处也;其华在发,其充在骨,为阴中之少阴,通于冬气。肝者,罢极之本,魂之居也;其华在爪,其充在筋,以生血气,其味酸,其色苍,此为阳中之少阳,通于春气。脾、胃、大肠、小肠、三焦、膀胱者,仓廪之本,营之居也,名曰器,能化糟粕,转味而入出者也,其华在唇四白,其充在肌,其味甘,其色黄,此至阴之类,通于土气。"由肝、心、脾、肺、肾五脏为统领,将其华即表面、其充即中间、其神的变化及与不同季节之气联系起来,又用阳中之太阳、阳中之太阴、阴中之少阴、阳中之少阳等表示五脏及其所属的位置关系及相互转化,如此又使看似独立的五脏系统相生相克,不可分离而合为一个统一整体。家有千口,主事一人,一个整体必有总领之者,"心者,君主之官,神明出焉",心为全身之主,"主明则下安,主不明则十二官危,使道闭塞而不通,形乃大伤,以此养生则殆,以为天下者,其宗大危,戒之戒之"。这里十分强调"主明"是十二官功能正常的前提保障,但这个明不是仅仅心的神明正常,这个心也不限于脏腑之一的心,更不是现代医学中的心脏,而是源于意识又高于意识的"毋意、毋必、毋固、毋我"[①]的真心。没有精神疾患甚至头脑异常聪明都还不足以谓之"主明","主明"应该是在认识上能通天地人之后的"无思也,无为也,寂然不动,感而遂通天下之故"的"天人合一"境界,如此通过这个君主之官的心,便与天地之道相合,实现了心合于道,道本唯一的状态。

2. 天地的外五行系统　《黄帝内经》中对自然界物质和变化的五行归类的描述往往是和人体的脏腑密切联系在一起的。如《素问·阴阳应象大论篇》

---

① 刘俊田,林松,禹克坤.四书全译[M].贵阳:贵州人民出版社,1988:187.

中"东方生风,风生木,木生酸,酸生肝,肝生筋,筋生心,肝主目。其在天为玄,在人为道,在地为化;化生五味,道生智,玄生神。神在天为风,在地为木,在体为筋,在脏为肝,在色为苍,在音为角,在声为呼,在变动为握,在窍为目,在味为酸,在志为怒。怒伤肝,悲胜怒;风伤筋,燥胜风;酸伤筋,辛胜酸"。《素问·金匮真言论篇》中还有"东风生于春,病在肝,俞在颈项……东方青色,入通于肝,开窍于目,藏精于肝。其病发惊骇,其味酸,其类草木,其畜鸡,其谷麦,其应四时,上为岁星,是以春气在头也。其音角,其数八,是以知病之在筋也,其臭臊"。在上述原文所属章节中,各有关于心、脾、肺、肾四脏相合的外五行系统的相同体例的论述,在此不再列出。从这两段文字可以看出,中国古人用五行为纲将方位、天气变化、五味、五畜、五谷、五星、五音、数字等人体之外所有的自然物质和变化统一起来,并与人体的五脏相通。关于自然的五行归类,除《黄帝内经》外在先秦两汉的《尚书》《管子》《吕氏春秋》《春秋繁露》等著作中都有相关论述。

在上述两段之后,我们可将《黄帝内经》内外五行相对应各项汇总成表格,以便于查看(表3-1)。

表3-1 《黄帝内经》内外五行汇总

人体内五行系统							自然界外五行系统							
五行	五脏	官窍	五体	五声	五志	变动	病位	五方	五季	气候	五味	五色	五音	五谷	五嗅	五畜	五星
木	肝	目	筋	呼	怒	握	颈项	东	春	风	酸	青	角	麦	臊	鸡	岁星
火	心	舌	脉	笑	喜	哕	胸胁	南	夏	热	苦	赤	徵	黍	焦	羊	荧惑星
土	脾	口	肉	歌	思	哕	脊	中	长夏	湿	甘	黄	宫	稷	香	牛	镇星
金	肺	鼻	皮	哭	忧	咳	肩背	西	秋	燥	辛	白	商	稻	腥	马	太白星
水	肾	耳	骨	呻	恐	栗	腰股	北	冬	寒	咸	黑	羽	豆	腐	彘	辰星

3. 天地人内外五行系统的贯通 《素问·阴阳应象大论篇》中说:"东方生风……西方生燥……南方生火……北方生寒……中央生湿。"从这一大段论述中可以看出,是三才主线将天地人从空间到时间上有机联系起来,并包含人之情志,成为一个整体,为从天地整体高度和广度上解释人体的生理病理现象提供了清晰的思路。《黄帝内经》以三才为主线,以五行为工具的天地人"象"

的贯通在这段文字中的表达还是略显简单,出现这种简单的纲要式行文方式,应与当时的儒医不分,学医者均有很好的易学及其他系统基础知识有关。但这种系统化思维方式可能与现代人的思维习惯有很大不同,故而造成理解上的困难,甚至出现被批为"迷信""牵强附会""伪科学"的倾向。若参合《周易·说卦传》中对八卦卦象的解释方式当可更好地理解这段文字的主旨,如乾卦"战乎乾……乾西北之卦也……健也……乾为马……乾为首……乾,天也,故称乎父……乾为天,为圜,为君,为父,为玉,为金,为寒,为冰,为大赤,为良马,为老马,为瘠马,为驳马,为木果"①,结合《周易·上经》中"乾,元亨利贞"等其他条文,不难看出每一卦都是贯通天地人的。但即便如此详细,若与天地之广、人之繁杂来比,仍是挂一漏万,实因中国人强调思维方法的重要性,也可称为"悟性",与之相比,具体的细节知识倒在其次了。"不愤不启,不悱不发,举一隅,不以三隅反,则不复也"(《论语·述而》)②,孔子的教育思想,不重机械地灌输,而是非常强调对学生的启发,以及学生的独立思考和融会贯通能力的培养,也就是悟性了,可以说这也是中医学的另一个重要特点。

《灵枢·经别》中云:"余闻人之合于天道也,内有五脏,以应五音、五色、五时、五味、五位也。"人的五脏与外在的五时、五位相合,五时是指时间,五位是言空间,两者相合就是时空即宇宙,宇宙万物皆可归入这个外五行系统。人的感觉器官与外界因素相遇,则产生五色、五味、五音等辨识,这一段指出了人如何与自然天地相合,这是一个十分具体的问题。以颜色为例,五色调和生出千万种色,这是一个数学组合问题,可以演化出无限多而绝非简单的五种。再向大处看,一个事物往往也不是单纯地只通过颜色就可以分辨,而是往往杂合了冷热、质地、光泽、软硬、颜色、声音、气味等因素的综合体。所以这时就需要一种"象"来综合,而且"大象"中又包含若干"小象"。若换一个角度来看,若干"小象"也可能重新组合成一个新的"大象"。五行是中国式意象思维的一种表达方式。象思维有一个重要的特点,便是可以将看似不相干的事物,甚至把差别巨大的物质和精神统一在一起,"象"就是人触景生情后的内心写照,或可借

---

①　周振甫.周易译注[M].北京:中华书局,1991:281-284.

②　刘俊田,林松,禹克坤.四书全译[M].贵阳:贵州人民出版社,1988:161.

助文学上的"通感"一词来解释之。统一的落脚点既可以说在天,也可称之为"道",也可以说在人,或可称之为"心",最终归结在天人合一上。

(三) 三才贯穿之藏象学说的实际运用

"天食人以五气,地食人以五味……气和而生,津液相成,神乃自生"(《素问·六节藏象论》)。人不能离开自然环境独立存在,健康则需从天地中获得必要的养身之资,患病则需要治疗就必于自然中寻求治病良药。但哪些药物是适合或不适合? 如何才能最合理地使用天地中的资源以治病防病,养生延年? 天地与人的沟通如何进行? 五行不是单一、僵化的,"草生五色,五色之变,不可胜视,草生五味,五味之美,不可胜极,嗜欲不同,各有所通",这是讲五色为基本色,但可以通过演变,而成不可胜数,并各有所归于五脏的不同部位。五脏是大体的分法,肝、心、脾、肺、肾,看似截然分开,实则怎么可能那么绝对? 一定是五脏之中复有五脏、五行之中复有五行,只是我们取大略小而作方便称名罢了。以肺为例,肺左两叶右三叶,有的居于内靠近心,有的居于外靠近胸壁,有的居于上所谓肺尖,有的居于下接近膈膜,位置的不同,在功能上是一定有区别的。尤其在疾病中,若泛泛而谈地用一个肺全部代表,便很难说明其中的具体差别。再如清肺降火的药物,有黄芩、葶苈子、鱼腥草、桑白皮、贝母、天花粉、山豆根,如此许多药物皆有清肺火之功,但又各有不同。如黄芩苦寒,归肺、胆、脾、大肠、小肠经,在清肺泻火同时又兼有止血、安胎之效;桑白皮性寒,归肺、脾经,清肺中兼有利水消肿之功。疾病不同用药也一定不同,此处略举两例说明不同药物与人体的不同部位有特定的契合关系。即便源于同样一种植物,功效也因使用的部位不同和炮制方法不同而有异。如板蓝根、大青叶、青黛三味药同源自十字科植物菘蓝,在相同的清热解毒功效外,板蓝根有利咽之长,而大青叶善于凉血化斑,青黛则有消痰散肿之长、清肝定惊之功。出现这种不同的原因应在于不同的药物五气杂合的比例、顺序、结构等有不同,便表现出千差万别的性状和功能的不同,与人体脏腑可以产生共振式互感的具体部位也不尽相同。正如接受发射器一定频率的电波必须要有相应频率的接收器一般,这是中医整体综合论中的分析法。我们在联系内五行和外五行时,定要既有大象,又有小象;既有概括,又有分析,尽量使意象合一,方能切中要领,真正理解三才思想贯穿下的藏象学说。

四、三才思想与意象

意象是中国文化中非常重要的一部分,在中国的哲学、美学、文学、艺术、医学中均有广泛性的应用,如我们经常说中国古体诗是诗中有画,中国的国画是画中有诗,若能将具有相同意境的一幅画与一首诗同时体现在一件作品上,则堪称精品。诗与画本属于两个相去甚远的艺术形式,但是却由于意象的沟通被很好地联系成一体。更可贵的是,我们的祖先,还可以将印章、书法等其他要素有机配合,更能加强其艺术表现能力,可见意象的沟通是全面的。中国画重视写意,西方画注重写实,这是大家都认可的事实,足见意象是中国传统文化中非常具有基础性、代表性和特殊性的思维方法。我们甚至可以这样讲,若对于意象的问题没有一个基本的认识,很难真正体会到中华文化的特点和价值,也很难对中医学基础理论及历代著名医家的不同观点进行深入的学习和继承。这里还需要明确一个问题,有关意象还有形象、物象等不同概念,有不少学者认为它们都是属于象思维的大范畴。我们认为,意象就是主客观的结合,不是形象、物象、象思维等所能涵盖的。

有关意象的记载最早见于《周易·系辞上》中的"子曰:书不尽言,言不尽意,然则圣人之意,其不可见乎? 子曰:圣人立象以尽意,设卦以尽情伪,系辞焉以尽其言,变而通之以尽利,鼓之舞之以尽神"。这段话的意思是虽然圣人对世界有了正确的理解,然而由于语言的限制,单纯使用文言很难将圣人心中的理解准确表达出来,必须借助意象才能说明,意象是人对三才及其相互关系的内心感应,是人与人之间相互沟通的重要工具。

(一) 三才与象

《周易》中有关象的概念有天地之象、形象、物象、取象、卦象、拟象等,反映了人对天地自然万物,和人类社会关系的认识过程和认识结果,是认识的主体与客体相互作用的结果。在中国文化中,主体与客体并不能截然分开,若机械地斩为两段,于中国式的解释方法定会出现错误的理解。天地人三才一体,不可能彼此隔绝,圣人对天地人的交通和理解较之一般人更为全面和深刻,也即其与三才的交通中更能反映出自然的规律来,这就是中国古人一贯追求的"道"。道是客观存在的,并不以人的主观意志而转移。"人可弘道,非道弘人",道虽客观,非人不可言明之,圣人言行举止皆能合道。圣人存于世,并不以个人明道为最高追求,而是要以行道于世,教化天下为最终目标,所以必须将自身对道的理解表达出来。认识"道"的过程是复杂的,向他人表达认识的过程也是分成多个层次和阶段,正如介绍一条大路,需要借助路上的不同站点一样。天地中存在如此多的事物,小的事物又可能由不同的方式组合而成更大的系统,构成另一事物,故象是多方面的,有大与小、分析与综合、具体与概括等不同,就一个事物来说,没有哪个事物的存在不依赖条件,所以其表现出来的性质就依据具体条件而有各种不同,这要求我们要想全面了解一个事物,必须全面分析其各方面的特点,才能做出一个相对正确全面的判断。

在中国人的传统思维方法中,认识天地自然与认识人类社会是可以采用同样的方法的,由大知小,由小见大,将天地比作一人,将一人看作天地。《周易・系辞下》中说:"古者包牺氏之王天下也,仰则观象于天,俯则观法于地,观鸟兽之文,与地之宜,圣人之作《易》,无大不极,无微不究。大则取象天地,细则观鸟兽之文,与地之宜也。"其中的"仰观象"与"俯观法","鸟兽文"与"地之宜",都属于象的范畴。只是有的用了象这个词,有的为了避免重复,改用其他词语而已。可见,中国古代哲人已经充分意识到事物的普遍联系性和复杂性,是既有系统又有部分,既有独立又有联系的普遍联系的系统论认识方法。掌握知识的多寡,与综合分析所掌握材料的能力对最终做出正确的判断起着至关重要的作用。天地人三才是对世界万事万物的高度总结,可以这样讲,无论各种象,都是来自天地人,又应用于天地人,象是对天地人三才本身及其相互关系的高度概括。

(二) 三才与意

前面所说的象,是对自然和人类社会的摹写,当然是离不开人的参与。单纯讲象是偏于客观方面的,然而我们稍一思考就可以发现完全客观的东西根本就是不存在的,离开了认识主体的人,根本就无所谓客观,所谓客观的现象根本就没有任何意义,正如风景再好,若不睁开眼睛去看只等同于无一样。所以还必须有一个主观的东西与之相互配合，相互制约，才能体现出主客体之间的相互作用、一体两面，这就是"意"。马克思说过："只有音乐才能激起人的音乐感；对于没有音乐感的耳朵来说，最美的音乐毫无意义，不是对象，因为我的对象只能是我的一种本质力量的确证，就是说，它只能像我的本质力量作为一种主体能力自为地存在那样才对我而存在，因为任何一个对象对我的意义（它只是对那个与它相适应的感觉来说才有意义）恰好都以为我的感觉所及的程度为限。因此，社会的人的感觉不同于非社会的人的感觉。"①这段话不仅说明了主客观的不相离，而且说出了每个人的主客观都有不一样的表现。

在《周易》中，意专指"圣人之意"（见《周易·系辞上》），汉魏学者释"圣人之意"为"性与天道"，北宋张载说"性者，万物之一源"（《正蒙·诚明》），清代戴震言"天道者，五行阴阳而已"（《原善》）。为什么圣人的意即是"性与天道"呢？圣人看待世界的眼光，与对待世界的态度，全面、系统而且深刻，与常人有不同，且能够根据具体情况作出相应的调整，是能"随心所欲而不逾矩"的。最重要的是圣人的意能最大限度地减少因个人情绪、好恶带来的影响，这是一般人很难企及的，即圣人的意是主观与客观交融之后在内心的恰当合适的反映。不同一般人的意，是歪曲、割裂、肤浅的象，有很大的盲目性和随意性。换句话说，在圣人的层次，意是对象的真实反映，意和象两者就如物与镜子一样，并无二致。对于圣人来讲，意象的区别本来没有实际意义，但是圣人立世本为教化大众，所以必须建立起名相来便于说理，必须用自己的意来引领他人的意，逐步达到实相的最终目的，这就是我们理解的意象概念的来历了。

由上述可知，意与象不可分离，意来源于象，是对天地人三才的主观反映。

五、三才思想与针灸学说

（一）三才思想与经络系统

经络系统的构成也是与三才思想密不可分的。《灵枢·海论》强调："夫十

---

① 马克思.恩格斯.马克思恩格斯全集：第三卷[M].北京：人民出版社，2002：305.

二经脉者,内属于脏腑,外络于肢节。"可见经络是沟通人体上下内外的途径,是联系人与天地的桥梁,通过经络的气血运行,人体自身的整体性被加强,人体与天地的整体性也被加强了。

1. 十二经脉系统结构中的三才含义　人体的经络首先可以分为阳经与阴经两大类,合而成为十二经脉,六阳经之气来自天,六阴经之气来自地。若将双臂上举,人体正如一棵大树一样,可见手三阳与足三阳经的走行均为从上走下,而手三阴与足三阴经的走行均为从下走上,经络中体现出阴升阳降的自然规律,这与自然界中的树木十分相似。但人并不是固定于一处,有行走的功能,不似植物以叶片的光合作用和树根的吸收功能直接从天地中吸收精华,而是经过了复杂的能量传递链通过食物实现了在天地中的采气过程。这些能量集中在人体胸腹部位的脏腑之中,通过阴阳经脉输布于全身,最终体现出人秉受天地之气乃生的道理。十二经脉又可分为手六经与足六经两类。手足六经各分为三阴经与三阳经,手六经位置在上,为天部、上部、阳部,但其中包含手三阴经,这便体现了"阳中有阴"的道理。同样足六经中亦体现出"阴中有阳"的道理,其根源是来自天地人三才之气互通,三才之中复有三才,天中有地,地中有天,这样才可以使三才联成一个统一的整体,不致离散。这是从经络系统的结构上来看。

2. 十二经脉功能中的三才含义　若从功能上来看,这种与天地的一体性便更明显。纵然每条经络都有其起止,而十二经脉的气血流注"周而复始,如环无端",体现了天地之间的大气周流,不知所始,亦不知所终,体现出生命体的形成既是秉受天地之气而生,又必然遵循天地运行的节律。《灵枢·经别》:"余闻人之合于天道也,内有五脏,以应五音、五色、五时、五位也;外有六腑,以应六律。六律建阴阳诸经,而合之十二月、十二辰、十二节、十二经水、十二时、十二经脉者,此五脏六腑之所以应天道。"本段前半部讲的是五脏与天地五行的相合,前文已述,后半段讲的是十二经与天地的相应,文中可见诸多十二,以十二辰最具代表性。《周礼·春官》"冯相氏"中说:"掌十有二岁、十有二月、十有二辰、十日、二十有八星之位,辨其叙事,以会天位。"贾公彦疏:"十有二辰者,谓子、丑、寅、卯之等。"①即子、丑、寅、卯、辰、巳、午、未、申、酉、戌、亥等十

---

① 吕友仁.周礼译注[M].郑州:中州古籍出版社,2004:337.

二地支,其顺序代表事物发展的变化过程,如用阴阳二分、三才三分、五行五分对世界进行归类一样,是对一个相对独立的事物或事件从时间到空间上的十二分法,自然更精确了些(分析这种十二分法是 $2\times2\times3$ 构成的,第一个 2 是阴阳,第二个 2 是阴中有阳,阳中有阴,3 则是各部之中分为三才)。这就使十二经脉的气血变化与天地的诸多以十二为节律的变化合为一体了。如《素问·阴阳别论篇》中说:"人有四经,十二从,何谓? 岐伯对曰:四经应四时,十二从应十二月,十二月应十二脉。"天地大气流转若以 1 年为期,则分为 12 个月作为小的阶段,十二经脉的每一条皆与之相应,即是说在每个月中都有一条经脉作为主要的值守,在诊治时可以首先考虑值守之经。再如十二经脉与一天十二时辰的相应,每个时辰皆有一条经脉为值守之经,诊治时可以首先考虑之。这是《黄帝内经》中体现出的人的经络功能即气血运动与天地运动的统一性。

3. 奇经八脉的三才含义　十二经脉是经脉的细分,奇经八脉是经脉的综合,故从奇经八脉看这种统一性更为明显。《素问·骨空论篇》曰"督脉者,起于少腹以下骨中央""任脉者,起于中极之下"。《灵枢·五音五味》云:"冲脉任脉皆起于胞中。"王冰谓冲、任、督"一源三歧",其意指三脉同出于肾下胞中。任脉为阴脉之海,统领诸阴经,主妊养,属地;督脉为阳脉之海,统领诸阳经,主温煦,属天;冲脉为血海,又称脏腑之海和十二经之海,是将天地之气合并统归于人,故冲脉虽出于胞宫,但走行却彻上彻下。"夫冲脉者,五脏六腑之海也,五脏六腑皆禀焉。其上者,出于颃颡,渗诸阳,灌诸精;其下者,注少阴之大络,出于气街,循阴股内廉,入腘中,伏行骭骨内,下至内踝之后属而别。其下者,并于少阴之经,渗三阴;其前者,伏行出跗属,下循跗,入大指间"(《灵枢·逆顺肥瘦》),体现了人与天地的整体性。这种合天地之气归于人最初是通过父精母血交媾实现的,故有天为父而地为母之说,父精母血便是沟通天地与人最初之精气的桥梁。及至出胎后,"一源三歧",继续对十二经进行统摄、蓄溢、调节,发挥出整体作用,并使人体的先天之精与后天之精进行沟通和转化。这样,通过"一源三歧"将无论从时间的先后,和空间的内外都统一了起来,皆显示出天地人三才的整体性。另外,在奇经八脉中,带脉的循行反映出了人对自己身体的监督掌握能力,"起于季胁,绕腰一周",将身体所有上下走行的经脉,捆扎控制起来,带脉经气不利,则会发生对诸经约束不利的情况。冲脉上下贯通,是纵向联系,带脉辅助冲脉,是横向联系,体现了人自我的控制能力,三才之中,以人为本的思想得以进一步的贯彻。

(二) 三才思想与腧穴

1. 腧穴数量合于天数 十二经脉与1年中12个月相合。同理,人体的腧穴数量也与1年的天数相合。如《素问·阴阳离合论篇》中说"余闻天为阳,地为阴,日为阳,月为阴,大小月三百六十日成一岁,人亦应之"。又《素问·六节藏象论篇》云"行有分纪,周有道理。日行一度,月行十三度而有奇焉。故大小月三百六十五日而成岁,积气余而盈闰矣",这是讲1年365日的道理。《灵枢·九针十二原》云:"节之交,三百六十五会……所言节者,神气之所游行出入也。"既然1年中每日天地的运行模式都是有别于其他,所以对人体的影响也各不相同,造成人体与天地相沟通的孔穴也有不同,这是天地人为何相应的道理。《素问·气穴论篇》中说"气穴三百六十五,以应一岁",这是总结性的话。《素问·六节藏象论篇》还有一段说"天以六六为节,地以九九制会,天有十日,日六竟而周甲,甲六复而终岁,三百六十日法也",这里1年又是360日。这是因为在中国古代历法中,一年有360日和365日两种不同的计数法,不同天数对应不同腧穴数量,在汉代《太平经》残本"灸刺诀第七十四"云:"灸刺者,所以调安三百六十脉,通阴阳之气,而除害者也。三百六十脉者,应一岁三百六十日。日一脉持事,应四时五行而动,出外周旋身上,总于头项,内系于脏。衰盛四时而动移,有疾则不移,度数往来失常,或结或伤,或顺或逆,故当治之。"[①]《黄帝内经》中没有关于腧穴共360个的记述,但《太平经》约与《黄帝内经》同时代,应与《黄帝内经》的思维体系相近,人道与天道相同之含义显现无疑。

2. 腧穴名称中的三才思想 孙思邈《千金翼方》中讲"凡诸孔穴,名不徒设,皆有深意",腧穴的名称对于人们正确理解腧穴的作用,从而能正确地使用适当的腧穴有十分重要的意义。中国古人十分重视名的作用,孔子说"名不

---

① 杨寄林.太平经[M].北京:中华书局,2013:620-621.

正，则言不顺；言不顺，则事不成"（《论语·子路》），荀子说"贵贱明，同异别，如是则志无不喻之患，事无困废之祸，此所为有名也"（《荀子·正名》）①。在对周身腧穴的命名中，一方面贯彻了这样的正名思想，另一方面也贯彻了人取法于天地，与天地自然合一的三才思想。《素问·宝命全形论篇》"天地合气，命之曰人"，人得天地阴阳之气而生，在中国人的观念中，人体就是一个小宇宙，天地之信息无不于其上有所体现，人体的功能就是天地阴阳之气交通往来的表现。所以很多在头和颈项的腧穴冠以"天"或"阳"之名，在上则法天阳，如通天、天冲、天柱、天牖、天鼎、天容、天窗，和当阳、阳白、太阳等，这类情况较多，有清阳在上之意，是人体与天之阳气联接的门户。凡此类腧穴，多具有升散外邪、开窍醒神的作用，主治外感风邪及阳盛诸证等，表现为精明之府为邪气所蔽，清阳不能伸展达于耳目或妄行上攻闭塞头窍等。同样也有不少在下部足腿的腧穴则冠以"地"或"阴"之名，有浊阴在下之意，如地五会、地机、足窍阴、至阴等；还有一些以大地上的山川诸物进行取象，如涌泉、水泉、然谷、丘墟、阳陵泉、阴陵泉等，都体现了地的性质，在下则法地阴，是人体与地之阴气沟通的关窍。凡此类腧穴，多具有益肾养阴、祛寒除湿的作用，主治寒湿上侵及阴虚诸证，表现为真阴不足或阴寒阻滞经络等。《素问·六节藏象论篇》中云"天食人以五气，地食人以五味"，脏腑分属阴阳，为禀受天地之气而成，为人体一切生理及心理活动的基础，居于躯干之内，故躯干部为天地阴阳两气相交杂陈，为其气无偏之人部。《礼记·礼运》中说："人者，其天地之德，阴阳之交，鬼神之会，五行之秀气也。"作为人与其他生物相别的最重要功能即精神意识，也是阴阳二气相互作用的结果，所以最能反映出人部特点的腧穴名称当为魄户、神堂、魂门、意舍和志室，此五穴分属于五脏，主治其所属精神疾患的腧穴。能体现出天地交通的人部含义的腧穴命名还有很多，如天枢有天地枢机之意，日月含表里转换之理。在此仅举出最具特点之部分，以说明古人如此给腧穴来命名就是为了提示我们，在使用腧穴进行治疗时一定不要忘记人与天地相应，与天地本一的核心思想。当然，对腧穴的命名中体现的含义是多方面的，此处仅就其与三才思想的关系略作阐明，而其余不论。

---

① 荀子.荀子[M].广州：广州出版社，2001：218.

(三) 三才思想与针灸治疗原则

《灵枢·官能》中讲到"用针之服,必有法则,上视天光,下司八正,以辟奇邪……故曰'必知天忌'"。明确提出施行针刺当"视天""司地""观人"之虚实,方可"无犯其邪"。即使用针灸治疗疾病,不懂三才宜忌,不能三才兼顾不可能取得良好疗效。换句话说就是时间及空间与人体脏腑、经脉、气血运行的浅深、部位、多少等具体情况存在紧密的联系和必然的规律,我们应当注意学习掌握并在临证中着意应用和体会。该思想突出地表现在针灸的"三因制宜"原则上,所谓因时制宜就是要在治疗中考虑到天时的因素,如在一年中"春夏浅刺,秋冬深刺""冬刺井,春刺荥,夏刺俞,长夏刺经,秋刺合"。针刺治疗必须遵循法天地阴阳的原则,正如《素问·诊要经终论篇》所云"春夏秋冬,各有所刺,法其所在"。若违背了这个原则,就会出现"春刺夏分,脉乱气微,入淫骨髓,病不能愈,令人不嗜食,又且少气;春刺秋分……又且哭;春刺冬分……又且欲言语"等十二种刺不当时的异常情况。《黄帝内经》惜字如金,将十二种错位详细列举,足见古人对针刺要符合天时的重视。在一月中以"月生无泻,月满无补,月郭空无治",在1日中根据十二经脉气血流行与时辰的关系,而选取适当的经脉及腧穴,这在后世发展成了子午流注的完备理论。因地之宜则是要根据患者所处地域环境之特点,而选取适当的治疗方法,即"一病而治各不同……地势使然也",具体则有"东方之域……海滨傍水……其治宜砭石""北方者……其治宜灸焫""南方者……其治宜微针""中央者……其治宜导引按跷"。因人制宜就是要"凡刺之法,必察其形气",既充分审视患者的生理特点之不同,如"刺布衣者深以留之,刺大人者微以徐之",又体现其病理特点之各异,如"脉实者,深刺之,以泄其气;脉虚者,浅刺之,使精气无得出,以养其脉,独出其邪气"。《黄帝内经》中对三因制宜的论述非常多,这些原则都可以应用于针灸疗法中,无法一一列举。然借助上述寥寥数语所欲说明的是只有在针灸治疗中充分理解了天地人三才相互影响,密不可分的关系,才能正确理解疾病的虚实关系,从而依据三因之强弱不同而体现出治疗观念中的整体性和差别性,这正是中医治疗中整体观念和辨证论治的根本所在。

（四）三才思想与针具

人禀受天地之气而生，与天地相应，可将每一部位三分而应天人地，其上为阳为天部，其下为阴为地部，其中阴阳相合为人部。《灵枢·九针十二原》中对天人地三气所在之位做了很详细的说明："夫气之在脉也，邪气在上，浊气在中，清气在下。故针陷脉则邪气出，针中脉则浊气出，针太深则邪气反沉，病益。故曰，皮肉筋脉，各有所处，病各有所宜，各不同形，各以任其所宜，无实无虚，损不足而益有余，是谓甚病，病益甚。""任其所宜"不仅是治疗方法的恰当，也包含选择器具的适合，是治疗思想与治疗工具的一体化。《灵枢·九针论》解释九针："九针者，天地之大数也，始于一而终于九……一以法天，二以法地，三以法人……一者，天也……皮者，肺之合也，人之阳也。故为之治针，必以大其头而锐其末，令无得深入而阳气出。二者，地也。人之所以应土者，肉也。故为之治针，必筒其身而员其末，令无得伤肉分，伤则气得竭。三者，人也。人之所以成生者，血脉也。故为之治针，必大其身而员其末，令可以按脉勿陷，以致其气，令邪气独出。"《素问·针解篇》："人皮应天，人肉应地，人脉应人。"病位分天人地，治疗自然要根据其部位不同而有不同，故据其特点而有镵针、圆针、锟针以分别相应于人体的天、地、人三部，此当可以视作为三才观在九针针具之制作运用上的典型运用体现。"工欲善其事，必先利其器"，正如《灵枢·官针》所言"九针之宜，各有所为，长短大小，各有所施也。不得其用，病弗能移。疾浅针深，内伤良肉，皮肤为痈；病深针浅，病气不泻，反为大脓；病小针大，气泻太甚，疾必为害；病大针小，气不泄泻，亦复为败。失针之宜，大者泻，小者不移"。小而言之，三才观是对一部位上中下的不同性质进行归类；大而言之，三才观就是中国人的宇宙观，其涵盖范围十分广泛，涉及时间、空间中的各个方面。故《灵枢·九针论》中除上述三种针具相应于天地人之外，尚有锋针应四时，铍针应五音，员利针应六律，毫针应七星，长针应八风，大针应九野，从而构成了全方位的针具与病情、病位的相应。古人用这样的提纲挈领式的人法天地的方法虽然仅仅用了九种不同的针具，但这九个因素却是与人关系最为密切的基本因素，轮廓的设计虽然粗大，方向结构却很明晰。古人如此设计，其用心应是为了给后世树立一个原则，用今天的话来说就是：针灸工具的发展应当按照时间地域和人类自身状况的不同而有所不同,以适应不同情况的需要。从这个角度上应该可以说,近些年来出现的一些如新九针、小针刀、刃针、银质针等,都是针具多样化的有益之举,今天之针灸工作者,应当有责任将这种针具继续革新,以适应不同时代、不同人群、不同病症的需要。

(五) 三才思想与针灸选穴组方

选穴组方在针灸学中之地位,相当于理法方药中的方,体现了医者对疾病的认识和治疗中的整体观,观历代针灸医家在配穴中无不贯彻着《黄帝内经》的整体观念。《灵枢·官针》中记载:"偶刺者,以手直心若背,直痛所,一刺前,一刺后,以治心痹。"这是前后配穴或俞募配穴之滥觞,治疗内脏疾患,使用相关的阴阳腧穴,体现出了人与天地阴阳一体的内涵。再如"阴刺者,左右率刺之,以治寒厥,中寒厥,足踝后少阴也",是以养阴之太溪穴治疗阳气不达之寒厥,有阴中求阳之意。其他的还有巨刺、缪刺等,都体现出了上下一体、左右关联、天人合一的整体观念。非常具有代表性的如从元代窦汉卿所著《标幽赋》中记载的"天地人三才也,涌泉同璇玑、百会"[1],因此这个仿天法地的配穴法广为人知。窦汉卿的再传弟子王国瑞在《玉龙经》中对三才穴进行了详细注解:"百会在顶,应天主乎气;涌泉在足底,应地主乎精;璇玑在胸,应人主乎神;得之者生,失之者亡,应乎三才者。"[2]百会、璇玑、涌泉分别处于人体的上、中、下三处,三穴同用,协调并用,共奏平衡阴阳、沟通上下、调整机体之功。将此三穴并称为三才穴,其可贵之处,已远不限于其本身,而是给后世针灸学人在针灸配穴原则上树立了一个成功的范例,使我们今天在制定针灸处方时,可以仿照其意进行上中下的配合,也可进行前中后、左中右、内中外的配合,这种配穴方法,完全可以根据患者的具体情况而有灵活的不同。

(六) 三才思想与针灸治神

若谈到针灸治疗中最为关键的问题,莫过于"治神"。有关治神的重要性,

---

① 杨继洲.针灸大成[M].沈阳:辽宁科学技术出版社,1997:26.
② 李鼎.针灸玉龙经神应经合注[M].上海:上海科学技术出版社,1995:60.

在《素问·宝命全形论篇》中有这样的描述，"凡刺之真，必先治神"，说明了治神是针灸思想中最要紧的核心。类似的说法还有《灵枢·官能》中的"用针之要，无忘其神"，能否做到治神是考验针灸医生技术高下的根本所在，故《灵枢·九针十二原》中说"粗守形，上守神"。

1. 神的重要作用　要清楚治神的重要性，必须从神说起。一般对神的理解分为广义和狭义两种，广义的神是人体一切生命活动表现，狭义的神则是人的精神活动。但仅做如此理解，并不能全面展示出神的重要性，非常有必要从天地人三才的角度，深入理解神的含义。中医认为"精气神"为人体三宝，精气神与天地自然同样是由元气构成，这是中国古人一贯秉承的元气论。气是人与自然相沟通，并进行感应的内在基础，而"精气神"三者不过是在气的基础上，存在着变化精微程度的差别，所处位置的不同而已。其在下者内敛含蓄，静谧不动而凝结为精；其在上者开放外达，灵动多变而散发为气；其在中者平和守正，随缘变化而练达为神。精气神三者分则为三，合则为一，神居精气之中，沟通上下，是三者最核心处。人所以能与天地人三才相感通，说到底就是神的作用。《素问·灵兰秘典论篇》云"心者，君主之官，神明出焉"，又有"主明则下安，以此养生则寿，殁世不殆，以为天下则大昌。主不明则十二官危，使道闭塞而不通，形乃大伤，以此养生则殃，以为天下者，其宗大危，戒之戒之"。《大学》中亦云："物格而后知至，知至而后意诚，意诚而后心正，心正而后身修，身修而后家齐，家齐而后国治，国治而后天下平。"上有所好，下必甚之，这不仅是治国的道理，同样也是治身的终极道理，纵观古今中外，一国能治，关键在于君王的雄才大略，岂有王者昏昏，而国家承平、长治久安的例子？同理，一身能治，关键在于心神能治，心正则脏腑经络全体皆正，心有一偏，则脏腑经络偏邪更甚。

2. 治的含义　治神之中，"治"的含义也不容忽略。治本从水名而得，引申而有治理、整治之意，如政治、治国、治病等词。治还有研究的含义，如治经、治印、治礼等。在治神之中，治的含义应该更贴近第二种，更多表现出的是一种学习和钻研的过程。神是人与天地自然万物相沟通的能力，正如《周易·说卦》中所言"神也者，妙万物而为言者也"。这种能力的培养不是一蹴而就的，更不是简单地单纯收摄精神，仅靠自我主观认为的端正态度就能完成的。我们经常见到这样的情况,能在针灸临床工作中游刃有余的人,在针灸处方和取穴针刺上似乎并无异于他人的特点,却能收到异于他人的卓然疗效,这说明针灸治疗的效果并不单纯取决于处方和手法。事实上,每个患者的情况都有其特殊性,这是每一个长期从事针灸的临床医生都知道的事,如何针对不同患者的特点,适时适度地采取合适的方法,既最大限度地降低由针刺带来的恐惧和紧张,由最大限度地让患者接受这种治疗。既能祛邪,又不伤正;既能体现出治疗的科学性,又不失人情地体现出人文关怀。《灵枢·九针十二原》中说:"夫善用针者,取其疾也,犹拔刺也,犹雪污也,犹解结也,犹决闭也。疾虽久,犹可毕也。言不可治者,未得其术也。"这段话中一方面是告诉我们疾病的复杂性,和最终因不断努力的可治性;另一方面也是说这种追求的永无底极,因为毕竟我们不可能将所有的疾病完全治愈,这是一个学无止境和自强不息的过程,引用《史记·孔子世家》中司马迁赞颂孔子的话,"'高山仰止,景行行止。'虽不能至,然心向往之",可能是最合适不过的了。

3. 治神的临床应用 以上主要从哲学的层面对治神的物质基础和思维方法进行了简介,在具体应用的层面,则主要体现在"辨气"上。针灸是医者借助针和艾对患者气的直接调节,是一项至巧的治疗方式,故《灵枢·官能》中说"语徐而安静,手巧而心审谛者,可使行针艾"。古人对针刺治疗有这样的说法:"刺针容易辨证难,辨证容易取穴难,取穴容易补泻难,补泻容易辨气难。"当然辨证正确是实施针刺的战略前提,而精良的辨气则是能够实施此战略的战术保障。

具体说来,首先要对天地人三才之气有大体的认识。《素问·离合真邪论篇》中说:"天地温和,则经水安静;天寒地冻,则经水凝泣;天暑地热,则经水沸溢;卒风暴起,则经水波涌而陇起。夫邪之入于脉也,寒则血凝泣,暑则气淖泽,虚邪因而入客,亦如经水之得风也。"这是一种典型的"天人合一""取类比象"式的认识,提示我们如果不能正确地认识自然各部之气的特点,同样也无法认识人体经络之气。《周易》中说"立天之道,曰阴曰阳;立地之道,曰柔曰刚;立人之道,曰仁曰义",天气是富于变化的,自强不息是也,在人合于脉气之天部,代表肺及卫阳,其气剽悍凌厉;地气是稳定持重的,厚德载物是也,在人合于脉气之地部,代表肝肾及营阴,其气沉静内敛,天地二部之气突出表现出气的自然性；人气居中，是从容和缓的，在人合于脉气之中部即谷气，代表脾胃中焦，在人为谷气，表现为不急不慢，若开若合。人气突出表现出气的人文修养性，也是针灸操作中最应重视，最可调整的部分。

更进一步地细化之，三才之气在每个人都有不同，其中天地之气随地域、季节变化而不同，如此分辨二气实可归入与因时、因地制宜的范畴。而在人之气更为变化多端，如《灵枢》中"通天"和"阴阳二十五人"两章中分别提到五态之人和二十五人等不同体质特点，就给我们归纳了粗细两种人气模式，针对不同类型采用适宜方法，这可归入因人制宜的范畴。在分辨三才之气特点中，更应重视人气的微妙，审查病邪之气由小变大的过程，如小河之汇成江海。若能在邪气尚微的阶段及时治疗，则能拦截而勿使之泛滥，这当属于治未病的范畴。再者，即便邪气已成，也可从更根本处进行补泻，抓住七寸处，则事半功倍，是为"射人先射马，擒贼先擒王"，故《灵枢·九针十二原》中说"空中之机，清静而微，其来不可逢，其往不可追。知机之道者，不可挂以发；不知机道，叩之不发。知其往来，要与之期，粗之暗乎，妙哉工独有之"。这是治神到相当的程度，能够知机的水平；还有很重要的一方面，就是与患者的心神交流，建立起相当的信任，有了心灵的沟通，用今天的话说，才能在针刺过程中最大限度地医患互动，趋利避害。如针灸界有一句古话为"十针不如一晕"，是指正确地使用和控制晕针，往往能收到比平时针刺更卓著的疗效，晕针是对气血调动至患处太快太多，导致心君失养，故神识失守，恰如边疆有兵事，不可轻易动用京畿武备，因一旦动用，则势必京师不固。故古来圣明天子御驾亲征为倾力之战，非有战则必胜之把握不可轻动。有关治神，还有很多具体的方法，如《黄帝内经》中所讲"五禁""五夺""五过""五逆"等，是从形神一体的角度来对针刺的禁忌进行了规定，是治神的另一种体现。

4. 治神是三才思想渗透于针灸学说中的必然结果　神是人体最高级别的精神表现，治神就是从最根本核心的层面对患者的疾病进行适应性的把握和调整。从形神一体的方面看，中国古人从未将两者分开过，所以身体的诸多疾患一定伴有神的改变。宋代理学与明代心学突出地体现出了心物一元，不过是由于后世的误读，而将其判为纯粹主观唯心，这是不公平的。同时治神对于医者就是这样一种精神状态、志向追求，以及由此种严谨的精神而带来的诸多具体行为,就是"究天人之际,通古今之变"的学习过程,是在每一次治疗中体现出来的努力与天地人三才的不断适应性调整。治神是仁与智的结合,是心通天地人三才的反映,是道德与技术的体现,是对针灸医生的最高要求。其层次远远高于单纯的察脉按穴和手法补泻,是人天大视野下的艺术性与技术性的完美体现,是没有一定之规和最终结果的。我们很难用一种技术规范将治神限定起来,也永远不能达到治神的极致,甚至很难用文字性的描述将治神的内涵进行全面的展示和说明,只有依靠中国式的内省式的思维方式和体悟式的感知方法方可窥见。若不能对天地人各自的特点有深入的理解,没有长期的临床实践,没有深厚的中国文化根基,是很难做到的。针灸起源于古代中国的天地人三才合一的认识论和实践论的大背景下,那时的针灸著作自然会依靠这种思维方式进行阐述,直至清代晚期历代的针灸学者也一直用这种方式对针灸经典进行解读,当然理解起来并没有难度。而反观近现代的针灸著作中,已经很少能从人天合一、形神合一的角度解释治神,原因在于当代人已经严重缺乏传统文化的语言环境,也缺乏有目的的文化继承,当然很难与古人若合一契了。如现代针灸临床和研究中普遍重视如电针等辅助技术手段,似乎在技术上有了长足的进展,但是脱离方向的技术很可能变为滥用,恰如风浪中行船最重要的是经验丰富的船长,单纯靠船的推动力,并不能保障其方向的正确和安全,我们不应排斥此类技术手段,但技术必须在得气、调气和治神的控制之下,方能发挥出更大的作用。今天我们强调治神,恰如一扇中医学人通往传统文化的门和一条通向中国式思维的路,是应当着力研究并且加强教育的。

六、三才思想与病因学说

中医的病因学说源远流长,在春秋战国的百家著作中,常可见有关人体疾病原因的论述或举例。如《左传·昭公元年》医和提出了"六气"致病说:"天有六气,降生五味,发为五色,征为五声,淫生六疾。六气曰阴、阳、风、雨、晦、明也……过则为灾。"这是对天气因素致病的较早的系统描述。再如《吕氏春秋·季春纪》中说:"天生阴阳、寒暑、燥湿、四时之化、万物之变,莫不为利,莫不为害。圣人察阴阳之宜,辨万物之利以便生,故精神安乎形,而年寿得长焉……毕数之务,在乎去害。何谓去害? 大甘、大酸、大苦、大辛、大咸,五者充形则生害矣。大喜、大怒、大忧、大恐、大哀,五者接神则生害矣。大寒、大热、大燥、大湿、大风、大霖、大雾,七者动精则生害矣。"[①]其中对病因的阐述已包括了天、地及人的因素,可见在战国后期,人们对病因学的认识视野已经很宽广,与其他学科一贯性地体现出了"天人视界"的中国文化特色。

这种一贯性在《黄帝内经》病因学说中系统地得到表达,且将前人对"鬼神"致病的错误认识抛弃。如《素问·五脏别论篇》中说"拘于鬼神者,不可与言至德",即是提示学医者若不能深研天地之理,则极容易出现归之于鬼神的弊病,这样的人实际上是不具备一个合格医者的品质的。这既是对迷信态度的否定,同时也是对认识态度的不端和认识深度缺乏的批判。《黄帝内经》的病因学说是天地人三才大视野下的病因可知论,反映了中国古人认识与适应自然及人类社会的态度,以下将以三才关系为主线,对三才思想与《黄帝内经》病因学说的关系进行论述。

(一) 病因的天地人三分法

若按西方哲学的主流分法,世界可以分为主观与客观,或物质与精神两种,然而中国古人并不将主客观对立起来看,而是习惯于在主客观之间,或言天人之间、人我之间、身心之间寻求内在的统一。中国古人认为:人天的、形神的统一和谐状态若被打破,则表现为一种疾病状态,并不存在离开相互关系的疾病,更没有离开相互关系的病因单独存在。这种思维方式决定了中国人更习惯从天地人的相互关系中去找疾病的根源,而不是将病因孤立起来,绝对化地对待。

《灵枢·百病始生》提出了病因的三部分类法:"夫百病之始生也,皆生于风雨寒暑、清湿、喜怒。喜怒不节则伤脏,风雨则伤上,清湿则伤下。三部之气,所伤异类,愿闻其会。岐伯曰,三部之气各不同,或起于阴,或起于阳,请言

---

① 纪昀.四库全书·经部·左传[M].北京:中国文史出版社,1998:473-474.

其方。喜怒不节则伤脏,脏伤则病起于阴也;清湿袭虚,则病起于下;风雨袭虚,则病起于上,是谓三部。"①本段文字中以"百病"来泛指人的一切疾病,是说所有的疾病产生的病因不外"三部之气所伤",这个"三部"便是天人地三部,实际上就是泛指天地宇宙间的一切事物了。人生活在天地之间就不免与周围的环境及人和事发生联系,与任何事物的相互关系不能较好地获得融洽,都可能成为疾病的因,换句话说就是只要是人所接触到天地中一切内外因素,皆可以成为现行的或潜在的病因。该段文字中也强调了风、雨、寒、暑等天气剧烈变化的原因,喜怒等人的内心情绪变化的原因,与潮湿清冷等不宜居住环境的原因,这应当属于古人的流行病学说法,意即虽然发病原因繁多复杂、不可胜数,但最常见的原因便是这几个方面。这种对病因的概括方法有主有次,既突出了重点,也不忘整体的联系,但无论是在讲全局还是说局部,其最终的落脚点都将归结在人与周围环境和事物,以及身心两者的相互关系上。可见《黄帝内经》病因学概括是深受三才学说影响的,这种学说深刻广泛地影响了后世中医病因学的发展,并与现代西方医学对致病因素的分析性、肯定性与独立性形成了鲜明的对比。

(二) 三才失和则为病

《中庸》中说到"致中和,天地位焉,万物育焉"②,中国人认为,万物只有处在"中和"的状态,才能保持相互关系的平衡状态。天地如此,人亦是如此,从根本上说,人的疾病就是一种失和的状态。故在《黄帝内经》中并没有单独的病因,必须将它放在发病的场景中。一个所谓病因,在此人可以发病,在彼人则不发病,可见病因之成立是有条件的。最明显的事实是每个人都离不开食物和水,但如果进食不当则会发生食积饱胀,饮水过量会发生水中毒。反之,即便是有毒之物,被现代人普遍认为是致病的"绝对因",但若经擅用之人,也可变为祛病良药,俗称"以毒攻毒",正说明了这个道理。

在《黄帝内经》中提及的病因,均具备过度而失和的特点,无论是范围广大

①　南京中医药大学.黄帝内经灵枢译释[M].第三版.上海:上海科学技术出版社,2017:474.
②　朱熹.四书章句集注[M].长沙:岳麓书社,2008:25.

的天地之气,还是局限性很强的个人行为。在人受天地影响而发病的方面,强调自然的常态,失常则成为致病之因。如《素问·气交变大论篇》曰"夫五运之政,犹权衡也,高者抑之,下者举之,化者应之,变者复之,此生长化收藏之理,气之常也,失常则天地四塞矣",天地之气需要保持动态的协调稳定,若此常态被打破则天地之间的一切事物都会发生异常,即所谓"天地四塞"。《论语》中说"过犹不及",《素问·六节藏象论篇》中说"未至而至,此谓太过,则薄所不胜,而乘所胜也……至而不至,此谓不及,则所胜妄行,而所生受病,所不胜薄之也,命曰气迫",接受天地之气本是人赖以生存的必要条件,但若发生太过和不及两种状态,则成为致病因。在人自身的致病因方面,《素问·经脉别论篇》中认为"生病起于过用",饮食、情志等都是人正常的生理需要和功能表现,但若"太过"或"不及"而致失和,则成为情志过激、饮食失节、劳逸失度等几个病因。如《素问·疏五过论篇》说"暴乐暴苦,始乐后苦,皆伤精气。精气竭绝,形体毁沮。暴怒伤阴,暴喜伤阳。厥气上行,满脉去形",这是情志过激而致病。《素问·生气通天论篇》说"阴之所生,本在五味;阴之五宫,伤在五味",本来五味是化生阴气,滋养五脏的根本,但若过度,却成为损伤五脏的病因。再如《素问·痿论篇》说"入房太甚,宗筋弛纵,发为筋痿,及为白淫",《灵枢·百病始生》"起居不节,用力过度,则络脉伤",这些是指过度劳累而致病。几个所谓内因并不是绝对的内,表达的仍然是人与天地外物的关系,如饮食过度往往是因为美味佳肴而致,有几人会因粗茶淡饭而出现积食表现呢?所谓"高粱之变,足生大丁",即是如此。与外因所不同者仅在于人在这个方面有更大的自主能力,这应是对所谓"内因"的正确理解。

(三) 三才与正邪

提到病因,不能不讲到发病。所谓发病就是人与其他事物的关系不相协调,并使人感到相当程度的不适。认识和感受这个不和的是患者自身,若人可以对如何与自然及他人相处,如何适应自然及人文环境做出正确的理解并进行相应的改变,那么疾病不仅是可治,而且是可以预防的。天地人的因素皆可能成为致病因,但并不存在一个特定的因素等同于必然发病。在《黄帝内经》中的观点是发病与否仅决定于邪气与正气的对比关系,《素问·评热病论篇》

说"邪之所凑,其气必虚",邪气一定是与正气相对而存在的,邪气入凑之时定是正气不足之时;反过来则是"正气存内,邪不可干"(《素问·遗篇·刺法论篇》),说的是若正气充盛,邪气则内无由得生、外无由得入。这两句话含义深刻,表现了邪气与正气的辩证关系,邪正之得名是有条件的,不是绝对的,两者可以相互转化。正如已故上海名医祝味菊所言"邪正不两立,正邪是一家"①。基于对邪正的关系认识,中医对疾病的辩证分型则有了虚实两大类,虚实都是不得其正的病态表现,概括而言为"邪气盛则实,精气夺则虚"(《素问·通评虚实论篇》)。

若按照今天一般的理解,人自身免疫能力的强弱决定着是否发病,所以很多时候,我们甚至已经把"正气"等同于现代医学所说的免疫能力,这种理解显然是不全面的。我们常可见到有人看起来身体非常强壮,但偶一生病,便很快衰败甚至死亡;相反有些人形体衰弱,却可带病延年甚久而至高寿,可见单纯身体的免疫力并不能决定一切。也有人平素身体素质尚好,但不幸罹患癌瘤这样的所谓绝症,若对其隐瞒病情时尚能正常生活,一旦得知真相便精神崩溃,很快撒手人寰。而有的人则相反,能够乐观豁达地对待"绝症",积极配合治疗,改变生活不良习惯,在经过一段时间的治疗调整后,甚至身体素质较患病前更佳,这些情况更可说明精神心理作用对疾病预后影响之强大。从上述情况看,人的"正气"绝非一个生理上的免疫能力这么肯定,"邪气"也不仅仅是现代医学所言的物理性和生物性的致病因子那么简单。

《黄帝内经》中强调人要更多地适应自然,而不是与自然相对抗,如《素问·宝命全形论篇》中所说"人能应四时者,天地为之父母",就是讲人的行为必须合乎天地的法则,了解自然、尊重自然并适应自然,如此天地便会如父母之对子女一般,给予关爱和照顾,即所谓"天生之,地养之"(《春秋繁露》)②。其中隐含的意思还有人若不能应四时,天地则为其仇敌了。若逆自然规律肆意妄为,如不避寒暑,不合时令等,则会受到天地的惩罚,在身体上表现出病态。同样我们也可以将这个原则应用于适应社会,果能适应社会,安得七情之伤?

---

① 傅文录.邪正不两立,邪正是一家——祝味菊邪正论思想的启示[N].中国中医药报,2013-01-28.

② 曾振宇,傅永聚.春秋繁露新注[M].北京:商务印书馆,2010:119.

无论是外感六淫还是内伤七情、饮食、劳倦等，究其根本皆是人不能与天地及人类社会相适应的结果，若对健康相关问题有认识上的错误，即对如何处理人与自然、人与人等关系的问题没有一个相对正确的认识，不可能有"正气存内"。由此可以推知，所谓培养正气，就是加强对天地人的认识和理解，增强适应天地人的实践能力。正气可以分为两个方面，一个是形体的正气，如肌肉壮盛，气血充足，经脉畅利，营卫和调等属之，可以通过"饮食有节，起居有常"等获得。另外一种是内心的正气，来自对自我与天地自然，人类社会关系的正确认识，则需要通过逐步"与天地合其德"才能获得。在这个层面上，宽容、隐忍、悲悯等即是养阴，智慧、勇敢、刚毅等则为养阳。两者相较，内心的正气往往比形体的正气更重要，人的根本"正气"不是形体上的壮盛，而是来自认识的正确和学养的深厚，此义应与《论语·雍也》中说"知者动，仁者静，知者乐，仁者寿"①大抵相同，若能学通天地人，自可心安无妄，则"定心在中，耳目聪明，四枝坚固，可以为精舍"了。概言之，可以把认识与实践的正确与否作为正邪的分水岭，正气就是在认识和实践上"三才合一"的能力，表现在精神和形体两个方面，是正确的行知合一的体现，反之则为邪气。另外，既然正气与邪气的界限在行知，若能将错误的认识和实践纠正，则邪气可转化为正气。反过来，若将正确的认知和行为扭曲，则正气变化为邪气，故正邪两者间没有绝对的界限。强调自我认知和行为对人体正气的影响，这是与中国文化中"我命在我不在天"的自强不息精神是一脉相承的。

（四）三才病因与人体发病部位、发病时间的特定相应

天地人三才是相互贯通，彼此相应的，且是特定时间与特定空间的统一，这在《黄帝内经》的病因学说中有充分的体现。《灵枢·百病始生》中将源于天的"风雨寒暑"等邪气归于"上部"病因，源于人为生活因素的喜怒、饮食、起居等失调，归于"中部"病因，源于地的"清湿"邪气所伤归于"下部"病因。天人地三部病因引起的人体发病部位也有不同，各遵循同气相求的道理，分别发于人体的上中下三部，即"三部之气，所伤异类"。分而述之即"喜怒不节则伤脏，脏

---

① 朱熹.四书章句集注[M].长沙：岳麓书社，2008：128.

伤则病起于阴也;清湿袭虚,则病起于下;风雨袭虚,则病起于上,是谓三部"。这是说初发病时,不同的病因一定会造成发病部位的不同,同气相求,各归其位,不会错乱;至于病久后的传变,则不必完全拘于这个程式,即"至于其淫泆,不可胜数",可以泛发于人体各个部位。因为久病后邪气依脉络、肉理等或长驱直入,或缓慢渗透,其变化实在太过复杂,所以如果坚持用上部病因归于上这样简单的方法的确太过拘泥了些,所以古人为防止后人画地为牢,特设此说。但若细究起来,虽然可以由上传中,由中传下,然因三才之中复有三才,三部之中复有三部,如人部、地部亦有天部之气,天部病因无论传到哪里,仍应属于该整体另外一部中的上部,余者类推,而这个同气相求的大原则是不会改变的。

在《素问·调经论篇》中还有另外的分类相应法,如"夫邪之生也,或生于阴,或生于阳。其生于阳者,得之风雨寒暑。其生于阴者,得之饮食居处,阴阳喜怒"。这是将人体发病部位按阴阳进行两分,仍遵循感天部病因"风雨寒暑"发于阳位,感人地两部病因"饮食居处,阴阳喜怒"发于阴位的同气相求原则。又如《素问·金匮真言论篇》中有"东风生于春,病在肝,俞在颈项;南风生于夏,病在心,俞在胸胁;西风生于秋,病在肺,俞在肩背;北风生于冬,病在肾,俞在腰股;中央为土,病在脾,俞在脊。故春气者,病在头;夏气者,病在脏;秋气者,病在肩背;冬气者,病在四肢。故春善病鼽衄,仲夏善病胸胁,长夏善病洞泄寒中,秋善病风疟,冬善病痹厥",这是按照五行的不同方位进行分类,不同方位来风,则对应了不同的发病脏腑和体表部位,一一对应。再如《灵枢·九宫八风》中详细记载了八风致病的特点:"风从南方来,名曰大弱风,其伤人也,内舍于心,外在于脉,其气主为热……此八风皆从其虚之乡来,乃能病人。"只要是非四时之风,皆可作为虚邪病因导致发病,而每个方向的虚邪贼风所中人的部位是不同的。这种对应关系比较复杂,以便查看,故列表如下(表3-2)。

在《黄帝内经》中,五脏节律与自然节律的相合是其天人合一思想的另一个重要体现。《素问·金匮真言论篇》云"五脏应四时,各有收受",五脏之气即是天地之气,五脏之时间节律也即天地之时间节律,大小虽有异,规律无不同。以肝病为例,《素问·天元纪大论篇》云"甲己之岁,土运统之;乙庚之岁,金运

表 3-2　虚邪贼风中人对应部位

八风方向	东	西	南	北	东南	东北	西南	西北
名称	婴儿风	刚风	大弱风	大刚风	弱风	凶风	谋风	折风
内舍	肝	肺	心	肾	胃	大肠	脾	小肠
外在	筋纽	皮肤	脉	骨、背肩之膂筋	肌肉	两胁腋骨下及肢节	肌	手太阳脉
气主	身湿	燥	热	寒	体重	寒湿?	弱	燥寒?

说明：《灵枢·九宫八风》原文中并无东北和西北的气主,我们依照两气相合,性质兼备的原则予以补全,而在后面加一问号,表示欢迎诸位同道讨论之意。

统之;丙辛之岁,水运统之;丁壬之岁,木运统之;戊癸之岁,火运统之",肝病应在丁壬之岁转安,而于乙庚之岁转甚,此为五脏病与不同年份的相应关系。《素问·藏气法时论篇》中说"病在肝,愈于夏;夏不愈,甚于秋;秋不死,持于冬,起于春",并以此体例论述了其余各脏病发病后的愈、持、甚、起节律与季节的关系,这是以五脏病在四季中的发病时间相应关系。《素问·藏气法时论篇》有"肝病者,愈在丙丁,丙丁不愈,加于庚辛,庚辛不死,持于壬癸,起于甲乙",这是五脏病之于日节律的相应关系。一日之中不同时刻,也有五行归属的不同,如平旦为寅卯时属木、下晡为申酉时属金、夜半为子时属水、四季为辰戌丑未时属土等。仍以肝为例,《素问·藏气法时论篇》中说"肝病者,平旦慧,下晡甚,夜半静",这是因为平旦属木,属天地之木气所主,虽本脏有病,然可得外援,自然能慧;下晡属金,为天地之金气所主,本脏固已患病,加之外部金气之克伐,当然更甚;夜半属水,为天地水气所主,水可生木,故夜半静。这样的解释方法同样适用于前面对年、月、日的病时的理解。

《黄帝内经》天人相应的病因、病位、病时相应论,可以简单地用"如此之病因,如此之病位,如此之时刻"来概括。无论是以阴阳为纲的病因两分法,以三才为纲的三分法,以五行为纲的五分法,还是以八风为纲的八分法,也无论发病时间大到年、月,还是细到日、时,都同样遵循着天、地、人相应的大原则,这就构成了贯穿于"天地发病因素—人体脏腑—发病部位、发病时间"这个三才轴线中时间和空间的一贯性。这在临床实践中具有非常重要的指导意义,我们可以应用这个原则,在确定了病因的属性基础上,明确病位和病时,反过来也可以由病位和病时推知病因之属性。

七、三才思想与诊断学说

以下将从几个方面对三才思想在《黄帝内经》诊断学说的体现和渗透作择例浅要论述。

(一)《黄帝内经》诊断学说的实质是对人与天地人关系的综合判断

今天的人们提到中医的诊断,总是能不假思索地说出"望闻问切"四个字来。中医古籍中系统地阐述四诊最早当属《难经》,《难经·六十一难》说:"《经》言,望而知之谓之神,闻而知之谓之圣,问而知之谓之工,切脉而知之谓之巧。何谓也?"然则并不能将《难经》与《黄帝内经》割裂来看,一方面,《难经》之内容,为解《黄帝内经》之惑而设,另一方面,在《黄帝内经》中,也可以见到类似的内容,不过格式不如《难经》所言更为工整。如《素问·阴阳应象大论篇》中说:"善诊者,察色按脉,先别阴阳,审清浊而知部分;视喘息,听音声,而知所苦;观权衡规矩,而知病所主;按尺寸,观浮沉滑涩,而知病所生。以治无过,以诊则不失矣。"这句话中已经包含了四诊的内容,这是诊断的基本方法,四诊合参是对患者情况尽可能全面地把握。再如《素问·方盛衰论篇》中说"诊有十度,度人脉度、脏度、肉度、筋度、俞度。阴阳气尽,人病自具。脉动无常,散阴颇阳,脉脱不具,诊无常行。诊必上下,度民君卿。受师不卒,使术不明。不察逆从,是为妄行,持雌失雄,弃阴附阳,不知并合,诊故不明,传之后世,反论自章",十度所涵盖的范围不仅仅包括了常用的望闻问切,即度脉、脏、肉、筋、俞等,这是针对一个人个体的状况(当然此四诊中已能充分展现《黄帝内经》的整体诊断思想,下文将详述),而且更有度阴阳、上下、民、君、卿的内容,这已经不仅局限在患者的个体水平,而是将一个发病个体置于天地之间的自然环境和社会环境中进行综合考察。其包含的思想为:人不是独立的人,而是自然和社会的人,故人的疾病也并非单独的疾病,而是人自身各部分之间、人与自然和社会的相互关系不相协调所致。杨杰认为这种综合三才、包罗万象的诊断思想继续拓展开来,"《黄帝内经》以降,中医诊法涉及脉诊、尺诊、色诊、面诊、病因诊、情志诊、梦诊、毛发诊、十二经诊、络脉诊、体质诊、时间诊、地域诊等近百种⋯⋯就是在诊的过程中充分考虑生活在自然和社会中的人,人体—社会—自然,三者的和谐统一"①。可见,《黄帝内经》强调在诊断过程中一定要综合天地人三才,在三才关系中寻找最为突出的矛盾。说到根本上,诊断就是医生对人与自然和社会关系的认识,这与现代医学通过定量方法进行疾病诊断是有本质不同的。

(二)《黄帝内经》诊断学说中三才思想的运用

1. 望诊中的三才思想　望诊是医者运用视觉,对人整体及局部的征象等进行有目的地观察,以了解健康或疾病状态的重要诊查方法。《黄帝内经》的望诊理论是建立在其藏象理论基础之上的,而藏象学说又是以五脏为中心,五行为纽带的天地人三才一体观,这就要求运用望诊者必须具备人与天地一体的整体思维。由于望诊的范围非常广泛,下文中拟简要地从望色、望胃气、望神气三个角度来探讨望诊中的整体观。

望色就是通过观察患者的气色来判断身体的状况,五色是五脏在视觉上的体现。正如《灵枢·本脏》所说:"视其外应,以知其内脏,则知所病矣。"《素问·脉要精微论篇》也说到"夫精明五色者,气之华也",不同的脏腑在外显现的颜色有不同。不仅颜色有对应,且在部位上也有不同,如《灵枢·邪气脏腑病形》中说"十二经脉,三百六十五络,其血气皆上于面而走空窍",面部是最能集中反映出这个对应关系的部位,通过对颜面之色的观察,可以判断人体内部脏腑精气的盛衰。《灵枢·五色》中有"明堂骨高以起,平以直,五脏次于中央,六腑挟其两侧,首面上于阙庭,王宫在于下极""五色各有脏部,有外部,有内部也""庭者,首面也;阙上者,咽喉也;阙中者,肺也;下极者,心也;直下者,肝也;肝左者,胆也;下者,脾也;方上者,胃也;中央者,大肠也;挟大肠者,肾也;当肾者,脐也;面王以上者,小肠也;面王以下者,膀胱、子处也;颧者,肩也;颧后者,臂也;臂下者,手也;目内眦上者,膺乳也;挟绳而上者,背也;循牙车以下者,股

---

① 杨杰.《黄帝内经》中"十度"诊法总则初探[J].中国中医基础杂志,2013(1):15.

也;中央者,膝也;膝以下者,胫也;当胫以下者,足也;巨分者,股里也;巨屈者,膝膑也。此五脏六腑肢节之部也,各有部分"。这种对应关系非常精密。

胃气旺盛反映的是人体五脏的调和,《素问·平人气象论篇》中说"平人之常气禀于胃,胃者,平人之常气也。人无胃气曰逆,逆者死"。在望诊方面的胃气就是颜色的含蓄而不外露,如《素问·五脏生成篇》所云:"凡相五色,面黄目青、面黄目赤、面黄目白、面黄目黑者,皆不死也。"不同种族和民族、地域的人肤色有不同,中国人的基本肤色为黄色,这里所说的黄色是健康正常的基本色,若应用于黑种人则易以黑色,白种人易以白色。以目赤属火热为例,因未失去面黄的底色,便说明虽然有火热为病,但病位限于局部,尚未改变五脏调和的大势,故而尚属可以控制的限度内,若给予恰当的治疗可以恢复。但若失去了胃气,便十分危重了,如《素问·脉要精微论篇》中所说"赤欲如帛裹朱,不欲如赭;白欲如鹅羽,不欲如盐;青欲如苍璧之泽,不欲如蓝;黄欲如罗裹雄黄,不欲如黄土;黑欲如重漆色,不欲如地苍。五色精微象见矣,其寿不久也",有胃气的颜色都是隐然含蓄的,无胃气的颜色都是彰然外露的,所谓真脏色,就是失去调和与制约的独显,一脏功能不受心君所控、他脏所制,焉能不死?《黄帝内经》中重胃气的观点,与儒家思想中重"和"的观点一脉相承。若我们深究下去,五行中金、木、水、火居四方,土位于中央,为四方之和;木、火主升而金、水主降,土为升降之和。从这个意义上讲,并没有单独的土存在,土就是木、火、金、水的混合体,就是天地二气升降的调和处,重胃气的观点,是重视人与自然界统一性的体现。

如果说望颜色是判断五脏各自生理病理状况的重要手段,那么望神气就是望诊中至关重要的,在更高层次上把握人体健康状况的一环。这是因心为五脏六腑之大主,心神实为一身之核心,故《素问·移精变气论篇》中说"得神者昌,失神者亡"。虽然说精气是神的基础,但单纯有物质基础还不能称为有神,神才是人区别于其他生物的关键,所以《黄帝内经》中十分重视对眼神的诊查,如《灵枢·大惑论》中说"目者,心之使也,心者,神之舍也",这与《孟子》中所说的"存乎人者,莫良于眸子。眸子不能掩其恶。胸中正,则眸子了焉;胸中不正,则眸子眊焉。听其言也,观其眸子,人焉廋哉"[①]如出一辙,这是神的关

---

① 朱熹.四书章句集注[M].北京:中华书局,1983:289.

键,也是决定人的健康或疾病及疾病状态下转归的最关键处。试看多少原本体壮如牛的患者失神时顿变屡弱,而内心智慧坚强者却更能益寿延年。《素问·五脏生成篇》中有对五色有神的描述,曰"生于心,如以缟裹朱;生于肺,如以缟裹红;生于肝,如以缟裹绀;生于脾,如以缟裹栝楼实;生于肾,如以缟裹紫,此五脏所生之外荣也"。应从两个方面认识"缟裹",一是胃气的调和,一是心神的统一,可使五脏之气糅杂为一,而不使某一脏气过分张扬,五脏之气"和而不同",这是儒家所讲的君子之道。重视对神的观察,体现出古人对疾病进行判断时并不是简单地就病论病,将人体仅作为机械物质看,将疾病作为机械故障看,而是更为注重患者的人文内涵,即重视其价值取向和思想观念,体现出《黄帝内经》中一贯的人与自然社会从物质到精神的统一观点。

有关望诊,《黄帝内经》中尚有望舌、络脉、体态、行为等其他诸多方面,不再赘述,然从上文可知,其望诊的核心思想就是尽可能地利用一切外在表现,以三才统一的思想,见其外,知其内。

2. 闻诊中的三才思想　闻诊是通过听声音、闻气味来诊察疾病的方法,《黄帝内经》中的闻诊,同样也是以天人合一为基础,以五行为纽带,用以表知里、以常衡变的方法来进行判断。以下是从听声音、闻气味两个方面对探讨闻诊中的三才思想。

"五气入鼻,藏于心肺,上使五色修明,音声能彰"(《素问·六节藏象论篇》),声音是人体脏腑精气的表现形式之一。《灵枢·忧恚无言》中则具体指明了与声音形成相关的多个器官:"喉咙者,气之所以上下者也;会厌者,音声之门户也;口唇者,音声之扇也;舌者,音声之机也;悬雍垂者,音声之关也;颃颡者,分气之所泄也;横骨者,神气所使,主发舌者也。"继续下去则可引出与这些器官相联系的经络脏腑,如颃颡通于足厥阴肝经、舌本于手少阴心经、横骨连于足少阴肾经等。可见,从声音中来判断脏腑经络,并不是无根据的呓语。不同脏腑的发音有不同,这在《素问·阴阳应象大论篇》中有详细的记载,如肝"在音为角,在声为呼",心"在音为徵,在声为笑"等,是运用五行为纲对五脏之音声进行归纳,提出了听音声以诊断脏腑疾病的具体方法。在《灵枢·阴阳二十五人》篇中更以角、徵、宫、商、羽五声细分,每一音各分为五而成二十五声,如角声分为上角、太角、左角、右角、判角五种,并对每一种从体质、体态、性格、发病特点等进行了分析。《灵枢·五音五味》中则对二十五种不同情况的治疗调节做出一般性的规定,如"右徵与少徵,调右手太阳上"等,这是以不同的声音作为代号表示不同的体质的方便法,并云"圣人之通万物也,若日月之光影,音声鼓响,闻其声而知其形,其非夫子,孰能明万物之精",可见这种由外知内,听声诊病的方法并不容易掌握。

闻气味指闻患者的口气、分泌物与排泄物等的异常气味进行诊断的方法。"东方青色,入通于肝……其臭臊……中央黄色,入通于脾……其臭香。西方白色,入通于肺……其臭腥。北方黑色,入通于肾……其臭腐"(《素问·金匮真言论篇》),这是将气味纳入五行系统中,与五脏联系起来,为闻气味诊断五脏疾病的理论依据。

3. 问诊中的三才思想 《素问·征四失论篇》指出:"诊病不问其始,忧患饮食之失节,起居之过度,或伤于毒,不先言此,卒持寸口,何病能中?"问诊是从患者的口中获得关于诊病的直接描述,自然是非常重要。《黄帝内经》中问诊的范围十分广泛,涵盖了七情病因、性格特点、居处环境及潜意识的梦境等,是通过言语对一个人所接触的自然及社会环境尽可能全面的了解。

五志过极皆可引起相应的五脏功能失调,《素问·举痛论篇》中说"喜伤心""怒伤肝""忧伤肺""思伤脾""恐伤肾",其机制在于不同情绪对人体的气机运动产生不同的影响,即"怒则气上,喜则气缓,悲则气消,恐则气下,惊则气乱,思则气结",这五种情志变化和气机变化本是不可缺少的,如若不聚精会神,岂能有所思虑?但思之不解,就此泥住则成病态了。过犹不及,这是判断七情致病的大原则。

不同的人,秉受天地之气不同,既秉气有别,自然性格有所差异,生活习惯与发病特点各有不同,这在《灵枢·阴阳二十五人》中有详细的描述,一般来说:有什么样的禀赋,就有什么样的表现,反过来有何种表现,则说明何种禀赋,这是《黄帝内经》身心合一、形神合一的统一论。当然,形神合一并不等同于不可改变的宿命论,而是宿命基础的造命论,关于此问题,在此不便展开。总之,通过与患者的交流,可以从其言语举止中对其性格体质进行判断,从而为治疗提供依据。

疾病与患者的居处环境有很大的相关性,若不是询问,断难从其他三诊中看出。人具有社会性,故所处的社会环境也是问诊的一项重要内容,《素问·疏五过论篇》中说"凡未诊病者,必问尝贵后贱……尝富后贫""凡欲诊病者,必问饮食居处,暴乐暴苦,始乐后苦""诊有三常,必问贵贱,封君败伤,及欲侯王",这就是说,在问诊中需要尽可能地了解患者的身心环境,及其变化情况,才能综合全面地对疾病的状况作出判断。

睡眠和做梦是每个人都不可避免的,通过梦境往往能对一个人有更深入的了解,确因人是善于伪装的,表里如一的人实在是少之又少。在西方直到弗洛伊德的《梦的解析》一书出现,才有了较为系统的关于梦的解释,梦境始被视作诊病之重要内容为人们所重视。《素问·方盛衰论篇》"肺气虚则使人梦见白物,见人斩血藉藉,得其时则梦见兵战……此皆五脏气虚,阳气有余,阴气不足"及《灵枢·淫邪发梦》"肝气盛则梦怒……肾气盛则梦腰脊两解不属",这是《黄帝内经》中从脏腑虚实两个方面对梦境特点进行的概括举例,可见古人对反映潜意识的梦境之重视。对于以上梦境的描述,仅仅是一种取类比象式的例证,并不能代表梦境的全部内容。而若欲在临床诊断中切实地加以运用,一定要对《周易·说卦传》的象归纳方法有所了解,北宋邵康节《梅花易数》中多有举例,内容繁多,包罗万象,在此不复多言。

4. 脉诊中的三才思想 脉是人体脏腑气血的表现方式之一,脏腑的功能与自然界息息相关,此种天人一体的观念在《黄帝内经》中无处不在。《素问·平人气象论篇》中说"春胃微弦曰平……夏胃微钩曰平……长夏胃微软弱曰平……秋胃微毛曰平",五脏平脉的特点体现出自然之气的"春生、夏长、秋收、冬藏",在脉象上同样也反映出人与天地四时相应的道理。我们可以从脉诊原理、脉诊部位、病脉几个方面进行理解。

《素问·脉要精微论篇》中说"微妙在脉,不可不察,察之有纪,从阴阳始,始之有经,从五行生,生之有度,四时为宜。补泻勿失,与天地如一,得一之情,以知死生",人与天地本来为一,阴阳、五行、四时之理在脉学中皆有体现,用自然之道进行脉诊,才能成为衡量疾病的尺度,对患者的病情才可能进行正确的分析和判断。《素问·脉要精微论篇》"诊法何如……常以平旦,阴气未动,阳气未散,饮食未进,经脉未盛,络脉调匀,气血未乱,故乃可诊有过之脉",这是诊脉的方法,也反映出脉诊的原理。人禀天地之气而生,人体功能正常反映的是天地人的协调平衡,所谓病态就是三才失去协调而表现出的状态,这是脉学的一个根本原理。人刚从睡梦中自然醒来,是人的最清明状态,无所执着故未掺杂人的主观意识以及由意识而引发的行动,此时阴阳气血的状态为自然而然,是对人体静息状态下的摹写,可以最清晰地反映出天地之气之于脉诊时的"底色",这是机体的"原生态"。待加上人的活动后,便如在此底色上临时加了些"着色",便往往会使人只看到外部着色,而看不清底色了。由此可见,《黄帝内经》中重视对脉诊时间的选取,是为了能借此观察天地二气在人的反映,观察两者的太过或不及,用以辨明疾病的原因。当然,这种"诊在平旦"的方法,应与2 000多年前农耕时代人们的生活习惯和当时的疾病谱,及医生的诊病方式密切相关,大约在《黄帝内经》形成的时代,人们的心理性疾病较少,所以彼时更为重视对"阴气未动"及"阳气未散"时,即天地二气在人的反映,但在今天人的活动能力和范围远大于前的新背景下,这样的脉诊方法已经很难做到,要求医者透过"着色"看"底色",不仅见天见地,且要见人。无疑,这对中医脉诊提出了更高的要求。

《素问·三部九候论篇》中说"天地之至数,起于一,终于九焉。一者天,二者地,三者人。因而三之,三三者九,以应九野。故人有三部,部有三候,以决死生,以处百病,以调虚实,而除邪疾"。人秉天地之气而生,天地人之气汇于一体,而各有不同的部位。如"帝曰:何谓三部? 岐伯曰:有下部,有中部,有上部。部各有三候,三候者,有天有地有人也"。但这样的分部显然太过粗大,不易具体应用,故继而提出具体的部位以对应,"上部天,两额之动脉;上部地,两颊之动脉;上部人,耳前之动脉;中部天,手太阴也;中部地,手阳明也;中部人,手少阴也;下部天,足厥阴也;下部地,足少阴也;下部人,足太阴也。故下部之天以候肝,地以候肾,人以候脾胃之气。帝曰:中部之候奈何? 岐伯曰:亦有天,亦有地,亦有人。天以候肺,地以候胸中之气,人以候心"。后世三部九候法演变为"独取寸口",以寸关尺代表天人地,每一部又分为浮中沉,表示三部之中复有三部,但从天人相应的基本原理来看,是完全一致的。

正常的脉象,具备胃、根、神三个要素,反映的是人与天地合一、五脏协调统一,合中有分,分中有合。《素问·三部九候论篇》说"九候之相应也,上下若一,不得相失。一候后则病,二候后则病甚,三候后则病危,所谓后者,应不俱也"，不能相应则是失和，表现为"独"，独则见病，故曰"察九候独小者病，独大者病，独疾者病，独迟者病，独热者病，独寒者病，独陷下者病"。"独"的情况太过严重，就是真脏脉了。《素问·玉机真脏论篇》记有"真脏脉见，乃予之期日……诸真脏脉见者，皆死不治也"，该篇中详述了五脏真脏脉的特点。从中我们可以看出，真脏脉就是失去制约，无法与其他脏腑相互调和、相互支援的脉，就是天人地三部之气严重失和的脉，与《素问·平人气象论篇》中所讲"平脉"的升中有降、降中有升、合中有散、散中有合大不相同，是"阴阳离决，精神乃绝"在脉象上的体现。

（三）以三才理论指导中医诊断学的发展

1.《黄帝内经》诊断学说的特点　中医学的诊断学说，从根本上讲，仍是以"元气论""天人合一""五脏一体"等为理论根基，强调的是人与自然、社会的一体性。中国文化中，非常注重对每个个体的认同，认为每个人眼中和心中的世界是不同的，天地人三才中的"天地"因每个人而有不同，"和而不同"是中国人在文化上的一贯理解。所以从根本上来讲，无法建立一种适用于所有人的诊断标准，是否有了病，病有多严重，必须要结合患者的实际情况加以考虑，绝不是靠医生的断语可以完成。这就决定了中医的诊断学中强调"诊之道"和"诊之法"，而非"诊之标"。强调对每个人的尊重，这是中医诊断中的人文，强调诊断中对天地万物综合情况的分析和评判，这是中医诊断中的科学。欲了解中医诊断学的特点，必须先从《黄帝内经》中的相关内容开始，必从三才思想的人与天地社会的相互联系开始。

2. 中医诊断学的发展方向　我们不应否定现代医学的诊断方法，其诊查手段确可精确反映出机体变化的一些方面，这在相当程度上可以弥补《黄帝内经》中因受当时技术水平限制而出现的微观具体的诊断手段的不足，但也不可过分提高这些客观指标的价值，用一句话来概括便是"技术上不容忽视，意义上不必高估"，从全局的战略高度上来看，《黄帝内经》的诊断思想是综合天地人的，是全面的，某种意义上来讲是不可能逾越的。故《黄帝内经》的三才统一是开放和发展的体系，当代中医人绝不能固步自封，因循守旧，完全可以将现代医学的诊断方法纳入《黄帝内经》的整体诊断方略中来，以《黄帝内经》的整体诊断思想对其进行指导和整合,消除中医整体观与现代医学分析论之间的鸿沟,"中学为体,西学为用",赋予孤立的指标以整体的意义,这应是新一代中医学人着力之处。

中国古人强调天人合一,将天人之学视作学术之根本,辅以阴阳、三才、五行等理论工具,在理论上是十分完备的。且儒家强调对"礼、乐、射、御、书、数"等即"六艺"的学习,这便是对"眼、耳、鼻、舌、身、意"等"六根"的训练方法,强调琴、棋、书、画也是此意,有了这样的基础,自然可以心慧、耳聪、目明、手巧,在进行望闻问切时,方法是可行的。

而在今天的人来看,依中医四诊方法进行诊病具有很强的主观性,这是基于普遍强调理化检查的客观指标之背景,更深层的原因是中国式的三才合一观念和意象式思维已经在很大程度上得不到公众的理解,甚至只有在艺术领域还占有一席之地的情况下发生的。当然还有另一方面即中医教育和中医人自身的原因,若要使中医诊断学的特点和优点得到充分发挥,定要从传统文化的普及和加强入手。但无论从主观还是客观上讲,加强对中医诊断学的研究和认识,才是真正使这门古老学科焕发青春的不二法门,更是需要我们所有中医学人共同努力的。

八、三才思想与养生学说

生老病死是每人均不可抗拒的自然规律,但同样在服从这个规律的大前提下,个人的生活质量却可见很大的不同,通俗说来便是没有不病不死的人,却有相对健康、长寿、快乐、生活质量高的人。《黄帝内经》中的预防养生观点就是为了使人们尽量发挥主观能动性,以达到祛病延年,提高生命质量的目的。《类经》中对养生的定义是"养者,养以气味;和者,和以性情"[1],字句不多,却很有内涵,气味是天地,性情是人文,一句话将养生与天地人三才全部概括了。明代高濂的著名养生专著《遵生八笺》中也说"故吾人之起居,不知三才避

---

① 张景岳.类经[M].北京:学苑出版社,2005:486.

忌,必犯灾害,何以能安乐哉"①,也是从人与天地的关系角度来看待养生。下面将从三才的视角来阐述《黄帝内经》的养生学说。

(一) 三才相应是养生理论的根本立足点

1. 顺天地自然之道是养生的基本原则　《周易》是中国文化的根本源泉,"天人相应"则是《周易》的核心思想,《周易·系辞上》中说"天地变化,圣人效之"②,《周易·文言传》中说"夫大人者,与天地合其德,与日月合其明,与四时合其序",讲的都是人道必合于天道。《黄帝内经》继承了《周易》的天人观,并有进一步的发挥,形成了较为完备的养生理论体系。《素问·宝命全形论篇》中说"天覆地载,万物悉备,莫贵于人,人以天地之气生,四时之法成",明确指出人与天地气同、法同。《灵枢·本神》"故智者之养生也,必顺四时而适寒暑",人的机体依据四时的变化,一定会产生相应的改变,能了解并顺应自然规律,才能称之为智者。《素问·四气调神大论篇》中指出"故阴阳四时者,万物之终始也,死生之本也,逆之则灾害生,从之则苛疾不起,是谓得道",阴阳四时的规律是凡自然与人皆不得违背的,行为能符合此规律,就可以避免许多疾病,这是得道的一个重要方面。得道多助而失道寡助,违背此规律,疾病的产生则不可避免,如"逆春气则少阳不生,肝气内变;逆夏气则太阳不长,心气内洞;逆秋气,则太阴不收,肺气焦满;逆冬气则少阴不藏,肾气独沉",并进而提出"春夏养阳,秋冬养阴"的著名命题,成为后世预防养生的一大法则。现代很多疾病的产生便源于与自然的对抗,如夏天本应阳气在外而汗出,但由于对炎热的不耐受而过分使用电扇空调等降温措施,或过量饮用冰水等,都是与自然规律相悖的行为,产生疾病便是不可避免的了。

2. 四时养生是养生的重要方法　《素问·四气调神大论篇》中提出了四时养生的具体方法,"春三月,此为发陈。天地俱生,万物以荣,夜卧早起,广步于庭,被发缓形,以使志生,生而勿杀,予而勿夺,赏而勿罚,此春气之应,养生之道也;逆之则伤肝,夏为实寒变,奉长者少。夏三月……秋三月……冬三

---

① 古健青,张桂光.中国方术大辞典[M].广州:中山大学出版社,1991:516.
② 黄寿祺,张善文.周易[M].上海:上海古籍出版社,2007:392.

月……"这是具体针对春、夏、秋、冬四个季节的不同特点,叙述了适应四季气候变化的摄生法则,并从生活起居、衣着举止、心理状态等内外表现上做了举例,指出违反四时气候的客观规律,与大势相违是导致疾病的重要原因之一。《黄帝内经》还提出"一日分为四时,朝则为春,日中为夏,日入为秋,夜半为冬"(《灵枢·顺气一日分为四时》)的观点,即顺天时的原则在一日之内也应得到体现,"故阳气者,一日而主外,平旦人气生,日中而阳气隆,日西而阳气已虚,气门乃闭,是故暮而收拒,无扰筋骨,无见雾露"(《素问·生气通天论篇》)。这种观念运用在实践上,便形成了几千年来中国农业社会中"日出而作,日落而息"的生活状态。近些年来,失眠焦虑等身心疾病的多发,应与人们过分进行夜生活,不能按时作息密切相关。

3. 和于术数是养生的具体措施 "上古之人,其知道者,法于阴阳,和于术数,食饮有节,起居有常,不妄作劳,故能形与神俱,而尽终其天年,度百岁乃去",这是《素问·上古天真论篇》中的一段话,是养生的总纲。在这个方面,整部《黄帝内经》中所讲的多为纲领性的原则,而对于具体的如何执行则少见详尽的方法。所谓"法于阴阳"约等同于遵从自然规律,这是方向的问题,而"和于术数"则应是如何遵从规律和采用恰当方法的问题。《黄帝内经》是中医理论的法书,语句高度凝练,涉及直接治病的内容并不是很多,正因于此,才给后人以很大的自由空间。所谓术数,简单说来就是规律和方法,中医的养生方法很多,如呼吸吐纳、导引按摩、静坐冥思、食补药膳等,都可纳入术数的范畴之中。张志聪的解释为"术数者,调养精气之法也"[1],但若如此简单解释便会出现一种疑问,是否这些方法仅仅就是个人的经验,而并无深刻的道理在?若无统一的原理贯穿其中,那么方法即便很多,不过只是零散的堆垒罢了,那么这种养生理论就是不成熟的。《四库全书》中纪晓岚的定义是"术数之兴,多在秦汉以后。要其旨,不出乎阴阳五行,生克制化。实皆《易》之支派,傅以杂说耳。"[2]何丽野据此解释为:"术数就是通过特定的数字和象来分析天地万物(包括人)的阴阳五行之组成,以此了解自然和社会规律。"[3]可见所谓养生中的"和

---

① 张隐庵.黄帝内经素问集注[M].上海:上海科学技术出版社,1959:1.
② 司马朝军.四库全书总目精华录[M].武汉:武汉大学出版社,2008:20.
③ 何丽野.论术数对中国古代哲学的影响[J].哲学研究,2003(11):57.

于术数"应是在阴阳五行学说的大旨下,以藏象学说为核心的沟通天地人的一切行为,有关这个问题在前面三才思想与藏象学说中已有详述。《礼记·月令》中颇能体现出术数的精神,文中从天之时令联系到帝王的政令和生产生活、衣食住行的各个方面,系统庞大,内容繁杂,但都以五行学说为核心,联系成的一个统一整体。《黄帝内经》的理论体系与先秦儒、道等诸家思想有着很深的渊源,实在无法脱离其他而单表一处。若对诸子百家的思想没有了解,单纯讲医学或养生是不可能的,落实在此处便是若不了解术数的思想根源与具体方式,那么所谓"法于阴阳"根本无法实现。

(二)如何在养生中体现三才合一

1. 恬憺虚无,志闲少欲 天地之道,本来自然而然,若加了很多人为的做作,便失去了道法自然。《素问·上古天真论篇》中说:"夫上古圣人之教下也,皆谓之虚邪贼风,避之有时,恬憺虚无,真气从之,精神内守,病安从来。是以志闲而少欲,心安而不惧,形劳而不倦,气从以顺,各从其欲,皆得所愿。"人所以能够终其天年,是因为能够按照自然规律自然而然地生活,自然就可以与天地合为一体,好似一滴水融入大海一般。每个人的寿命都有一个"定数",正如世间的每种事物都有其存在的期限一样,这一点我们不应否认。绝大多数人之所以不能达到这个定数,是因为对身体不正确的使用所致,导致这种不正确的原因很多,简单地说便是失去中正。《礼记·大学》中说:"所谓修身在正其心者,身有所忿懥,则不得其正;有所恐惧,则不得其正;有所好乐,则不得其正;有所忧患,则不得其正。"心中不安,患得患失,好乐憎恶,这些过度的情绪化的状态都不能称之为正,只有保持心正才能不为外境所惑,不为欲望所牵,那么"道"便自然而然地显现出来,这便是佛家所言的"如如不动""去妄显真"。所作所为自然而然地合于自然之道,便可成为《中庸》所说"不勉而中,不思而得,从容中道"①的状态。倘能恬憺少欲,怎会发生"怒则气上,悲则气消,思则气结,喜则气缓,恐则气下"等一系列气机失调呢?能够生活中处处入道,当然可以减少不必要的损耗,使机体处在最佳的运行状态。可见中国古人所谓修

---

① 朱熹.四书章句集注[M].北京:中华书局,1983:31.

道并非虚玄的事情,恰恰是非常贴近生活,可以使自己得到真实利益的。

2. 美其食,任其服,乐其俗 《论语》中说"君子谋道不谋食",并非君子不需要资财以生活,而是强调不能把谋利作为目的,但谋道过程中自己的养身之资自然会得到。正如当代已故国学大师季羡林所说:"生活上要知足,学习上要不知足,工作上要知不足。只要积极进取,努力工作,人民不会亏待,社会不会忘记。"若是根本人生观上发生了误解,认为享乐才是人生的目的,那么一定会千方百计地去追求物质声色,一定会被外境的变化转了去,被世俗的风气牵了去,又怎么会能心平气静地体会到自然之道呢?《道德经》云:"五色令人目盲,五音令人耳聋,五味令人口爽。驰骋畋猎令人心发狂,难得之货令人之行妨"①,物质之享乐只能带来片刻愉悦,只是饮鸩止渴的假象,但长此以往便会造成诸多恶果,如"高粱之变,足生大丁""醉以入房,以欲竭其精"等。《素问·上古天真论篇》中说"故美其食,任其服,乐其俗,高下不相慕,其民故曰朴",说的就是人应当随遇而安,知足常乐,不被衣食这些外境享乐所惑,在自己目前的状况下,尽力做好自己的事情,借事炼心,不断完善自己的人格和内心境界。这个"朴"字,便是对内心深处不被染污的高度总结。只有保持"赤子之心"的人,才能"赤条条来去无牵挂",才能"是以嗜欲不能劳其目,淫邪不能惑其心,愚智贤不肖,不惧于物,故合于道",使内心保持自然的清明状态,心凡举动,皆合于道。张景岳《类经》中说:"心者,君主之官,神明出焉。心为一身之君主,禀虚灵而含造化,具一理而应万机,脏腑百骸,唯所是命,聪明智慧,莫不由之,故曰神明出焉。"②心能合道,自然全体合道,又怎会生出许多由内而外的心身疾病呢?反观许多追逐名利者,最终身家性命况且不保,又怎会得到内心的安宁,获得身体的健康呢?

3. 道法自然,不可强求 "女子七岁,肾气盛,齿更发长……七七,任脉虚,太冲脉衰少,天癸竭,地道不通,故形坏而无子也。丈夫八岁,肾气实,发长齿更……八八,则齿发去"(《素问·上古天真论篇》),这一段常被引用为《黄帝内经》关于一般人生理状态的观察,但把此段文字放在养生为主题的一章当

① 河上公.老子[M].上海:上海古籍出版社,2013:26.
② 张景岳.类经[M].北京:学苑出版社,2005:42.

中,应有另外一层含义,即养生一定要制定一个切实的目标,不可企及过高。
若存在一种认识,只要在衣、食、住、行等各个方面都多加注意,便定可益寿
延年,无病无灾,那便是犯了更大的一个根本性的错误。俗话说:"人老不以
筋骨为能。"衰老是人必不可免的阶段,无论是谁都应当接受衰老与疾病的
现实,明明已经是耄耋之年,一定要去做血气方刚的事情,那又怎么能得到
安乐呢? 不能守住个人的本分,这岂非人的第一大病? 人心无尽,欲求不
足,这是人性的弱点,若不能从根本的认识上解决,永远只能成为身体和欲
望的奴隶,这段文字安排在此,大约便是作者要告诉人们"乐天知命"的道理
吧。《灵枢·寿夭刚柔》中说"形与气相任则寿,不相任则夭",指出每个人的
养生行为必须依据个人的具体情况而定,不是绝对的积极锻炼便好,也不是
绝对的补益就有效。《礼记·王制》中说:"用地小大,视年之丰耗,以三十年
之通,制国用,量入以为出。"①对身体的使用也应遵循这个"量入为出"的原
则,要求我们在养生活动中要知常达变,根据不同的情况,制定不同的目标,
采用不同的方法。

　　4. 德全不危,仁者多寿　《黄帝内经》当中,并非把身体的健康看作单纯
生理方面的问题,而是将健康视为一种关系,是与自然环境和社会环境都能和
谐相处,是个人修养状态的一种必然体现,因此提出了"德全不危"的观点,这
种看法是非常根本,也非常全面的。要了解这句话的含义,必须从德字入手,
简单说来,德是道德品质,性情节操,能够遵循本心,顺乎自然就是有"德"。
《道德经》云"孔德之容,唯道是从"②;《庄子·天地篇》云"通于天地者,德也;行
于万物者,道也"③;《太平经》云"道者,天也,阳也,主生;德者,地也,阴也,主
养……夫道兴者主生,万物悉生;德兴者主养,万物人民悉养,无冤结"④,可见
德是离不开道的,德是道的体现。我们必须将这个德与泛道德论中的德区分
开,因后者往往是排除了理性思考的德,常是用以指责和役使他人的工具。
《周易·乾卦》"文言"爻辞中有一段非常精彩的描述:"夫大人者,与天地合其

---

① 王文锦.礼记译解[M].北京:中华书局,2001:170.
② 河上公.老子[M].上海:上海古籍出版社,2013:44.
③ 方勇.庄子[M].北京:中华书局,2010:177-178.
④ 杨寄林.太平经[M].北京:中华书局,2013:760.

德,与日月合起明,与四时合起序,与鬼神合其吉凶。先天而天弗违,后天而奉天时。天且弗违,而况于人乎?况于鬼神乎?"可见有德者必然是对天、地、人三才有深入和全面的了解,不仅是一个品质高尚的人,同时也一定是一个知识渊博的人,无才之德非有德也,仁中一定有智,无智之仁非真仁也。《易传·说卦》中说"立人之道曰仁与义",即在人类社会中,有德的根本体现在仁义。孔颖达疏之曰"仁是施恩及物,义是裁断合宜",既能给人以恩惠,又能合理地处理人际关系,这样的人当然可以受到他人的尊重,得到内心的安定。中国古人充分认识到心理状态和机体健康之间的关系,提出养生首在养心的看法,是非常正确的,如《论语》中说"仁者寿,智者乐";《中庸》中说"故大德必得其位,必得其禄,必得其名,必得其寿";《春秋繁露》中说"仁人之所以多寿者,外无贪而内清净,心平和而不失中正,取天地之美以养其身"①,都是对仁德与健康关系的论述。反过来这句话告诉我们,当我们自身的健康出现某些问题时,首先要检查的就是自己是否德性有失,《孟子·离娄上》中说"行有不得,反求诸己"②,说的也是这个道理。

5. 养生的不同层次   养生说到根本上就是养心,是对宇宙人生有了正确的认识,这样的要求很高,要达到是非常困难的,需要知识和胸襟上的天、地、人贯通,方能处一切变而不惊,物我两忘,身心双泯,这样的人达到真正忘我的境地,何谈有病?所以"邪之所凑,其气必虚"中,一定包含了认识的错误,其次才是身体功能的下降。《素问·上古天真论篇》一文的最后提到了真人、至人、圣人、贤人几个概念,这是养生过程中认识与实践的不同阶段。真人可以"提挈天地,把握阴阳,呼吸精气,独立守神,肌肉若一,故能寿敝天地,无有终时,此其道生",所谓真人的"无有终时",并不是可以长生不老,万寿无疆,因为无论如何长寿仍旧有一个时间的限度,百年或千年、万年仍旧会死,即便我们生存的地球也必然会有毁灭的一日,何谈无终呢?所以这个无终只是说能真正地将生死之事参透,如《周易》中所说"原始反终,故知死生之说"③,《庄子·齐

---

① 张世亮,钟肇鹏,周桂钿.春秋繁露[M].北京:中华书局,2012:614.
② 朱熹.四书章句集注[M].北京:中华书局,1983:283.
③ 黄寿祺,张善文.周易[M].上海:上海古籍出版社,2007:379.

物论》中所说"方生方死,方死方生"①,所说的都是这个道理。《道德经》中说:
"吾所以有大患者,为吾有身,及吾无身,吾有何患?"②这是说到根本的话,所有
疾病与痛苦无非因为有这个身体,能真正看破放下身体和执着的人,当然也就
无所谓生死,更无所谓痛苦了,中国的无论儒家、道家、佛家思想最终都是要引
领人们解决这个问题,达到人与天地合一的最高境界。但仅仅口头上说看破
放下,实际行动中往往很难做到,需要不断地进行学习、实践和思考、体悟,也
需要一步一步地向着这个最终目标迈进,所以便分出了几个阶梯,这当是古人
在本论中要设定四个不同层次的概念的初衷。贤人是其中的最低阶段,尚且
要"法则天地,象似日月,辩列星辰,逆从阴阳,分别四时,将从上古合同于道,
亦可使益寿而有极时",所讲的多为学习的方面,与《论语·述而》的"志于道、
据于德、依于仁、游于艺"③异曲同工。《素问·阴阳应象大论篇》中也说"唯贤
人上配天以养头,下象地以养足,中傍人事以养五脏",上配天是学习天的光明
豁达、健运不息,下象地是学习大地的踏实顺从、厚德载物,中傍人事是学习圣
贤的仁义中庸,只有善于学习,并从这几点开始实践,才是真正走向养生的途
径。因篇幅所限,仅列出对真人与贤人的看法,至人与圣人两个中间阶段,读
者自然可以通过执其两端进行理解了。

近些年来,随着人们物质生活水平的提高,养生成为人们非常关心的话
题,但关于如何是养生,如何去养生,很多人在认识和实践上却存在着很大的
误区,如不少人认为服用人参、鹿茸、冬虫夏草等高档滋补品便是养生,也有很
多人认为糊里糊涂,万事不关心便是养生,还有人认为增加运动,唱歌跳舞便
是养生了,诸如此类,不胜枚举。

综观《黄帝内经》中所谈有关养生内容,总是从仁智两个方面,告诉我们一
定要认识天地人的规律,服从天地人的规律入手,正确理解和处理人与周围环
境及社会关系,这是有关养生最为根本的看法。而若忽略这个关系谈养生,只
从服药、导引等方面去做养生,最终不过是水中月,镜中花,舍本逐末,虚妄一
场,了不可得。

---

① 方勇.庄子[M].北京:中华书局,2010:24.
② 河上公.老子[M].上海:上海古籍出版社,2013:28.
③ 朱熹.四书章句集注[M].北京:中华书局,1983:94.

九、三才思想与三因制宜

所谓三因制宜,就是在治疗疾病的过程中,要根据人体的体质、性别、年龄等不同,以及季节、地理环境的差别以制定适宜的治疗方法,这个原则又称因人、因时、因地制宜。所有治疗最终都是要落实到一个个具体的人身上,而不仅仅是抽象的书写在纸面上的方法,所以治疗的方法一定要根据个人的具体情况有所变化。这种具体情况大体来说有性别、年龄、体质、个性、社会地位、生活习惯等方面。这是三才思想在中医治疗原则上典型的体现,是把不同的人放在不同的环境中的"具体问题,具体分析"的个性化诊疗方案。

(一)因人制宜

1. 男女性别及年龄的差异　如《素问·阴阳应象大论篇》中说"阴阳者,血气之男女也",男体阴用阳,而女体阳用阴,这是对男女差别最根本的论述。所以男子病多从阳化火,女子病多从阴化寒,男子多阴虚,女子多阳虚,在治疗中要考虑这个差异。《论语·季氏》中有"孔子曰,君子有三戒:少之时,血气未定,戒之在色;及其壮也,血气方刚,戒之在斗;及其老也,血气既衰,戒之在得",这是因年龄阶段不同,而需相应的生理心理应对法则较早的描述。《素问·示从容论篇》云"夫年长则求之于腑,年少则求之于经,年壮则求之于脏",也是按照少、壮、长三个阶段制定的大体治疗方略,其原因为"年长者,肠胃日弱,容纳少而传化迟,腑病为多,故求之于腑。年少者,起居不谨,风寒袭而营卫闭,经病为多,故求之于经。年壮者,情欲不节,劳伤积而气血败,脏病为多,故求之于脏"[①]。更细致的年龄划分如《素问·上古天真论篇》中所说"女子七岁……男子八岁……"一段,七为少阳数,八为少阴数,故男女分别以八、七为阶段,每个阶段有不同的生理表现,病理自然也不同。《灵枢·天年》又有"四十岁……腠理始疏,荣华颓落,发颇斑白,平盛不摇,故好坐;五十岁,肝气始

---

① 黄元御.素问悬解[M].太原:山西科学技术出版社,2012:213.

衰,肝叶始薄,胆汁始减,目始不明;六十岁,心气始衰,若忧悲,血气懈惰,故好卧;七十岁,脾气虚,皮肤枯;八十岁,肺气衰,魄离,故言善误;九十岁,肾气焦,四脏经脉空虚;百岁,五脏皆虚,神气皆去,形骸独居而终矣"的记载,这又是不分男女,以 10 年为一个阶段的分类方法,描述了从 40 岁后每十年的一般体质衰退情况。不同的年龄阶段治疗的方向和目的是不同的。举一个例子来说,若高龄患者见腰腿疼痛,行走不利,当属正常的功能退化,可能无论采取何种治疗方法,效果都不会非常理想,大势使之然也,在针对这样的情况时,便要看清形势,并与患者的主观诉求进行权衡了。

2. 体质的差异　《素问·三部九候论篇》曰"必先度其形之肥瘦,以调其气之虚实,实则泻之,虚则补之",说明仅仅肥瘦有不同,治疗方法便应有别。《灵枢·通天》中把人分为五类:"盖有太阴之人,少阴之人,太阳之人,少阳之人,阴阳和平之人。凡五人者,其态不同,其筋骨气血各不等。"并分述了五种类型人的特点,如太阴之人具有"贪而不仁,下齐湛湛,好内而恶出,心和而不发,不务于时,动而后之"的性格特点,与"多阴而无阳,其阴血浊,其卫气涩,阴阳不和,缓筋而厚皮,不之疾泻,不能移之"的生理病理特点,并总结为"善用针艾者,视人五态,乃治之。盛者泻之,虚者补之",即一定要根据个人特点施行治疗。《灵枢·阴阳二十五人》中进一步列举了以木、火、土、金、水五行为纲的 25 种不同体质人的形态及生理病理特点,如:"木形之人,比于上角,似于苍帝。其为人苍色,小头,长面,大肩背,直身,小手足。好有才,劳心少力,多忧劳于事。能春夏不能秋冬,感而病生,足厥阴佗佗然。大角之人,比于左足少阳,少阳之上遗遗然。左角之人,比于右足少阳,少阳之下随随然。钛角之人,比于右足少阳,少阳之上推推然。判角之人,比于左足少阳,少阳之下栝栝然。"在接下来的《灵枢·五音五味》中又针对不同体质,从饮食调养到治疗部位提出了不同的治疗方法,堪为针对体质各异,治疗各异的范本。人的体质差异有很多,这 25 种虽然划分细致,很有规律可循,但仍不足以概括全部,所以又在《灵枢·五音五味》中对"妇人无须""宦者无须""天宦无须"等几类情况进行了分析,其旨在于通过具体的特定表现,析明内在道理,告诉我们同一种结果,可能原因不同,且病变无穷,万端多变,非时时如此细致入微,不能遍彻阴阳之理,更不能在临证之时从容应对。

3. 人事环境的差异　说到医学的任务,当然是解除患者的痛苦,无论何种地位身份,正如孙思邈在《大医精诚》中所言"不得问其贵贱贫富,长幼妍蚩,怨亲善友,华夷愚智,普同一等,皆如至亲之想"①,如嫌贫爱富固有大错,嫌富爱贫也有不妥,能够以同样的态度对待所有不同的患者,是医者应努力做到的。疾病是人的疾病,不是孤立的单独事件,所以就要求医者对患者的情况尽可能深广地了解,才能制定出最佳的诊疗方案。首先要注意到不同的人对不同治法的接受能力不同。如《灵枢·根结》所说"刺布衣者深以留之,刺大人者微以徐之,此皆因气慓悍滑利也",平时经常劳作的人气血旺盛,耐受力强,养尊处优的人则气血不足,耐受力弱。这个原则我们可以酌情使用在体力工作者与脑力工作者之别,男女之别,长幼之别上,诊无常法,总以患者可以接受,又能取效为度。其次还应注意到不同的经历对人的心理和生理必然产生影响。《素问·疏五过论篇》云"诊有三常,必问贵贱,封君败伤,及欲侯王。故贵脱势,虽不中邪,精神内伤,身必败亡。始富后贫,虽不伤邪,皮焦筋屈,痿躄为挛"。很多时候我们所以不能将患者疾病的根本抓住,往往就是因为我们不愿意用心耗神,穷追根源,把资料掌握得更为全面些,将分析进行得更为周密些。最重要的当如《素问·著至教论篇》中所说"道上知天文,下知地理,中知人事,可以长久,以教众庶,亦不疑殆",除天地之外,医者必须深通人事,能够犀燃烛照,透彻人心,才能适应不同患者的需要,天地之道易知,而为人之道难明,这应是为医之中最难的事情了。为医者遇到各种病例,不能在自己心中了了分明,便似没有了行动的蓝图,行动怎么会不盲目。对待性格、教育背景、经济状况、社会地位不同的人,应有不同的治疗法则,如位高富贵者骄横,冷淡之折其傲慢;地位微贱者自卑,关怀之使其亲近;心思缜密者喜分析明理,重视解释沟通;豁达者不拘小节,应抓住细微;愚鲁迟钝者易从,强调势大力足取效快捷。正如中国佛教分为天台、贤首、唯识、净土、华严、南传、藏密、禅宗等各派,皆是为了教化人心而设,从教义上看,并没有根本区别,不过是因受教者根器不同,当机而发罢了,治病亦如此理。若不能把疾病放在患者诸多具体情况的大背景下去思考,只能是纸上谈兵的理论。

---

① 孙思邈.千金要方集要[M].沈阳:辽宁科学技术出版社,2009:10.

(二) 因地制宜

中国疆域辽阔,版图巨大,地理地貌复杂多变,从青藏高原到东南沿海之海拔落差达到 5 000 米,由大兴安岭到南海之滨则能经历寒温带、中温带、暖温带、亚热带、热带诸多不同气候类型。如此复杂的地理环境,对人的生理病理和疾病特点、治疗方法等,定会产生巨大的影响。

1. 南北东西,水土不同　一方水土养一方人,不同地理条件造成人的差异是多方面的,如外貌、口音、性格特点等。关于水土之不同,在先秦典籍多有涉及。如《管子·水地》有云:"夫齐之水,遒躁而复,故其民贪粗而好勇;楚之水,淖弱而清,故其民轻果而敢;越之水,浊重而洎,故其民愚疾而垢;秦之水,泔最而稽,淤滞而杂,故其民贪戾罔而好事。"①《吕氏春秋·尽数》中说:"轻水所,多秃与瘿人……苦水所,多尪与伛人。"②《大戴礼记·本命》云:"坚土之人肥,虚土之人大,沙土之人细,息土之人美,耗土之人丑。"③可见"水土"二字就是那个时代人们对地理环境的高度概括。"天不足西北……地不满东南"(《素问·阴阳应象大论篇》),这是《黄帝内经》中对中国地貌的一般描述,西北阳气若而阴气强,清阳为天,浊阴为地,所以西北以高原为主,人也表现的性格稳健厚重些,东南则阳气盛而阴气较弱,故东南地势较低,人的性格也更聪敏灵活些。《黄帝内经》中并没有对"水土"的直接阐述,但若换成另一个概念便毫不陌生,那就是阴阳五行杂合而成的五方之气不同,所谓水土不同就是受天地之气不同而致,前段"因人而异"中所说的个人体质不同,与此水土的地方性差异有密切关系。故在治疗中要根据不同地域人的体质差异,有所分别,《素问·异法方宜论篇》所说"医之治病也,一病而治各不同,皆愈何也? 岐伯对曰:地势使然也",又如《素问·五常政大论篇》中所说"西北之气,散而寒之,东南之气,收而温之,所谓同病异治也",都是说同一种疾病,对待的方法因地有不同,就是"同病异治"。

2. 五方各异,治法有别　地域造成体质差异外,还有诸多因素之区别,如

---

① 黎翔凤.管子校注[M].北京:中华书局,2004:831.
② 陆玖.吕氏春秋[M].北京:中华书局,2011:74.
③ 戴德.大戴礼记[M].北京:中华书局,1985:227.

《素问·异法方宜论篇》中说:"故东方之域,天地之所始生也。鱼盐之地,海滨傍水,其民食鱼而嗜咸,皆安其处,美其食。鱼者使人热中,盐者胜血,故其民皆黑色疏理。其病皆为痈疡,其治宜砭石。故砭石者,亦从东方来……西方者……北方者……南方者……中央者……"这是对五方之地的地理环境、饮食特点、气候特点、发病特点及适宜的治疗方法,如砭石、药物、艾灸、导引按摩及微针疗法做出大略的总结。这样的归纳对后世因地理环境不同而出现各种不同中医学派的分化有深远的影响,如北方多用麻黄、桂枝以解表散寒,南方多用藿香、佩兰以芳香化湿等。当然我们也不应完全拘泥于此,在考虑地域之差异时,要注意到同中有异,异中有同。如新疆吐鲁番盆地虽地处西北,但夏季十分炎热,福建武夷山区地处东南,夏季却十分凉爽,这种不甚相符的例证还有很多。《素问·异法方宜论篇》中的归纳是深受五行学说影响的,有一定的机械性,但是其大方向是没错的,我们应当看到,《黄帝内经》中所讲的道理多是方向性、战略性的,不能生搬硬套在每一个具体问题上,更多的是要学习这个思维方法,才能够以不变应万变,万变中见不变,正如《素问·异法方宜论篇》中云:"故圣人杂合以治,各得其所宜,故治所以异而病皆愈者,得病之情,知治之大体也。"

(三) 因天制宜

时间是由于天体的相互运动而产生的,所以因时制宜就是因天制宜,是根据时令气候节律特点,采取适宜的治疗原则。具体来说,一是时令,即四季和节气之不同;二是时间,即指年、月、日、时的时间变化规律,分类方法不同。

1. 顺四季而治 一年四季中,春生、夏长、秋收、冬藏是个必然的规律,不可能改变,若违背了这个规律就会产生疾病,同样在疾病治疗中也应与季节相适应。一方面,要顺四时之序以温阳补阴,这样对于阴阳不足的可以借势而行,顺水推舟,则能起到事半功倍的效果。故《素问·四气调神大论篇》中说"春夏养阳,秋冬养阴",现代的三伏灸来治疗寒喘疾病就是在阳气最盛之时使用,冬令膏方进补则多体现了秋冬养阴的精神。另一方面,在顺的同时,也应避免过亢,《素问·厥论篇》中说"春夏则阳气多而阴气少,秋冬则阴气盛而阳气衰",春夏阳气盛,容易出现阳热过度的疾病,秋冬阴气隆,容易出现阴寒凝聚的疾病。所以就要注意在春夏阳气盛时佐以寒凉以折其盛，或用热药时避免用温热太过等，秋冬阴气隆时佐以温热以制其寒，或用凉性药时避免寒凉过度。《素问·六元正纪大论篇》中说"用寒远寒，用凉远凉，用温远温，用热远热，食宜同法。有假者反常，反是者病，所谓时也……故曰：无失天信，无逆气宜，无翼其胜，无赞其复，是谓至治"，对这个"顺"讲的最为明确，"无失""无逆""无翼""无赞"，此四无指出了四种错误，就是不及或太过，说明真正的顺应，一定是在合适的范围之内，使之达到相对平衡的状态。

2. 顺月时而治　阴阳二气，化生万物，对于人来说，月亮应是对其阴气影响最大的了，所以在治疗中便一定要考虑到月的节律。《素问·八正神明论篇》中说"月生无泻，月满无补；月郭空无治。是谓得时而调之"，并解释道"月始生，则血气始精，卫气始行；月郭满，则血气实，肌肉坚；月郭空，则肌肉减，经络虚，卫气去，形独居。是以因天时而调气血也"。这是说当朔日之时，月亮只有一个小芽，代表阴气始生，若此时进行泻实的治疗，势必会损伤正气，犯虚虚之戒。反之若当望日之时，月亮是满月状，代表阴气隆盛至极，当有盛极而衰之象，若反以为补益之法，则会造成邪气壅滞，致实实之误。大量现代研究证据也证明，人体气血盛衰与月相变化存在密切的关系。如有美国学者对 1 000例出血患者进行了调查，结果其中 82％的患者出血危机发生在月亮四分之一上弦和四分之一下弦之间的日子里，并且月圆时出血的患者病情最危险。同时认为这种现象的出现与月亮对人体的引力有关，就像月亮引力影响海水形成潮汐一样[①]。

3. 顺时而治　人体的节律有很多种，在一日之内有昼夜节律和十二时辰节律。昼夜节律体现的是人体的阴阳变化，如《素问·生气通天论篇》中说"故阳气者，一日而主外，平旦人气生，日中而阳气隆，日西而阳气已虚，气门乃闭"，是说阳气从日出夜半阴气隆盛使萌芽，至早晨日出时生发，中午时达到最盛，而在太阳落山时减弱，人的阳气规律与太阳的运行规律一致，故也遵循这个原则。阳虚者在外界阳气盛时可得到援助，故而昼轻夜重，而阳盛者则因阳分有邪，故昼重夜轻，故在治疗阳虚证时可在晨起或黄昏时服药或艾灸，顺势

---

① 何裕民.月亮盈亏与人体机能[J].北京中医学院学报，1986，2(2)：20.

而补,此为补,须一方虚,而阳盛者则可在中午阳气正隆时治疗,折其盛势,此为泻,须一方实。在《黄帝内经》中只说了阳气的盛衰规律,并没有提到阴气,但只要明白了阳气,阴气便可推知了,那么阴气虚实证的治疗自然也有规律可循了。脏腑昼夜功能活动还可按照十二时辰的节律进行划分,《灵枢·经别》中说"六律建阴阳诸经而合之十二月、十二辰、十二节、十二经水、十二时、十二经脉者,此五脏六腑之所以应天道",十二经脉与十二时辰可以一一对应,因经脉是脏腑的外候,所以也可以说与十二脏腑对应,构成了一个"周而复始,如环无端"的按照时辰节律的气血运行体系。这在后世形成了颇具特色的子午流注针灸理论,按照"迎而夺之者,泻也;追而济之者,补也"(《灵枢·小针解》)的原则,可以在本经气血方盛之初予以泻邪,在气血方衰之后予以补虚。

另外还需注意的是,《黄帝内经》中还有关于大的时期不同,造成发病不同的观点,这部分内容在运气七篇中颇多阐发。如有学者研究 20 世纪 20 年代、50 年代与 80 年代的慢性肾小球疾病的证型有很大差别①,这是从较大的时间跨度上存在的差异。若进一步从历史的跨度来看这个问题,我们会发现,先秦两汉与明清时期的疾病谱存在很大区别,明清时期与当代的疾病谱也存在很大区别,这方面的内容很多,也很关键,可从运气学说以及从历代中医各家学说的差异两方面着眼进行研究。

三因制宜是中医学理论体系中极有特色的一部分,它要求在进行治疗的过程中,必须将人的个人体质、性格、年龄及地理环境的特异性,和发病时间的特异性结合在一起综合进行考虑,既是天地人三才的系统论,又是针对性很强的个体化诊疗方案,强调知常达变,是原则性与灵活性的有机结合。

三因制宜肇端于《黄帝内经》,经过后世诸多医家的发挥,加入了很多地域元素和时代特点,形成了很多颇具地域特色和时代特点的诊疗流派。有人讲中医学是经验医学,这是仅看到了变化后的流,而没有看到不变的源,从而造成的误解。中医学恰恰是理论系统性极强的学科,理法方药层层深入,每一个变化步骤都有理可循,有法可依,是在其具体化的过程中,才显示出不同的经验型特点。今天我们在学习这些流派的现成结论时,更应注意到其演变的过

---

① 刘宏伟.慢性原发性肾小球疾病研究新论[N].中国中医药报,1991-11-04(3).

程,才能在了解枝末的基础上追根溯源,最终回到中医学整体观念的总根上来。只有如此,才能纲举目张,驾简驭繁,万变不离其宗。

还应强调的一点是,从来没有哪个时代如今天一样,世界的联系与交流如此紧密,文化的交通碰撞如此激烈,人们的生活节奏如此之快,千百年来一直维持的传统生产生活习惯正在产生激烈的变化。在这种新的时代背景下,人类疾病的特点定会有新的特点,甚至与以往大相径庭,但这并不代表中医学的诊疗思想过时了。恰恰相反,只要新一代的中医学人,了解这些变化的节奏,适应时代的节拍,在诊疗思路上采取相应的变化,定会使中医学历久弥新,展示出其强大的生命力,这也正是中医学三因制宜的核心所在。

十、三才思想与运气学说

若是说到中医的整体观念和辨证论治,大凡所有接触过中医的人都能讲出这两个特点,但如果深究下去,这两个特点是从哪里而来,其依据如何,这个过程若不提到五运六气,几乎是无法完成的。可以说五运六气学说,既是对中医理论最深刻的总结,又是用以理解中医理论的必要工具。有人将其形容为中医宝库中的明珠,应当是没有错的。

《黄帝内经》之中的"运气七篇",系统全面地介绍了气化学说,从其讲说内容看,包括中医学的指导思想、理论基础、病因病机学说和诊断治疗原则等,尤其是对气候变化及物候、病候的关系,有很详细的归纳说明。从运气学说相关章节中,可以突出反映出古人对于人与天地关系的认识,以及在这种变化的关系中人的发病特点及应对措施,是从疾病的角度上对天地人关系的深刻理解。

(一) 运气学说的基础是三才一气

1. 一气周流,乃生万物　《素问·天元纪大论篇》中说"太虚廖廓,肇基化元,万物资始。五运终天,布气真灵,总统坤元。九星悬朗,七曜周旋。曰阴曰阳,曰柔曰刚,幽显既位,寒暑弛张,生生化化,品物咸章",这句话是鬼臾区引用上古之文《太古天元册》上的话,其意为所有我们所见的天体和万物,都是由"气"化而成。这种观点源于中国古代"气"一元论,如《周易·系辞》中说"天地氤氲，万物化醇"①，再如庄子说"通天下一气耳"。人也是由气构成，如"上下之位，气交之中，人之居也"（《素问·六微旨大论篇》）。人的机体和精神意识活动都是源于气的活动，所以《素问病机气宜保命集·原道论》中说："形者生之舍也，气者生之元也，神者生之制也。形以气充，气耗形病，神依气位，气纳神存。"《素问·天元纪大论篇》中说"人有五脏化五气，以生喜、怒、思、忧、恐"，人的所有活动都离不开气，都是气化的体现。既然万物都是由气所生所化，那么自然在其内部形成了以气为主线的相互联系，可以相互影响也不足为奇了。

2. 气虽一体，表现各异 虽说构成宇宙的气最终都是一气，这是从根本上来说的，但气却因空间和时间的不同有不同的表现形式和特定的属性，如从运动趋势的向外、向内或快速、缓慢来说，便可以分成阳和阴两种；从其相互生克制化的角度上，可以分为金、水、木、火、土五种，这便是五行。故《素问·天元纪大论篇》中说："夫五运阴阳者，天地之道也，万物之纲纪，变化之父母，生杀之本始，神明之府也，可不通乎？"从人的角度来看，对人体的阳影响最大的是太阳，对阴影响最大的是月亮，所以说"月是阴精，日为阳精"（《礼记·月令》，唐代孔颖达疏）。《史记·天官书》说"察日辰之会，以治辰星之位，曰北方水，太阴之精"。唐代学者张守节《史记正义》引《天官占》认为"太白者，西方金之精""岁星者，东方木之精"等，可见五行之气集中在木、火、土、金、水五星之上。日月及五星合称为"七政"。无论阴阳还是五行，其相互作用与运动都要遵循一个相对固定的规律，这个标准则是"中宫"北极星。《史记·天官书》说"中宫，天极星，其一明者，太一常居也"②，即这个气更为根本，此气一正，他气无偏，如《论语·为政》中所言"为政以德，譬如北辰，居其所而众星共之"③。无偏者不动，一动就会偏移，所以必然需要其他星的辅助。在北极星周围又有天枢、天璇、天玑、天权、天衡、开阳、摇光组成的北斗七星，其功能是协助北极星将这一气按时周流开来。如《鹖冠子》说："斗柄东指，天下皆春；斗柄南指，天下皆夏；斗柄西指，天下皆秋；斗柄北指，天下皆冬。"④斗柄的方向是随季节而

---

① 杨天才，张善文.周易[M].北京：中华书局，2011：625.
② 司马迁.史记[M].郑州：中州古籍出版社，1994：400.
③ 朱熹.四书章句集注[M].北京：中华书局，1983：53.
④ 鹖冠子，谭峭.鹖冠子；化书[M].长春：时代文艺出版社，2008：9.

旋转的,即斗柄指导东方,就与木星相应,便是春天,这正是一气周流而表现不同,这就是气化。所以《素问·脉要精微论篇》有"彼春之暖为夏之暑,彼秋之忿为冬之怒"之说,虽同一气,造化不同。宇宙浩瀚,无有穷尽,气化之理,绝非如此简单,故仅在与人关系最密切的角度,略述其理。

3. 五运六气,阴阳合体　运气学说所述为五运和六气对人之生理病理的影响。何谓五运?五行是五星的谐音,天上有五星,运转到一定的位置,就会对地上的五行之气产生强烈的影响,并保持一段时间,这就产生了以木、火、土、金、水五星主时的不同,分别称为木运、火运、土运、金运和水运。五星轮转不息,有一定的规律,如《素问·天元纪大论篇》说"五运相袭而皆治之,终期之日,周而复始"。天干地支是中国古代历法的纪年法,广泛用于对年、月、日、时等的计时法中。《史记·律书》及《汉书·律历志》对天干地支的含义中有较为详尽的叙述,如"出甲于甲,奋轧于乙,明炳于丙,大盛于丁,丰楙于戊,理纪于己,敛更于庚,悉新于辛,怀任于壬,陈揆于癸"[①]。可以看出天干是用来说阳气的,所以都是从外达的角度来看,这是"阳化气",为什么要分成十个阶段?因为太阳是诸星阳气的总聚,当然还会体现出五星的作用,每一星再分阴阳,分别表示其气所主的上升和下降,如此便是二五一十,成为十个天干了。何谓六气?《素问·六节藏象论篇》中说"五日谓之候,三候谓之气,六气谓之时,四时谓之岁",一气是半个月,是一个朔望或一个望晦,六个如此的月周期成为完整的一个季节,可见气是与月亮密切相关的。12个月构成1年,这又是据太阳的周期,月统领五星之阴,但月毕竟为阴,要受太阳之节制。《周易·坤卦》中说"坤,元亨,利牝马之贞",又云"至哉坤元,万物资生,乃顺承天"。所以月不仅要体现出五星之阴,而且也要顺从于太阳,月与日加上五星相合之气再分阴阳,则成了十二个阶段,这就是十二地支。《汉书·律历志》中说"故孳萌于子,纽牙于丑,引达于寅,冒茆于卯,振美于辰,已盛于巳,咢布于午,昧薆于未,申坚于申,留孰于酉,毕入于戌,该阂于亥"。地支是用来说阴气的,所以都是从成形的方面来看,此为"阴成形"。

人生活在天地中,对人阴阳影响最大的是日月,不能单独以太阳,也不能

----

① 班固.汉书[M].长沙：岳麓书社,2008：416.

单独以月亮作为计时的标准,故我国的传统农历是结合了太阳历和阴历的阴阳历。以十天干代表阳的节律,十二地支代表阴的节律,就是将讲日月的节律都考虑进来的综合。又兼"天干化五运,地支化六气",则是把"七政"对自然和人的影响综合在一起,这就形成了天干配地支,以六十为周期的计时体系。这个体系反映了时间与空间的统一性,是60种不同的由"七政"之气构成的气的排列运行模式。这是一个较为简单的宇宙"气"模式,因为"七政"与我们的生活关系最大,当然还有其他的星系如二十八宿等,也是要对这个模式产生影响的,所以每一个甲子并不完全相同,限于篇幅所限,不再扩展。

4. 天人互感,上下相应   有一个基本的道理,便是势小者要从于势大者。如百川入海,是海之势大,风起云涌,是风之势大,上行下效,是上之势大。《韩非子·难势》中颇多阐发,如"尧为匹夫,不能治三人;而桀为天子,能乱天下"①等,说的就是势这个东西不能小觑之,人生活在天地之间,天地为人之父母,天地之大势焉能不从呢? 如"岁星顺行,仁德加也"(《史记·天官书》),木气主生发,《汉书·天文志》说"岁星曰东方,春,木,于人五常,仁也,五事,貌也,仁亏貌失,逆春令伤木气,罚见岁星"②,岁星就是木星,木气主生发,岁星当令就是生发之气占主要地位,同样火星即荧惑星当令,就是火气占主要地位,余者类推。天气之势如此之大,孰能匹敌,地上的万物及人焉能不受感染? 当然会因为天气的大背景变化而产生各种自然现象和人体生理的改变。但需注意一个问题,若人只是单向被动地受天地的影响,那与其他生物便没有差异了,岂能称之为万物之灵,天地之镇? 前文所言势小从势大,便有另一种解释。《韩非子》中所言势,多从外在表现看,如人多势众,权重势大,若只是人多权重便得势无忧,那四海一统的秦国怎会灭亡? 这诚然为势的一种,但真正的势实在人心之相背,顺民心者必得势。当万众一心时,其气足以动天地,看大禹治水而黄河改道,李冰做堰而天府乃成,使水患为水利,岂非人力可以功夺造化么?《中国古代天文历法基础知识》书中录有周武王伐纣一事,其时岁星居殷人上空,按《史记·天官书》所记"其所居国,人主有福",传说当时有大臣以此为据

----

① 高华平,王齐洲,张三夕.韩非子[M].北京:中华书局,2010:603.
② 班固.汉书[M].长沙:岳麓书社,2008:527.

谏武王勿进,然武王抱必胜之心坚决进军,终灭商纣,此为人可胜天①。以上是从积极的一面来看,若从消极的一面来看,由于人为的原因,地球臭氧层出现空洞,造成两极冰盖融化,最终导致了全球环境的恶化,更是不争之事实。可见人不是简单被动单向地接受天地的影响,反过来也会影响于天地,正如虽天地为父母,然父母亦会被儿女所感一样。所以要正确理解运气学说,必须要有一个三才互感的认识前提。

(二) 运气学说的价值在于知常通变

1. 知五运六气之常　前文已述五运六气的基本内涵,就是由日、月、五星几种不同的气,按照一定的排列次序,形成不同的模式,而构成以 60 年为一个大周期的循环规律。不同的模式当然会对人和环境产生不同的影响,也即不同的天文状况,会产生不同的气象、物候表现,这是一个基本的前提。任应秋说"中医学的运气学说是结合医学探讨气象运动规律的一门科学。它是在当时历法、天文、气象、物候等科学的基础上发展起来的。五运,是探索一年五个季节变化的运行规律;六气,是从我国的气候区划、气候特征来研究气旋活动的规律"②。任应秋所说运气是从季节和气候变化的角度,但若再往下问,季节和气候变化的根源在哪里,就一定会追到我们所居的地球与其他天体相互位置的变化上来。除了人为因素造成的变化之外,余者一定与这个模式的不断转变有关。从今天来看,古人的生活似乎千年不变,农耕生活的方式维持了几千年,人在很大程度上是敬畏天地和顺从天地的,参与对天地的改造活动较少,这就决定了人们在生活中必须要懂得一些基本的天文历法知识,来用于指导农业生产和生活。如《尚书·尧典》中说"乃命羲和,钦若昊天,历象日月星辰,敬授农时"③,制定历法,顺天授时为帝王之第一大事,即说明若不懂得这个规律,生产生活就要出现混乱。可见五运六气学说与天文历法气候变化不能分开,这是一个必须得到尊重的客观规律,在对疾病的预防和治疗之中也应得到充分尊重。明白运气学说,就是明白了这个一般性,在一般性的基础上再对

---

① 丁緜孙.中国古代天文历法基础知识[M].天津:天津古籍出版社:33-34.
② 任应秋.任应秋运气学说六讲[M].北京:中国中医药出版社,2010:增订序言.
③ 王世舜,王翠叶.尚书[M].北京:中华书局,2012:7.

各自的特殊性进行分析。正如宋代大科学家沈括《梦溪笔谈》卷七中所言:"大凡物理有常有变,运气所主者,常也;异夫所主者,皆变也。常则如本气,变则无所不至,而各有所占。"①

2. 通五运六气之变   若是从整个宇宙的空间与时间的无限来看,总体的阴阳五行一定是协和的,这应是一个基本的事实,但从我们所居的小环境来看,阴阳五行中一定又存在着某种不和谐,这也是必然的情况,这属于哲学中所讲的普遍性和特殊性的问题。人在这样的不变中有变的环境中生活,必然要受到其影响,要更好地适应这个环境,就必须知常通变。在对待常与变的问题上,过分强调一方面而忽略另一方面是不足取的。如对运气学说持否定态度者,多是看到运气之变;而认为运气推算为金科玉律者,多是看到运气之常了。需知宇宙中一切变化,无非三才之动,近代研究揭示,所谓不可预见的火山喷发、地震海啸等,多与天文因素有关,我国古代则有"阳伏而不能出,阴迫而不能蒸,于是有地震"(《国语·周语上》)②等解释,岂不都是天地、阴阳、五行相互作用的结果? 五运六气学说在很大程度上其实质就是给我们提供一个广阔的天地人三才视野,动中有静,静中有动,常中有变,变中有常,将一种或多种小状态,放在更大的背景中去考虑。如同样是雪山,有赤道上的雪顶,也有绵延的高纬度雪山山脉,其状态定有不同;放在疾病方面,如冬季与夏季心火亢盛所致咽喉肿痛在治疗中当有不同,干燥地与卑湿地之寒湿痹证之应对有异等。在这个角度来说,了解运气学说背后的机制往往比能进行干支的推演更为重要,这大约就是《素问·五运行大论篇》中所说的"天地阴阳者,不以数推,以象之谓也"的精神内涵吧。但同时也应认识到,完全忽视推演也是不足取的,不能拿起,何谈放下? 如此得到的哲学意义上的观点认识很难应用于实际工作中,便会走入玄学一流。

3. 以运气之常度知患者的体质   从大的方面来看,五运六气的影响范围是非常广泛的,与人体的生理状态密不可分,如一年的五运是按照木、火、土、金、水的顺序,也就是生、长、化、收、藏的顺序,而生理状态的太过或不及则会

---

① 沈括.梦溪笔谈[M].北京:中央民族大学出版社,2002:131.
② 上海师范大学古籍整理组.国语[M].上海:上海古籍出版社,1978:26.

产生病理现象,所以在某种程度上说是不可避免的。由于年的五主运或六主气当时而发,变化不大,所以造成流行性疾病的可能性较小,我们一般把当时而作的邪气称为"正邪","自病者为正邪"(《难经·五十难》),这种邪气实不足称之为邪气,不过是正气实在虚弱,对于一般性的天气变化也不能忍受,而强名做"邪"了,如这类发于"正邪"者,有表现为春发风病,夏伤暑证,长夏伤湿,秋伤于燥,冬感于寒,每于节气之交而发,是阴阳五行之气皆弱,属典型的体质虚弱过敏。还有一类便是每年发于特定性的季节,如体质素有木气盛,则于春季发病且严重,秋令金气盛克之而大安,可以通过这些推测患者的体质状况。至于发病有随主运而动,有随主气而动者,应与脏腑的阴阳之分有关,阳随运而动,阴随气而动。这部分内容,我们一般将其放在体质学部分讨论,但当知体质学内容不是孤立的,与运气学说有密切关联。

　　4. 以运气之变进行疾病的预防　《素问·至真要大论篇》中说"夫百病之生也,皆生于风寒暑湿燥火,以之化之变也",此六气在正常情况下本不至于使人发病,但若太过或不及,则成为致病之"六淫"。人所患疾病无非外感与内伤两个大的方面,如果能将外部环境的气的变化了然于胸,对外感病的诊断和治疗是非常重要的。年节律中的主运主气基本不变,规律性很强,由于它造成的疾病流行不会很多,因人已经对这种变化形成了内在的适应机制,真正需要预防的是一些出其不意,猝不及防的气运变化,对于这些变数一旦了解,也不会造成威胁,正所谓"知己知彼,百战不殆"。《素问·五运行大论篇》说"土主甲己,金主乙庚,水主丙辛,木主丁壬,火主戊癸",后人由之总结为"甲己化土,乙庚化金,丙辛化水,丁壬化木,戊癸化火",意思是一样的(这是指各年的岁运因五星之阳轮值不同,5年一轮,10年两轮)。举例来说,如公元2014甲午年,"甲己化土",一年的岁运为土运,则这一年的气候变化就较湿,疾病方面则以脾为主,一年五季季节正常变化就应在原基础上统统加权,将湿土的状况加进去进行综合考虑。必须要把五运与六气的变化都考虑进来,才是全面的。每年的岁气也有不同,《素问·五运行大论篇》中说:"辰戌之上,太阳主之;巳亥之上,厥阴主之,不合阴阳,其故何也?"仍以2014甲午年为例,子午之上,少阴主之,为少阴君火司天,阳明燥金在泉,司天主上半年气候,则应在主气的前三气中加入君火,发病上更易出现心系、火热疾病。在泉主下半年气候,则应在主气的后三气中加入燥金,发病上容易出现肺病、燥病等。这里面有非常重要的一点,即是"不合阴阳,其故何也",所以连在天干岁气和地支岁运变化后来说,就是要告诉我们,阴阳是万物之总纲,五运为阳,六气为阴,岁运为阳的变化,岁气为阴的变化,所以在观察气候变化时,也要应用此原则,气是天气,候是物候,就是"阳化气,阴成形"原理在大自然的摹写。两者既有联系,又有不同,需要在运用时仔细揣摩相互关系。

(三)天人合参,运气新篇

运气学说诞生于传统的农业社会中,天气和地理因素对农业生产的影响是决定性的,人们对天地因素的依赖性不言而喻。近代以来,生产力的巨大进步使人们对自然的依赖性逐渐降低,社会人员的流动更加普遍和频繁,新的交通运输手段使原本隔绝封闭的地区融入社会,新的技术手段改变了一些地区原本的自然状态,如此这一切都是人的能力的体现。

应当注意到过去时代与现今状况的差异,很大程度上是从机械性地服从天地到有意识地改变天地的转变,人的因素较以前大大增强了。在这种新形势下,我们研究运用运气学说,就不仅要通晓运气之常,即天气物候的一般规律,更要明白人世之变,即人为力量对自然界的反作用产生了哪些变化。如传统观点对"胜复"的认识是局限在天之六气与地之五行中或其相互之间的,人在其中的角色则是简单一个"顺"字,在以胜复发病的治疗中,遵循"皆随胜气,安其屈伏,无问其数,以平为期"的原则进行调治。可以这样理解,天为父而地为母,父母力量强大只能顺从,尤其是在传统中国父权社会中,父即天的主导力量更不可违拒,所以最终要以天气为主导。然而,人对自然的反作用不容忽视,胜复的观点不仅仅可以应用在五运六气,还应用在人对天地的反作用上。如人类对自然资源的过度开发利用,工业化程度的日益增强已经造成全球气候的改变,可能对厄尔尼诺现象和拉尼娜现象负有不可推卸的责任。人类大规模的迁移造成自然环境中物种的改变,一个大型水库的修建足以造成很大范围内的生态环境改变等,人工降雨技术可以使上风处抢夺下风处的降雨,千百年来相对稳定的自然运行模式正在出现前所未有的改变。无论从正反两方面都可以说明,人的力量已经成为影响天气和物候的重要因素,也成为影响人类疾病流行的重要因素。在消除了一部分常见疾病后,如我国近些年肿瘤的发病率逐年提高,是否与城市化进程的日益加快有关? 心理疾病的流行,是否与城市化的生活方式有关? 这些人为的气运,是在这样一个新的历史阶段,不应排除在运气学说的研究范围之外的。

十一、三才思想与中医临床医学的发展

前文已述三才思想在《黄帝内经》理论体系中的体现,是多方面的,但毕竟《黄帝内经》是一本奠定中医核心思想理论的法书,更偏重于“理”的阐述而非具体的应用,如果没有具体地落实在“法、方、药、针”等具体临床使用相关的环节上,那么就仅仅只能是流于哲学思辨的一种学说,甚至假说,不可能在中医学的整个发展历程中起到如此关键的作用。之所以其能够成为后来中医人的普遍认识方法,恰在于《黄帝内经》的思想理论可以从上到下,从粗到细,从宏观到微观,一以贯之,这里蕴含着《黄帝内经》之后诸多医家的贡献。以下择其要者,略述如下。

（一）张仲景的六经学说

《黄帝内经》之后,中医发展史上影响最为深远者当属张仲景的《伤寒杂病论》,其中《伤寒论》部分条目清晰,理论系统性强而对后世中医最具启发。如果说《黄帝内经》解释了中医的理,那么《伤寒论》便是循理而生的法了,其六经辨证体系成为中医治疗外感疾病的通则,2 000多年来为后世医家所推崇。

《伤寒论》中的六经是理解张仲景理论体系的核心问题,此六经是《黄帝内经》六气思想的继承和发展。《伤寒论》序言中说:“夫天布五行,以运万类,人禀五常,以有五脏,经络府俞,阴阳会通,玄冥幽微,变化难极,自非才高识妙,岂能探其理致哉?”[①]张仲景的此番论述,与《素问·天元纪大论篇》中“天有五行御五位,以生寒暑湿燥风,人有五脏化五气,以生怒喜思忧恐”所表达的含义基本是一致的。就是人禀受天地之气而生,是相通的,且人与天地有共同的规

①　张景明,陈震霖.全注全译伤寒论[M].贵阳:贵州教育出版社,2010:38.

则,是互感的。如清代医家张志聪在《伤寒论集注·伤寒论本义》中所言"天之六气为本而在上,人身之三阴三阳为标而上奉之,所谓天有此六气,人亦有此六气也"①,天之六气,在人凝结为包括脏腑和经络的六个体系称为六经,同气相通,同气相求。所以在人的六经要受到天之六气的影响,若感受天气的变化而产生机体的强烈反应,称外感发病。《伤寒论》所以能成为后世外感病治疗的法则,正因为其对天人相感的问题从辩证方法上作出了高度的概括和总结,形成了看待和治疗外感病的思维模式和组方规范,是对中医天地人合一思想的进一步发挥和成功运用。

另外,《伤寒论》也是中医方剂学的奠基之作,被后世誉为"方书之祖",在于其记载的大量复方,选药精当,配伍严密,因法设方,疗效可靠。虽然后世用六经证概括了外感疾病,但是从发病的具体情况和张仲景所列方剂来看,一方兼入两三经者有之,兼入脏腑经络者有之,说明六经仅是对诸多病证的系统归纳法,《伤寒论》所载方剂诸药配伍,出入六经之中,斡旋脏腑之间,共奏燮理阴阳、调整脏腑经络之功,使邪气从入中太阳直至深入到少阴厥阴的整个阶段上,又或兼风、热、湿等,均有相应的处理法则,思维缜密,层次清楚。

但是也应当看到,其规定的证型则一定会受到当时历史环境的制约,如东汉末年的气候、人口、环境因素与后世存在很大区别,故在发病特点上一定存在着差异性,所以在今天来看其中的"证"并不完善。然而《伤寒论》的"法"的思维方式是正确的,给后世研究伤寒学派的学者以正确的思维路线,以及很大的发挥空间。后世温病学派的形成,就是在《伤寒论》理论框架基础上,根据当时的时代和地域特点,发展起来的,是对中医外感疾病理论的补充和发展。

(二) 药物的四气五味归经学说

中药理论中最重要、最核心的部分,并不是将一个完整的药物进行拆开,搞明白其中含有哪些单体、多少种有效成分,而是要将其产地的地理、气候特点及药物本身的生长、采摘及药物所用的不同部位等多方面因素结合起来考

---

① 张志聪.张志聪医学全书[M].北京,中国中医药出版社,1999：750.

虑,综合地得到一个总体印象。虽然这种方法看起来似乎有着很大的模糊性,但是确实是最能体现出天人合一的精神,最能在临床上得到切实运用的方法。古来历代中医药大家采用的都是这样的道路,绝少见到分析药物成分,而能灵活使用中药方剂的。这就像对于一个人的评价,我们很难用量化的方法评价一个人的综合能力,试图以此法评判人的善恶功过则更不可能。举个例子来说,绝大多数人认为三国时张飞的特点是"勇",甚至有些鲁莽,似乎这个人就是莽撞无知、浑不讲理的代表了,但实际的情况是,其性格之中包含了很多复杂成分,"勇"只是张飞性格的最核心、最突出的贯穿始终的主流。四川阆中张飞庙中有其墨迹,书"汉将军飞率精卒万人,大破贼首张郃于八濛,立马勒铭"二十二个汉隶大字,用笔丰满遒劲,气势刚健凝重,结体浑朴敦实,堪称一绝。我们很难想象一个无知莽汉有如此的艺术造诣。随着屠呦呦提取青蒿素的成就获得诺贝尔奖,很多国人在振奋之余似乎找到了中医药的发展"正途"。很多人也欲以同样的单体提取的思路发展中医药事业,屠呦呦的贡献是巨大的,但并不合乎传统中医药理论的核心精神,仍是按照西方分析法进行的。对于某一种疾病,如果该疾病的发病机制简单明了,相关因素少,患病人群表现症状上的高度一致性且呈线性发展,绝少中间出现分支,是可以用这种"一把钥匙开一把锁"的方法进行类似实验室中的药敏试验似的治疗的。但事实上,很多被冠有同样名字的疾病在每个人身上表现出高度复杂的差异性,如一个简单的头痛,就会有疼痛性质、发作时间、发病部位上的各种各样的不同,显然我们是必须依据具体情况甄别对待的,不能因文害义。正如虽然我们每个人都是人,但个体的智力、体力、长相等存在太大的差别,不可能用一种教育方法使所有的人都成人成才,试图在具体教育方法上找到这样的金标准无疑是一种徒劳,真正的黄金法则只能是一个宽泛的如勤学、慎思等的指导原则。在此原则指导下根据不同的情况灵活运用不同的方法,才是真正优秀的教育。同样,在运用中药进行疾病的治疗时,也有这样的原则。简单说来就是利用药物的气的偏差,来纠正人体气的偏差,就是所谓的补其不足,泻其有余,以平为期。这就必须在气的大原则下,借助四气五味归经学说,将人体与天地自然联接起来。

"理法方药"是对中医学整个理论和治疗体系的总结,《黄帝内经》中的三才思想,若仅仅是哲学文本的一种学说,是不可能应用到具体的实践之中的。之所以能够成为后来中医人的普遍认识方法,在于此思想可以从上到下,一以贯之,这有赖于中药学的四气五味说为其理论和实践中间的重要桥梁。宇宙本源一气,分而成阴阳天地,天地交而万物生,皆由气构成。《素问·汤液醪醴论篇》中记载了日常使用汤粥酒醪等所以能够祛病的机制,言:"黄帝问曰,为五谷汤液及醪醴奈何? 岐伯对曰,必以稻米,炊之稻薪,稻米者完,稻薪者坚。帝曰,何以然? 岐伯曰,此得天地之和,高下之宜,故能至完;伐取得时,故能至坚也。"这段话语句虽少,内涵却非常丰富,清代张志聪的注解颇能发明要义:"五谷,黍、稷、稻、麦、菽,五行之谷,以养五脏者也。醪醴,甘旨之酒,熟谷之液也……是五谷皆可为汤液醪醴,以养五脏……中谷之液,可以灌养五脏故也。""夫天地有四时之阴阳,五行之异域,稻得春生夏长秋收冬藏之气,具天地阴阳之和者也,为中央之土谷,得五方高下之宜,故能至完,以养五脏。天地之政令,春生秋杀,稻薪至秋而刈,故伐取得时,金曰坚成,故能至坚也,炊以稻薪者,取丙辛化水之义,以化生五脏之津……盖五谷之液,以养五气,气和津成,神乃自生。"[①]所以五谷对中国人的意义超过鱼肉瓜果蔬菜,是因为体现了土性的平和,土能生发万物,居于中央而养四方,而用稻薪燃烧化稻谷,是同类之气相互沟通更加容易。日常生活中我们也会发现,用柴火往往比煤气火做出的饭菜更香,也是这个道理。将五谷酿酒,是将谷物中的阴阳二气通过人为方法的重新集结,就是将其中的剽悍之气析出单独成为一物,故称为五谷之精。在人体受到外邪侵扰时服用酒,可以帮助驱邪外出,这一段中也包含了中医学另一重要观念即"药食同源"思想。从气的根本上讲,食物与药物并没有截然不同的本质区别,只是药物之气或者更厚,或者更薄,或者更偏,是以药气之偏来纠正人气之偏,使厚者薄,薄者厚,偏者正而已。《素问·阴阳应象大论篇》中说"阴味出下窍,阳气出上窍,味厚者为阴,薄为阴之阳,气厚者为阳,薄为阳之阴",这是对气味阴阳的总括。在《素问·至真要大论篇》中则细致为"辛甘发散为阳,酸苦涌泄者为阴,咸味涌泄为阴,淡味渗泄为阳。六者或收或散,或缓或急,或燥或润或软或坚,以所利而行之,调其气使其平也",不但将各种气味

---

① 张隐庵.黄帝内经素问集注[M].上海:上海科学技术出版社,1959:53-54.

阴阳属性,且将用气之偏、调气之偏的治疗机制说清楚了,简单地说,药物就是沟通天地人三才之气的一种媒介。

《神农本草经》是我国现存第一部药物专著,在《黄帝内经》理论基础上对每一种药物进行"四气五味"的分析,指出"药有酸、苦、甘、辛、咸五味"。《素问·六节藏象论篇》云"五味入口,藏于肠胃,味有所藏,以养五气,气和而生,津液相成,神乃自生"。杨上善在《黄帝内经太素·调食》中说"五行五性之味,脏腑血气之本也,充虚接气,莫大于兹,奉性养生,不可斯须离也。黄帝并依五行相配、相克、相生,各入脏腑,以为和性之道也"[①],是继《黄帝内经》理论在食疗理论的发挥。元代王好古在其所著《汤液本草·用药法象》中云"温凉寒热,四气是也,皆象于天。温、热者,天之阳也;凉、寒者,天之阴也。此乃天之阴阳也",王好古言四气为象于天,我们不能仅仅理解为天,当作天地来看。试想若仅天有此四气而地无之,岂能与其相合?天地之气分为温、凉、寒、热四种状态,是代表春、夏、秋、冬四季。实际上每一季节又分为六个节气,一年二十四节气,每到节气相交,都会产生较为明显的气候变化。不过中国人喜欢简单,因为越是简单越能从思路上提示出问题的根本来,所以只是用四气来代表了自然天地之气所有的变化。当然我们在具体应用四气理论时绝不能如此简单,不然在心中绝无法应对几百味常用中药,这些药物虽然都可以用四气来统御,但每个部分之中,都有具体的不同。有的寒性稍强,有的寒性略弱,正如自然气候的变化是缓慢呈阶梯的,又有时是激烈呈断层的,所以在配方时,尤其大方复治中,一定要注意几种气之间的相互沟通,补才能入,泻方能出。理解了四气,再来看五味,自然简单很多,说到底,四气就是四方之气,是建立在四的观念基础上;五味就是五行之气,是建立在五的观念基础上,两者是基于不同的方便,对同样的天地人之气采取了不同的分类方法。李时珍《本草纲目·升降沉浮》中说"酸咸无升,甘辛无降,寒无浮,热无沉,其性然也,而升者引之以咸寒,则沉而直达下焦,沉者引之以酒,则浮而上之巅顶"[②],指出通过药物的适当配伍,可以达到原本单药无法的作用。实质上仍是不同药物四气五味的

①　杨上善.黄帝内经太素[M].北京：人民卫生出版社,1965：15.
②　刘衡如,刘山永.新校注本《本草纲目》[M].4版.北京：华夏出版社,2011：280.

相互勾连,使之能够气味相递,正如人可登梯上房一般。中药的四气五味是药物理论的大法,在具体到每一药物时,显然有其不足,所以还必须结合药物各自的特点,用取类比象的方法,建立其自然与人之间的联系来。如《本草纲目》第二十九卷果部中梅条"气味"一项提道:"梅,花开于冬而实熟于夏,得木之全气,故其味最酸,所谓曲直作酸也。肝为乙木,胆为甲木。人之舌下有四窍,两窍通胆液,故食梅而津生者,类相感应也。"本条之中,以梅生长于春,与春之气相通,其花于严寒之际,百花之中,报春最早,是最得春之生发之性,故给人立志奋发的激励,正是木性曲直的表现;五行属木,对应的五味为酸,因而推知梅之味"最酸",这是取象于五行来推论药物的味象,再通过同样的象应用于人体的脏腑,是用象作为天地之气与人的脏腑之气进行沟通。再如《本草纲目》第二十二卷谷部粳条"气味"项提道:"北粳凉,南粳温。赤粳热,白粳凉,晚白粳寒。新粳热,陈粳凉。"其后"发明"项提到"粳稻六七月收者为早粳(只可充食),八九月收者为迟粳,十月收者为晚粳。北方气寒,粳性多凉,八九月收者即可入药。南方气热,粳性多温,唯十月晚稻气凉乃可入药。迟粳、晚粳得金气多,故色白者入肺而解热也。早粳得土气多,故赤者益脾而自者益胃。若滇、岭之粳则性热,唯彼土宜之耳",这是通过对产地的气候环境、收割季节等取象来推论药物的性象,这是典型的中国式中药分析方法,是通过气来沟通的。若没有天人一体的哲学理念深深根植入心,李时珍绝不可能出现这样的解释,后世人也绝不可能领悟其字句中的含义。清代唐容川在《本草问答》中说"天地只此阴阳二气,流行而成五运(金、木、水、火、土为五运),对待而为六气(风、寒、湿、燥、火、热是也)。人生本天亲地,即秉天地之五运六气以生五脏六腑。凡物虽与人异,然莫不本天地之一气以生,特物得一气之偏,人得天地之全耳。设人身之气偏胜偏衰则生疾病,又借药物一气之偏,以调吾身之盛衰,而使归于和平,则无病矣! 盖假物之阴阳以变化人身之阴阳也,故神农以药治病"[①],是对药物与天地人三才关系非常简单扼要的概括。

药物归经,也是在三才相应基础上发展起来的对临床用药有巨大指导作

---

① 黄杰熙.本草问答评注[M].太原:山西科学教育出版社,1991:1.

用的中药理论,是古人根据药物的五色、五味、五行所属,与脏腑经络的成功结合。金元名医张洁古、李东垣创立脏腑经络用药法,著有《五脏苦欲补泻》《脏腑用药气味补泻》《脏腑本虚实用药式》等文章专门论述这个问题。又如清代医家陈修园所著的《神农本草经读》。引经药是药物归经理论中最具特色处,其气偏而力专,理解了引经药,便理解了中药的归经理论。如东汉《伤寒论》中有52个方应用了引药。金元时期张元素所著《珍珠囊》中明确提出了引药为"引经报使"之说。朱丹溪在治疗时即注重引经药的运用,《丹溪心法》中指出"头痛须用川芎,如不愈各加引经药,太阳川芎,阳明白芷,少阳柴胡,太阴苍术,少阴细辛,厥阴吴茱萸"[①],至今仍是治疗头痛的原则之一。明清时期,引经药的应用更为广泛和深入,清代张叡《医学阶梯》有《药引论》专篇问世,其中明确指出"汤之有引,如舟之有楫,古人用汤,必须置引……古今汤方莫尽,药引无穷,临机取用,各有所宜"[②]。通过长期临床实践,应用引经药成为处方基本原则之一。《医学读书记》所说"药无引使,则不通病所"[③],均说明了应用药引的重要性和广泛性。引经药之原理,仍在于药物的四气五味与经络所在之气的相投,同样的气会汇集到同气构成的经络节段上,复方之中,多种药物虽有气味的不同,但通过一个个相互近似的气作为桥梁,便将整个处方中气的信息巧妙地联系在一起,环环相扣进行交互传递,可以协同发挥作用。这仍然是建立在天地人一气的理论基础之上的。

(三) 道地药材说

中药的治病机制,简单说就是以外来的气,对人体的脏腑经络之气的失调进行干预调整,使之达到平和的状态。所以在中医的眼中,药物就是人与天地进行沟通的另外一种形式,通过药物进行信息和能量、物质的传递,气就是中国古人对信息与能量等现代概念的综合性的概括,但是这个概念并不简单,而是十分精密复杂,涉及天气、地气、岁气、运气等,实际上就是一个天地之气氤氲化物的时间和空间的最佳模式,直接关系到药物疗效的优劣,其药性最佳者

---

① 朱震亨.丹溪心法[M].沈阳:辽宁科学技术出版社,1997:77.
② 吴昌国.中医历代药论选[M].北京:中国中医药出版社,2008:19.
③ 尤怡.医学读书记[M].北京:中国医药科技出版社,2012:38.

被称为道地药材。

历代中医十分重视道地药材,这是起源于《黄帝内经》的"气论"。《黄帝内经》从理论上阐明了道地药材的精义所在,《素问·至真要大论篇》中说"本乎天者,天之气也。本乎地者,地之气也。天地合气,六节分而万物化生矣",又云"司岁备物,则无遗主矣。帝曰:先岁物何也? 岐伯曰:天地之专精也。帝曰:司气者何如? 岐伯曰:司气者主岁同,然有余不足也。帝曰:非司岁物何谓也。岐伯曰:散也,故质同而异等也,气味有薄厚,性用有躁静,治保有多少,力化有浅深,此之谓也",道地药材的机制在上文中被基本明确了。此后历代本草著作无不重视这个问题。唐代孙思邈在《备急千金要方》中说"古之医者……用药必依土地,所以治十得九"[①],又云"阴干、曝干,采造时月,生熟,土地所出,真伪陈新,并各有法"[②],更在《千金翼方》中不惜笔墨写了《采药时节》和《药出州土》两章,详述了药物的最佳采摘时机以及产地,大大丰富了道地药材学说的内容。以后宋代《本草衍义》言"凡用药必择州土之所宜者,则药力具,用之有据"[③];至明代刘文泰在其《本草品汇精要》中明确提出"道地"之说,明陈嘉谟《本草蒙筌》中说"地产南北相殊,药力大小悬隔"[④],又云"凡诸草木,昆虫,各有相宜地产,气味功力,自异寻常……地胜药灵,视斯益信"[⑤];清代徐大椿在《医学源流论》中说"古今所用之药,当时效验显著……而今依方施用,意有应与不应,其何故哉……一则地气殊也,当时初用之始,必有所产之地,此乃其来生之土,故气厚而力全,以后传种他方,则地气移而力薄矣"[⑥],既包含对道地药材的理解,又有对药物功效下降的解释,对于我们理解时下某些中药材经人工引种后质量下降,是有帮助的。

总之,古代中医药学家提出道地药材之说,根于《黄帝内经》的天地人统一之说,不仅给中国国人提供了防治疾病的有力工具,也是非常具有中国文化特点的品质评价标准,是中国式的质量控制方法,是在药物学中的三才思想的发

① 孙思邈.备急千金要方[M].沈阳:辽宁科学技术出版社,1997:9.
② 孙思邈.备急千金要方[M].沈阳:辽宁科学技术出版社,1997:5.
③ 寇宗奭.本草衍义[M].北京:人民卫生出版社,1990:11.
④ 陈嘉谟.本草蒙筌[M].合肥:安徽科学技术出版社,1990:35.
⑤ 陈嘉谟.本草蒙筌[M].合肥:安徽科学技术出版社,1990:15.
⑥ 徐灵胎.医学源流论[M].北京:中国医药科技出版社,2011:30.

挥和体现。

（四）针灸手法学说

在整个中医治疗体系中，方药和针灸是两个最重要的方面，正如一部《黄帝内经》分为《素问》和《灵枢》两部分一般。针灸在"理、法、方"的方面与狭义中医所遵循的原则没有差别，但作为一个颇具特色的分支，其自身独特之处着重表现在针刺手法上。历代医家无不重视针灸，是因为针灸很少借助药物，又能单刀直入，切中要害，发挥药物所不能及的作用。这是因为每个腧穴都是人体与自然相沟通的孔穴，也是能够充分反映人与天地二气关系的特殊部位。疾病是三才不和的结果，在针灸治疗中，最关键者就是能够清楚地辨明此天地人三气的虚实状况，并加以有效的调整，所谓"虚则补之，实则泻之，陷下则灸之，不盛不虚以经取之"。

《灵枢·终始》中有"凡刺之属，三刺至谷气，邪僻妄合，阴阳易居，逆顺相反，沉浮异处，四时不得，稽留淫泆，须针而去，故一刺则阳邪出，再刺则阴邪出，三刺则谷气至，谷气至而止"。又《灵枢·小针解》有"夫气之在脉也，邪气在上者，言邪气之中人也高，故邪气在上也。浊气在中者……故命曰浊气在中也。清气在下者……故曰清气在下也"。依法针刺则"补则实，泻则虚，痛虽不随针，病必衰去矣"。反之若不能辨明层次，分清虚实，则可能出现"针太深则邪气反沉"等负面作用。可见依据三才而行刺法的观念早在《黄帝内经》形成时代即秦汉时期就已经出现，不过当时并未出现这个十分确切的概念而已，可以说是依据三才分部而刺的理论萌芽阶段。

及至明代，针刺手法理论繁盛，针刺依据三才分部的思想多有阐发，如《金针赋》云"凡补者呼气，初针刺至皮内，乃曰天才；少停进针，刺入肉内，是曰人才；又停进针，刺至筋骨之间，名曰地才"①。进而按照天人地三部发展出赤凤迎源，烧山火，透天凉，阳中隐阴，阴中隐阳，子午捣臼，龙虎交战等复式补泻手法，其理论更加明晰，刺法更加复杂，可以看作三才刺法的理论成熟阶段，此针刺理论及手法一直被后世针灸学家奉为圭臬。明代杨继洲《针灸大成》反映了

---

① 张应泰.针灸歌赋集成[M].兰州：甘肃科学技术出版社，1990：98.

明以前各家针灸学说的集成,向来为针灸学界重视,其针刺补泻要领同样在于强调对三才之气的把握。如《针灸大成·经络迎随设问回答》中说针刺补法:"左手重切十字缝纹,右手持针于穴上,次令病人咳嗽一声,随咳进针,长呼气一口,刺入皮三分。针手经络者,效春夏停二十四息。针足经络者,效秋冬停三十六息。催气针沉,行九阳之数,捻九撅九,号曰天才。少停呼气二口,徐徐刺入肉三分,如前息数足,又觉针沉紧,以生数行之,号曰人才。少停呼气三口,徐徐又插至筋骨之间三分,又如前息数足,复觉针下沉涩,再以生数行之,号曰地才。再推进一豆,谓之按,为截、为随也。此为极处,静以久留,却须退针至人部,又待气沉紧时,转针头向病所,自觉针下热,虚羸痒麻,病势各散,针下微沉后,转针头向上,插进针一豆许,动而停之,吸之乃去,徐入徐出,其穴急扪之。岐伯曰,下针贵迟,太急伤血,出针贵缓,太急伤气。正谓针之不伤于荣卫也。是则进退往来,飞经走气,尽于斯矣。"说针刺泻法:"左手重切十字纵纹三次,右手持针于穴上,次令病人咳嗽一声,随咳进针,插入三分,刺入天部,少停直入地部,提退一豆,得气沉紧,搓捻不动,如前息数尽,行六阴之数,捻六撅六,吸气三口回针,提出至人部,号曰地才。又待气至针沉,如前息数足,以成数行之,吸气二口回针,提出至天部,号曰人才。又待气至针沉,如前息数足,以成数行之,吸气回针,提出至皮间,号曰天才。退针一豆,谓之提,为担、为迎也。此为极处,静以久留,仍推进人部,待针沉紧气至,转针头向病所,自觉针下冷,寒热痛痒,病势各退,针下微松,提针一豆许,摇而停之,呼之乃去,疾入徐出,其穴不闭也。"①

"国医大师"程莘农创"程氏三才进针法",也是根据三才理论而作,程氏指出,运用此针法时"当深则深,当浅则浅,并非对每一穴位的刺针深度必须达到三部。病有表里、寒热、虚实、阴阳之分,刺有浅深之异。在表者浅刺,在里者深刺"②,正是深得妙道之词。古谚有云"刺针容易辨证难,辨证容易取穴难,取穴容易补泻难,补泻容易辨气难",即说明针刺一事,手法最难,手法之基础便在于首先能辨识三才之气的不同,而后才能泻有余补不足,或引天部之气补地

---

① 杨继洲.针灸大成[M].沈阳:辽宁科学技术出版社,1997:69.
② 杨金生、王莹莹、程凯,等.国医大师程莘农针灸临床三要[J].中国针灸,2010,30(1):63.

部之不足,或沟通三部气血之隔阂,能机触于内而巧生于外,心手合一,确为难中之难。若无长期的经验积累和对三才精神的领会,断然无法在手中表达出来。程莘农针法之所以能高超迥异于他人,应与其能自觉地将三才思想贯彻其中有密切关系,而反观很多其他针灸医师,辨证不解虚实,穴位不分层次,针刺不讲手法,行针不明补泻,盲目操作没有思想,恰如以盲导盲,疗效不佳就不难解释了。从上述针灸发展历程来看,可以这样说,针刺之要在于通,通就是通天地人之气,所有针刺手法都是要建立在明辨三才的虚实基础上,才能正确使用的。

(五) 三才思想与当代中医教育

医学是关系到人民健康的重要学科,更是涵盖面非常广泛,又专业性很强,对从业者要求极高的学科领域。在中医领域内,这种要求就更显得更加突出。中国历史上的著名医家,都具备医德高尚、医术超群的两大特点,这是从德与技两个最基本点而言的,若扩展出去,其中则包含了很多具体方面,对医生来讲要求是非常高的。

《黄帝内经》是中医学的奠基之作,确立了中医学独特的理论体系,成为中国医学传承和发展的源泉。在《黄帝内经》之中,虽无专门的章节专论医学教育,然而散在各章之中,却有大量的论述涉及医学教育的目的、对象和方法等内容,其中蕴含的医学教育思想极为丰富,总结起来就是三才医学教育观,对我们今天的中医教育仍然具有现实的指导意义。

《黄帝内经》的医学教育思想主要涉及以下几个方面。

1. 医学教育的目的论　医学在各民族文化中从来都是非常重要的问题,它关系到人民的切身利益,也是关系到国家稳定和民族素质的重要问题。执政者对医学教育的重视,体现着对生命的尊重,对民生问题的重视。中国自西周以来,人文精神始成,民本观念方兴,故对人和生命的尊重在《黄帝内经》之中得以体现,如"天覆地载,万物悉备,莫贵于人"(《素问·宝命全形论篇》);再如"余诚菲德,未足以受至道,然而众子哀其不终。愿夫子保于无穷,流于无极,余司其事,则而行之,奈何"(《素问·气交变大论篇》),则体现出执政者对医学问题的重视。以上所述为医学的目的,自然也是医学教育的目的一部分,但是《黄帝内经》医学教育目的还有一个更高的层次,便是成人教育,是借助医学的"器"达到成人的"道"。假使一个医生不能自己成为尺规,又有何能力去衡量他人,如何保障诊疗活动中的正确?不把镜子擦亮,怎么能显现出外在的物象?正如《灵枢·师传》中所言:"上以治民,下以治身,使百姓无病,上下和亲,德泽下流,子孙无忧。"通过医疗活动,达到"和"、体现"德"乃至"无忧",这已远远超出技术的范畴,而是中国古人一贯追求的天地人三才和合的最高精神境界和治国理念了。

2. 医学教育的方法论 具体的方法是达到目的的途径和保障,若无具体的方法与措施说目的只能是一句空谈。《黄帝内经》之中从很多细节方面对医学教育进行了纲要性的阐述,如黄帝称岐伯、伯高等人为"夫子",体现出对教师的尊重。尊师是重教的前提,在教师地位低下的背景下,如何也不可能产生辉煌的教育。再如其中提出的"诵、解、别、明、彰",就是对中医学教学方法的一般性概括,既包括了对基本功的强调,也包括了对经义的辨析和发挥,是一个阶梯上升的次第论,是历代无数著名医家的学习和成才之路。惜当今的中医教育中普遍重视明彰,忽视诵解,在基本功尚未稳固的情况下轻言发挥,必然会出现头重脚轻根底浅的状况。《黄帝内经》之中还提出"各得其人,任之其能,故能明其事"(《灵枢·官能》)的主张,是因材施教的明确表达,这是要求医学教育工作者不仅要纯熟与天地有关的自然科学和医学知识,且必须善于从全方位把握学生的资质和能力,发现不同学生的优点和特点,帮助学生们选择更为合适的努力方向。教师只有通晓人情世故才能更好架起教与学之间的桥梁。再如《素问·举痛论篇》所言"善言天者,必有验于人;善言古者,必有合于今;善言人者,必有厌于己",则是在思维方法的培养上告诉我们,学习中医必须建立起天地人一体、古今一体、人我一体的大视野,才能够做到兼收并蓄,触类旁通。在这方面,我们今天的中医教育显然还有很大的欠缺,通识教育的匮乏,使得很多中医学子不能在哲学中找高度,在历史中找宽度,在艺术中找灵感,在兵法中找权变。而反观古往今来的中医大家们,没有哪一个是知识面狭窄、体系单一的,他们一般都是具有良好的经学基础,又能旁通诸子,涵盖百家。中医学的理论特点告诉我们,仅仅掌握了条文还远远不够,到灵活运用需要相当漫长的时间和积累,它更多强调的是心意和感悟,而非直接拿来可用的技术。既然是"不可直中取，只可曲中求"，广闻博学，厚积薄发，则用"他山之石，可以攻玉"的方法就是必须的了。很多人感慨做医生难，做中医更难，就是这个道理，我们不能肯定，一个知识面十分丰富的中医一定是个好中医，但可以肯定的是，没有广博的通天地人的大视野，一定不可能成为一个好中医。

　　3. 医学内容的复杂性　疾病的实质是人与自然和社会环境以及人体内部脏腑、气血等的失和，即三才的失和。另一方面来看人体的健康状态便是人体内部以及人与天地、社会的协调状态，即三才的协调。《素问·著至教论篇》中说："道上知天文，下知地理，中知人事，可以长久，以教众庶，亦不疑殆。"由此可知医学教育包括的内容广阔博大，不应仅仅限于人体的生理、病理、解剖及疾病的诊断和治疗等，还应涵盖天文、地理、人事等阴阳天地大道。举个例子来说，张仲景的《伤寒论》理论是在东汉末年出现的，其后千年间一直占据临床医学理论的主流地位。直至宋金元时期，才有金元四大家的理论突破，而后再至明清时期，在东南江浙一带又形成了温病学派，这中间是否有一种历史的必然性呢？答案是肯定的，只要我们拓宽自己的视野，把人的疾病当作独立的事件来处理，就一定能找到小事情后的大背景，同时也能通过大背景的改变推知今后疾病谱的改变。读者若有闲暇，仔细阅读《中国历史地理学》一书，当会很受启发。随着当今时代的科技巨变，中国的情况正在发生着翻天覆地的改变，社会格局和生活方式的改变程度实为几千年之未曾有，在这种情况下人类疾病谱发生改变是必然的。当人类对自然的抗争能力和驾驭能力超出了一定的限度时，原来常见的外感疾病必然让位于今后的内伤疾病。在很多生活节奏相对较快的大中城市里，心理疾病和精神病患已经呈现出逐年走高的态势，这就是人与天地相博弈的结果，这是一定要站在历史的高度上才能通晓其理的。"国医大师"裘沛然曾经说过："医学是小道，文化是大道，大道通，小道易通。""国医大师"颜德馨也说过，中医教育应是"道""理""术"三者的有机统一，三者背后有一个共同的强大支撑体系，即中华民族的传统文化——这个动态包容的文化体系。这些当代中医大家对医学内容复杂性的理解，都可以在《黄帝内经》医学教育观上找到依据。

　　19 世纪后半叶，西学东渐，西方的军事、经济、文化入侵给中国人对本民族的文化认同感产生了强烈的打击,民族的自信心急剧下降,其风潮对中医学产生了极大的影响。从 20 世纪二三十年代开始,中医学界受到压制和排挤,不得不采取委屈保全的姿态,采取西方式的培养理念和培养模式,以暂时求得中医学术和诊疗活动的一隅偏安。中华人民共和国建立后,虽然党和政府对中医的继承和发展倾注了大量的人财物力,但是由于诸多历史的原因,中医院校的人才培养并不能令人十分满意。几十年来通过几代国人的努力,我们已经改变了原来被动挨打的状况,中国的综合国力得到了很大程度的提高,然而文化的复兴并没有与之同步,中华传统文化的式微成了制约我国今后全面提升国家综合实力的瓶颈。党中央最近提出全面振兴中华传统优秀文化,要以中医药作为先锋,立意是非常高远的。在这种新的转折点上,通过对历史的反思,我们应当重新考虑和注重《黄帝内经》的医学教育观。三才思想的教育观是"成人教育",这是中国人历来的教育目标,而目前的"成材教育"已经暴露出很多问题,所以不少人认为中国人独立精神的缺失成为目前不可回避的现实,这与教育中人文教育的不足是关系密切的。在目前的中医教育中,重运用而轻基础,重技术而轻人文,今天的中医学子,能系统将经典通读的有几人? 更不用说牢记,造成中医学教育成为一种职业技术教育。重发展而轻继承,导致学术浮躁、急功近利的现象非常普遍,试看今日之中医,纯熟于英文者不少,而能熟练掌握繁体字这一必要工具的有几许? 这种状况不仅不利于目前学生对中医文化的理解和接受,长久来看,源头活水枯竭,也势必会影响中医学今后总体的传承和发展。近几十年中医学界总体来说后继乏人,学术研究徘徊在低水平的重复,当与中医学教育中缺乏天地人一体的大胸怀、大视野有不可分割的关系。中国古人尤其是儒家,一向以《周易·乾卦》"文言"中所说的能够"与天地合其德,与日月合其明,与四时合其序,与鬼神合其吉凶"为教育目的,是以君子为榜样,以圣人为目标,成为真正的人,这样的目标唯有通过气势恢宏的教育方可实现。中医教育中欲造就出既有技术,又通人文,能为将来中医药事业发展书写新篇章的中医人,必须注重三才观的培养。中医是道理术三位一体、天地人一体的医学模式,脱离中医学本身的特点培养中医,是造成目前状况的根本原因。

　　《黄帝内经》是中医学理论的源头活水,蕴含着丰富深厚的合乎中医发展规律的医学教育思想,进行深入发掘整理,必然对目前的中医教育产生积极的影响。三才观是中国人独特的世界观和方法论,研究《黄帝内经》医学教育思想中的三才观,也必然对中国人学习中医这一民族独特文化,产生积极而深远的影响。

第四章
三才医学模式及其对
未来医学发展的展望

第一节 三才医学模式概述

一、医学模式的定义

医学模式(medical model)是指在不同历史阶段和科学发展水平条件下，人类为保护健康与疾病作斗争时观察、分析和处理各种问题的标准形式和方法。

医学模式的形成和演变是一个渐进的历史过程，除医学自身外也与社会政治经济、科学、科技、文化密切相关。包括人体生命观、健康疾病观、诊断治疗观、伦理道德观、预防保健观和医学教育观等。它的形成与各个历史时期的社会、经济和科学发展的一般状况及哲学人文思想联系紧密，反过来又成为医学临床、科研和教学工作的指导思想的理论基础。一般认为，古今中外的医学模式经历了一系列的转变，有神灵医学模式、自然哲学医学模式、机械论医学模式、生物医学模式和生物—心理—社会医学模式。

二、三才医学模式的提出

"整体观念"和"辨证论治"是中医学的两大特点，什么是整体观念呢？匡调元认为："必须把天地人作为一个整体来理解才是全面的，而且在三才之中是以人的体质为本的。""在中医学中五运六气学说、子午流注学说等都是论述'人与天地相应'的高论。""钱学森提出的'人天观'、陶功定提出的'大生态医学'都是与'天地人三才医学'一致的。"①匡调元于是在国内率先提出"天地人三才医学模式"这一概念，该模式是针对西方医学中所谓"社会—心理—生物医学模式"的一些严重缺陷而提出的，匡调元认为该模式较前生物医学模式确实是一种进步，因其向内延伸到心理，向外延伸到社会，已经不仅仅是一个生

---

① 匡调元.论传统中国医学之特色[J].浙江中医学院学报.2002,26(6):2.

物个体的人,但"仍不足以说明人、人与天、人与地、人与人之间的关系以及人之所以生病的根本原理"。他从人的体质与气象、地理、环境污染、战争等几个具有代表性的自然环境因素和人类社会因素的关系出发,探讨人的体质变化与其外在各因素的关系,说明人的健康是受到多种复杂因素影响的,这种复杂性使我们很难用几种甚至几十种因素进行概括,所以高度概括性地提出"天地人三才医学模式",并将人类疾病的根源概括为"人与天、与地、与他人相互关系的紊乱以及人体内部功能、结构、代谢的紊乱"。他同时提出在这个三才医学模式中的核心是人,说"这是一种'天人和谐论',既注重客观规律,又不否定人的能动作用"。[①] 应当可以这样理解:一是人与天地、宇宙是共生共存的状态;二是作为研究人体生理病理的医学,其着眼点应当在人,即研究的目的在于有利于人的健康;三是人作为认识宇宙世界的主体,宇宙的各种客观规律也只有通过人的主观认识才能得到体现。

三、三才医学模式的主要观点

三才医学模式的生命观:人的生命源于天地二气高度聚合的父母之精,生命是建立在气的基础上的"生、长、壮、老、已"的过程,是精神与物质的统一体。每个生命体均受到特定的自然和社会环境的影响和制约,有鲜明的时代和地域特点,同时也对自然和社会环境产生反作用,此生命观为动态的宇宙生命观,而非个体生命观。

三才医学模式的疾病观:人类疾病的根源在于人与天、与地、与他人相互关系的紊乱以及人体内部功能、结构、代谢的紊乱,"整体制约论"为其发病机制,决定是否发病的关键在于相互关系的协调与否以及个体对于疾病的认知态度。

三才医学模式的健康观:人的健康来源于对自然规律的充分认识、尊重和顺应,来源于人自身各脏器之间功能的协调和谐,以及人与自然环境和社会环境的协调,可总结为天人合一、形神合一两点。现代医学所重视的理化检查

---

① 匡调元.天人合一与体质病理学[J].医古文知识,2000(2):3.

的指标正常只能作为健康的辅助标准,而不是绝对标准。

第二节　三才医学模式的内容

一、时间医学

时间医学是现代医学与时间生物学相结合的产物。西方生物医学对生物节律的观察与研究始于 18 世纪,近几十年来时间医学和时间生物学才发展成为一个独立的学科,其主要内容是研究生命现象的节律和时间特点。其研究范围广泛,从宏观上的宇宙中行星运动对生物节律的影响,到微观上的细胞、分子、基因表达等的时间规律,如对肿瘤生长调控基因、生物钟调控基因的研究是国际上生命科学研究领域的前沿之一。近十多年来时间医学在我国得到了迅速发展,且时间医学也出现了自己的亚分支,如时间生理学、时间病理学、时间治疗学、时间药理学、时间护理学等。

《黄帝内经》是世界上存世的第一部时间医学典籍,中医时间医学基本理论在其中有较系统地阐述,首次归纳了人体的年、四季、月、日、时等时间节律,制定了时间医学治疗学的基本原则。从大的原则上来看,《素问·四气调神大论篇》云"夫四时阴阳者,万物之根本也",认为天地四时阴阳的规律,是必须遵循原则的。在治疗时机的选取上,强调"谨候其时,病可与期,失时反候者,百病不治"。在具体的治疗方法上,强调用药的"用寒远寒,用热远热",针刺的"凡刺四时,必以时为齐"等,为中医时间医学奠定了理论基础,为后世的深入研究与广泛应用指明了方向。东汉医家张仲景在此基础上于《伤寒论》中详细阐述了六经病欲解之时,刘完素在《素问玄机原病式》中提出"一身之气,皆随五运六气兴衰而无相反"①,并对常用方剂设四时增损法;李东垣在《脾胃论》中提出了四时用药加减法,及子午流注中按时取穴进行针刺补泻等学说,理论上都是《黄帝内经》时间医学思想的进一步发挥,

---

① 刘完素.素问玄机原病式[M].南京:江苏科学技术出版社,1985:25.

都是在《黄帝内经》时间医学的基础上通过大量临床实践获得的成果。综上所述，离开了《黄帝内经》的时间医学思想，不可能有后世诸多的应用和发挥，所以我们今天学习和研究时间医学，毫无疑问必须从《黄帝内经》着手，但得本，不愁末。

现代时间医学的研究提供了大量的证据，说明了《黄帝内经》观点的正确性。以有关糖尿病的研究为例，如国外有人研究表明：人体胰岛素和血糖浓度的变化存在着近日节律（circadian rhythm）。24 小时血糖监测发现，凌晨 3 时血糖最低，最高血糖为午后 1 时或 2 时，并提出葡萄糖耐糖试验也呈昼夜节律性[1]。血糖是反映人体活跃程度的一个重要指标，血糖的昼夜变化，正如《素问·生气通天论篇》中所说"故阳气者，一日而主外。平旦人气生，日中而阳气隆，日西而阳气已虚，气门乃闭"。国内有人研究证明，糖尿病的节律性改变，正如中医理论所认为，其发生发展不仅具有年节律、月节律，而且具有昼夜节律，表现为《灵枢·顺气一日分为四时》中所说的"旦慧、昼安、夕加、夜甚"[2]。另外，还有人发现给予糖尿病患者胰岛素治疗时，也会出现因为给药时间的不同，而发生药效功能不同的表现。于是便想到根据患者的病情，调整给药时间，用较小的用量取得了较好的疗效，同时也避免了药物的毒副作用，这种做法何其相似与《黄帝内经》中所说的"迎而夺之，随而济之"。还有人通过实验研究表明：正常大鼠血糖变化呈明显昼夜节律性，其 24 小时峰值大约在 18:00，谷值在 06:00[3]。另有资料报道，在自然状态下，大鼠血中内源性胰岛素含量的变化也呈明显的昼夜节律性，其峰值相位在 13:00 左右，谷值相位在 0:00 左右[4]。这两个研究非常有启发意义，一是说明不同种系的大鼠的生物节律可能不尽相同，同样，不同种族、民族的人可能存在生物节律的不同。其二，老鼠属于昼伏夜出的动物，生活习性与人的晨醒昏定相反，故血糖节律

---

① BRUNS W, JUTZI E, FISCHER U, et al. Circadian variations in insulin concentrations and blood glucose in non-diabetics as well as insulin requirements in insulin-dependent diabetics[J]. Z Gesamte Inn Med, 1981, 36(5): 258 - 260.

② 许良银，程宜福.糖尿病的时间医学研究[J].皖南医学院学报，2004,23(1): 61.

③ 刘晓平，郭祖峰，汪长生，等.大鼠血糖的昼夜节律及格列吡嗪对糖尿病大鼠的时间治疗学[J].中国临床药理学与治疗学，2002,7(3): 221.

④ 熊国平，陈扬熙，叶凌，等.前伸下颌后大鼠血中胰岛素含量昼夜节律变化的研究[J].华西口腔医学杂志，2000,18(5): 349.

也是相反的,以此类推,不同职业、生活习惯的人生物节律应有差异。第三,进一步扩展下去,影响生物和人各种节律的因素是多方面的,当有生活环境所处纬度、经度、海拔、湿度和种族、文化、职业、年龄等各方面的差别,影响因素是多方面的、复杂的,并且相互交织,需要进行大量的数据调查,分类整理。可能今后现代时间医学会按照这样的路线再研究下去,看似前景是诱人的,但实际情况千变万化,如何可以穷尽? 且这样的工作必须建立在严格的限定条件下,才能发挥出相应的价值,否则便会出现以偏概全,盲目扩大适用范围的错误。然而,只要我们能掌握了《黄帝内经》知常达变的原则,以不变应万变,在实际工作中一定会很好地进行调整和改变,也可以将现代医学的研究成果应用在中医的治疗之中。

二、医学地理学

医学地理学主要研究人群疾病和健康状况的地理分布规律,疾病的发生、流行和健康状况与地理环境的关系,以及医疗保健机构和设施的地域配置等,其最终目的是为创造最适于人类生活的最优美的环境,制订合理的、因地适宜的卫生防治规划,控制和消除疾病,促进健康水平的提高服务[①]。

地理环境与人体健康和疾病之间的关系,古希腊医学家希波克拉底在《论空气水和地域》中就有阐述,现代意义上的医学地理学出现在 1795 年。德国学者莱昂达德·路德维希·分克(Leondard Ludwig Finke)出版了《普通医学使用地理学总结》一书,将医学地理定义为"对世界所有人口居住地区的特征进行医学描述"[②],标志着现代医学地理学的诞生,到 19 世纪 90 年代中叶,医学地理学在西方已经成为一门单独的学科。现代西方医学的主要研究正向微观与宏观两个方向深入进行,从微观上进行观察是现代医学的传统方法,但宏观视角却是新生事物,尤其以依靠大量调查数据的"医学地理图研究法"进展很多。我国从 20 世纪 50 年代开始,对克山病、氟骨病、大

---

① 杨林生,李海蓉,李永华,等.医学地理和环境健康研究的主要领域与进展[J].地理科学进展,2010,29(1): 31.

② 袁超,罗勇军,刘运胜,等.医学地理研究现状与发展展望[J].地理教育,2013(12): 4.

骨节病、血吸虫病等具有明显地域特点的疾病进行了大规模的调查,对这些疾病的防治取得了很大的成绩。随着人口的进一步增多,以及城市化带来的地理环境变化,医学地理学在疾病防治中的地位日益增加,应当进一步受到重视。

目前的地理医学研究是按照西方科学的模式进行的,也像他们把人体划分为若干系统和组织那样,把自然界里对人体生理病理影响显著的因子划分为物理的、生物的和化学的因素三大类。在物理因素中,重点考虑日照、气压、风速、海拔、湿度等单个因子所起的作用;在生物因素中,主要考虑鼠疫、血吸虫病之类的自然疫源地,对疫源地的类型、地区分布、流行形式及季节性等特征进行系统研究;而在化学环境因素中,则从人体与地壳的化学组成近似这一观点出发,重点考虑某些地球化学元素在人体中的缺乏和过剩。尤其需要指出的是,西方医学地理的研究,往往不注重各影响要素间的联系和拮抗,而多是把各要素从总体中分离出来,分别考虑它们的作用①。

中国古代历来重视地理环境与人体生理、病理的关系,早在殷商时期就有相关阐述,春秋战国时期有了比较详细的记述。如《大戴礼记·易本命》中说"坚土之人肥,虚土之人大,沙土之人细,息土之人美,耗土之人丑"②,说明人的体质与土质有密切关系。在《黄帝内经》中对医生提出了"上知天文,下知地理,中通人事""通天之纪,穷地之理"的总体要求,成为指导后世医学工作者的大原则。再具体一些,在《素问·异法方宜论篇》中详述了五方疾病和治疗的特点,是地理医学应用的一个典型范例。《黄帝内经》中"因地制宜"的观念在东汉时期张仲景的《伤寒论》中得到很好的体现,仲景居于中原(今河南)之地,地理环境特点决定了发病"伤寒十居七八"和邪多风寒,在其长期治疗实践中,形成以六经辨证为主体的理论体系。正因仲景理论的实践地地处中原,才可代表五方外感病的一般规律,被后世奉为"方书之祖"。隋代巢元方《诸病源候论》、陈无择《三因极一病证方论》、宋代沈括《梦溪笔谈》等著作中均谈到了地理环境和气候水土对人体体质的影响;明清时期在江南形成的"温病学说"更

---

① 孙天胜,李艳梅,兰少敏.中西医学地理思想的差异与互补[J].中国中医基础医学杂志,1999,5(9):1.

② 高明注.大戴礼记今注今译[M].台北:台湾商务印书馆,1975:477.

显著地体现了这个原则,温病学派代表人物如吴又可、叶天士、薛生白、吴鞠通、王孟英等均生活在江浙地区,水网密布,气候炎热的环境使生活在此的人易感受湿浊温热,故湿热病、温热病多发,可以将温病学说看作《伤寒论》的特色地域表达。其后在两广地区出现了岭南温病学派,如潘大纪著《南北喉症辨异》,李石樵辑著《寒温条辨治疫汇编》,梁国珩著《救疫全生篇》,黎佩兰著《时症良方释疑》等,则是在江南温病学派基础上的进一步发挥和衍变,是医家们重视地理环境的另一有力例证。

当然这种描述看起来较为梗概粗略,但其中将五方与五行结合起来,给我们提供了一个居一处,有五方的思维方式。即无论身处何地,均可视己为中央,而受到其他四方的影响。地域虽有大小,然大中有小,小中见大,相互联系的一般原则是不变的,这种观点相较现代西方地理医学的分析方法,更全面和机动。一元气论是沟通天地人的纽带,也是联系五方的纽带,通过气化的不同方式,不同地理环境的气产生了"变"与"化",活了起来,而不似西方地理医学的数据是固定的,死板的,一处之数据移作他处则无法使用。中医地理医学的观念可以使我们在更宏观的层面上思考地理环境的问题,具有更大的适应性。

当然,西方地理医学的研究方法和成果在某种程度上,更具有短期的实用效果,这也是不可否认的事实,今后中医地理医学的发展中应充分予以借鉴,需要研究者们在坚持中医理论原则的基础上进行吸纳,气论、五行学说、八卦学说等皆可以成为切入的要点,以这些主线将具体数据贯穿起来,对本学科的发展开创新的局面。

三、人体体质学

体质是人体的质量,它是在遗传性和获得性基础上表现出来的人体形态结构、生理功能和心理因素的综合的、相对稳定的特征[①]。匡调元认为:人类

---

① 陈明达,于道中.实用体质学[M].北京:北京医科大学、中国协和医科大学联合出版社,1993:1.

体质是人群及人群中的个体在遗传基础上，在环境的影响下，在生长、发育和衰老的过程中形成的功能、结构和代谢上相对稳定的特殊状态。这种特殊状态往往决定着他生理反应的特异性及其对某种致病因子的易感性和所产生病变类型的倾向性。人体体质学是研究人类群体和个体的这种特殊性的起源、发展和变易的一门综合性学科①。

　　从古希腊的希波克拉底到苏联的巴甫洛夫，西方有关体质类型的学说不下 30 余种。如古印度医学按照外形特点将人分为羚羊型、象样牛型和牝鹿型。希波克拉底按照体形和体力分为弱型、强型、肥胖型和润湿型，按体液分为多血型、胆汁质型、黏液质型和抑郁质型等。在近代医学开始前，西方医生们也是普遍重视体质这个内因的，但自 19 世纪后半期法国微生物学家路易斯·巴斯德开创微生物生理学之后，整个医学进入了细菌学时代，西方医学家们倾注大量的精力和热情在疾病的外因研究上。大约与其同时代的德国医学家鲁道夫·路德维希·卡尔·菲尔绍开创了细胞病理学，更将人们对病因的眼光引向了微观领域，从此内因整体性的体质被长期忽略了。这种情况在美国尤为严重，因其系统的医学教育是在巴斯德的学说之后才开始的，所以缺少过去重视体质的传统。这种情况一直到 20 世纪下半叶才开始得到扭转，这是对过去医学界研究外因，唯独不重视人体本身的反思。1959 年 Roney 提出了"医学体质人类学"（medical anthropology）的概念，到 1983 年 Wienker 提出"生物医学体质人类学"（bio-medical anthropology）已经逐步形成，说明西方医学家已经越来越重视体质学的研究了。

　　在中国古代文献里，有关人体体质的记载出现很早。如《周礼·地官》中记载"一曰山林……其民毛而方；二曰川泽……其民黑而津；三曰丘陵"②；《管子·水地》中记有"越之水浊重而泊，故其民愚疾而垢"③等，都是从地域特点角度来谈人的体质的。在《黄帝内经》中，对体质的阐述就更加系统和精巧了，如《灵枢·寿夭刚柔》将人分为阴阳刚柔。《灵枢·论勇》将人分为勇、怯两类。《灵枢·阴阳二十五人》中将人分为二十五种不同类型，不同类

---

　　① 匡调元.人体体质学[M].上海：上海科学技术出版社，2003：7.
　　② 吕友仁.周礼译注[M].郑州：中州古籍出版社，2004：125.
　　③ 黎翔凤.管子校注[M].北京：中华书局，2004：831.

型的肤色、体形、性格特点和发病特点各异,尤其精妙。汉代之后,历代医家受《黄帝内经》体质学观点影响而体现于临床之中,如《伤寒论》中同为感受外邪,但偏阳者发病多在三阳经,偏阴者发病多在三阴经,发病的表现与体质也有密切的关系,在用药剂量和方式上也应根据体质的不同而有所不同。隋代巢元方《诸病源候论》中说"漆有毒,人有秉性畏漆,但见漆,便中其毒……亦有性自耐者,终日烧煮竟不为害也"[①],此为对过敏体质的早期记载;北宋钱乙《小儿药证直诀》中说"五脏六腑,成而未全……全而未壮""脏腑柔弱,易虚易实,易寒易热",这是对小儿体质特点的叙述。明代楼英《医学纲目·妇人治法通论》中说"妇人童幼,天癸未行之间,皆属少阴;天癸既行,皆属厥阴;天癸既绝,乃属太阴经也"[②],此为对妇女一生体质变化的概括。"治病必求其本"是中医治病的特点,本就是每个人体质的特点和对病因的易感性,是中医个体化治疗的关键。

在根据体质进行治疗的方面,《素问·三部九候论篇》中做出了纲领性的规定,即"必先度其形之肥瘦,以调其气之虚实,实则泻之,虚则补之……无问其病,以平为期"。在《素问·异法方宜论篇》中则针对五方百姓体质不同提出艾灸、导引、毒药、微针和砭石法等不同的适应疗法,这种根据不同体质在治疗中当"因人制宜"的思想在后世医家中得到了充分的体现。如《伤寒论》中第十八条说"若酒客病,不可与桂枝汤,得之则呕,以酒客不喜甘故也"[③],同样是太阳中风证,平素好饮酒者素体偏热,服桂枝汤不仅无效,更可能出现"其后必吐脓血也"等副作用。清代医家徐灵胎在《医学源流论》中将此机制说得更加透彻:"天下有同此一病,而治此则效,治彼则不效,且不唯无效而反有大害者,何也?则以病同而人异也。夫七情六淫之感不殊,而受感之人各殊。或气体有强弱,质性有阴阳,生长有南北,性情有刚柔,筋骨有坚脆,肢体有劳逸,年力有老少,奉养有膏粱藜藿之殊,心境有忧劳和乐之别,更加天时有寒暖之不同,受病有深浅之各异。一概施治,则病情虽中,而于人之气体,迥乎相反,则利害亦

---

① 巢元方.诸病源候论[M].沈阳:辽宁科学技术出版社,1997:168.
② 楼英.医学纲目[M].北京:人民卫生出版社,1987:1479.
③ 李培生.伤寒论讲义[M].上海:上海科学技术出版社,2009:21.

相反矣。"①

影响体质的原因是多方面的。首先是先天禀赋,《灵枢·天年》中说"以母为基,以父为楯",来自父母的遗传信息的优劣无疑对人的体质有着至关重要的作用。正如《灵枢·寿夭刚柔》所说"人之生也,有刚有柔,有弱有强,有短有长,有阴有阳",出生时的不同体质在很大程度上决定了其后一生中疾病的种类和表现,现代医学强调家族病史,也是这个道理。其二是环境,包括生活条件、饮食结构、地理环境、季节变化、职业特点和特异性的社会文化因素等,都会对人体的体质产生影响,有时这种影响甚至是关键性的。如孙思邈《备急千金要方》中就指出"凡用药皆随土地所宜。江南岭表,其地暑湿,其人肌肤薄脆,腠理开疏,用药轻省。关中河北,土地刚燥,其人皮肤坚硬,腠理闭塞,用药重复"②。再如明代龚廷贤在其《寿世保元》中说"余尝闻士子读书作文辛苦,最宜节欲。盖劳心而不节欲则火动,火动则肾水日耗,水耗则火炽,火炽则肺金受害,传变为劳。此固知读书之苦,洞得病情之由,而患者不可不知所预防也"③,是对读书人体质的分析。第三是年龄,不同的年龄段在体质上有很大的不同,若以一条曲线来表示,大抵可将童年到青少年期视作上升阶段,青壮年和中年期视作相对平稳的平台阶段,而更年期到老年期视作下降阶段。对于年龄段的体质特点,《黄帝内经》中叙述得非常详细,如《素问·上古天真论篇》中"女子七岁……丈夫八岁……八八天癸竭……"对男女青壮年阶段作出了总结;而《灵枢·天年》中"人生十岁……百岁,五脏皆虚,神气皆去,形骸独居而终矣",则是以十年为一个阶段对人的一生中各时期的体质状况的大体概括,后世医家在这个方面也多有延伸。第四是心理,是感觉、知觉、记忆、思维、性格与能力的总称,心理状态直接对人的体质产生影响,世界卫生组织给健康的定义包括生理和心理两部分。在《黄帝内经》中列举了大喜伤心、大怒伤肝、大悲伤肺、大思伤脾、大恐伤肾等,在《素问·上古天真论》中则直接指出了所谓健康的身体一定伴有健康的心理状态,在中医理论的形神一体观中身心两者本来就是浑然不分的,有什么样的心理状态一定会有什么样的生理,反之亦

---

① 徐灵胎.医学源流论[M].北京:中国医药科技出版社,2011:13-14.
② 孙思邈.备急千金要方[M].沈阳:辽宁科学技术出版社,1997:2.
③ 龚廷贤.寿世保元[M].沈阳:辽宁科学技术出版社,1997:111.

然。这与现代医学中将生理和心理分成两部分有较大的区别。古来很多医学家同时也善于在人心上下功夫,就是这个形神一体观的体现,这对于我们今天的医学工作者来说,非常具有启发意义。除了以上几个方面,对体质有重要影响的还有性别、疾病、时代等,在此不再一一列举。

总之,中医的体质学内容就是对上述各种情况的综合判断,应是长期和短期的结合,是先天、后天的统一,也是形神的统一。对患者体质的评估,恰是最能体现出医生宏观概括水平之处,需要多年的经验积累和丰富的知识储备,才能审时度势,作出一个相对正确的判断。若我们能够吸取现代医学的研究成果,把一些具体的数据引入进来,可以使这种分析更加精密,更具备说服力,不仅中国人听得懂,西方人也能接受,有利于中医理论的国际化,更是对传统中医现代化的一种贡献。

四、医学心理学

医学心理学是心理学和医学相结合的交叉学科,是研究心理因素在人的健康和疾病相互转化过程中的规律,以及应用这些规律来维护健康和防治疾病的一门学科。既是医学的分支,也是心理学的分支学科,这是因人类同时具有生物属性和社会属性决定的①。该学科的主要研究任务是探究心理活动的生物学与社会学基础,了解心理因素在临床各科疾病的发生发展中的作用机制与规律,提出正确观察、评估和治疗各种心理社会因素相关疾病的方法技术和手段,对于提高临床治疗效果有重要意义。

现代意义上的医学心理学科形成于19世纪中叶,1852年德国学者洛采最早提出了"医学心理学"概念,1879年德国生理学家冯特出版了《生理心理学纲要》,为医学心理学的形成奠定了基础。20世纪以来,心理学和社会学的研究取得很大进展,心理社会因素对人类疾病和健康的影响日益为人们所重视,特别是20世纪50年代以后,由于公共预防系统的建立,理化及生物性因素造成的疾病的流行和死亡越来越少,而高血压、心脏病、溃疡病、癌症、神经心理疾

---

① 张明岛.医学心理学[M].上海:上海科学技术出版社,2004:1.

病发病率日益增多,这是人们逐渐意识到以往的生物医学模式并不足以涵盖所有疾病,药物和手术措施也不能解决所有疾病,于是新的生物—心理—社会医学模式开始形成,医学心理学成为其中重要的一部分。现代医学心理学经过多年的发展,已经在多方面有所展开,如神经心理学、病理心理学、缺陷心理学、药物心理学和心身心理学等,另外还有心理诊断、心理治疗、行为矫正、儿童行为指导、心理咨询、护理心理学等临床应用学科。

　　传统中医理论对心理与躯体之间的紧密关系有丰富且科学的论述,以形神合一思想为中心而展开。《灵枢·天年》中说"血气已和,荣卫已通,五脏已成,神气舍心,魂魄毕具,乃成为人",说明形神兼备才能称作一个真正意义的人,形神间的协调平衡对于人的健康至关重要。《素问·上古天真论篇》中说"能形与神俱,而尽终其天年",也是这个意思。在形神一体的基础上,《素问·灵兰秘典论篇》提出了"心者,君主之官也,神明出焉;肺者,相傅之官,治节出焉……凡此十二官者,不得相失也,故主明则下安……主不明则十二官危,使道闭塞而不通,形乃大伤,以此养生则殃"的在心神统领下的形神统一模式,具体分为"心藏神,肺藏魄,肝藏魂,脾藏意,肾藏志"(《素问·宣明五气篇》)。脏腑是精神、功能与物质的统一体,人是形神的统一体,这样构成了一个有主有次,分为不同层次的整体。唐代孙思邈认为各脏所主精神。宋代理学兴盛一时,强调出发点的重要性,陈无择《三因极一病证方论》中说"七情,人之常性,动之则先自脏腑郁发,外形于肢体"[①],认为心理因素对人体的影响是根本性的。金元时期,心理治疗成就颇多,有大量病案流传,也有更为详细系统的理论分析,如张从正《儒门事亲·九气感疾更相为治衍》中说"夫怒伤肝,肝属木,怒则气并于肝,而脾土受邪;木太过,则肝亦自病"[②]。五脏情志过极或者伤所胜之脏,或者自伤。张从正给出了一个较《黄帝内经》更完整的模式,他还指出了具体的心理治疗的操作方法,如"故悲可以治怒,以怆恻苦楚之言感之;喜可以治悲,以谑浪亵狎之言娱之;恐可以治喜,以恐惧死亡之言怖之;怒可以治思,以污辱欺罔之言触之;思可以治恐,以虑彼志此之言夺之"[③],并指出"凡此

① 陈无择.三因极一病证方论[M].北京:中国医药科技出版社,2011:22.
② 张子和.儒门事亲[M].太原:山西科学技术出版社,2009:70.
③ 张子和.儒门事亲[M].太原:山西科学技术出版社,2009:71.

五者,必诡诈谲怪,无所不至,然后可以动人耳目,易人听视。若胸中无材器之人,亦不能用此五法也"①,指出心理治疗是微妙难求之法,行此道者必须首先自己心理健康,兼有才具,方能游刃有余,切中要害,这是对心理工作者的要求。明代虞抟《医学正传》中发挥朱丹溪的观点,曰"五志之火,因七情而起,郁而成痰,故为癫痫狂妄之证,宜以人事制之,非药石所能疗也。须诊察其由以平之:怒伤于肝者,为狂为痫,以忧胜之,以恐解之。喜伤于心者,为癫为痫,以恐胜之,以怒解之。忧伤于肺者,为痫为癫,以喜胜之,以思解之。思伤于脾者,为痫为癫为狂,以怒胜之,以喜解之。恐伤于肾者,为癫为痫,以思胜之,以忧解之。惊伤于胆者为癫,以忧胜之,以恐解之。悲伤于心胞者为癫,以恐胜之,以怒解之。此法唯贤者能之耳"②,以心理疗法治疗癫痫狂妄等精神疾病。另外明代喻嘉言《医门法律》中说"志意合,精神定,悔怒不起,魂魄不散,五脏俱守,邪亦安从奈何我哉"③,认为心理的健康是决定健康的首要问题。明代龚廷贤《寿世保元》中也说"悲哀喜乐,勿令过情,可以延年"④等,认为纠正心理状态的失常,对身体健康是有帮助的。

另外,在传统中医的观点来看,饮食、起居、环境、文化、风俗等各种自然环境条件和社会环境因素,均对人的心理状态有直接或间接的影响。如过食辛辣,易造成急躁;天气阴沉,令人内心抑郁;轻歌一曲,使人气定心安等。关于这些方面,中医学中多有阐发,这更显示出中医的身心不二、心物一元思想,将影响心理的因素直接扩展到整个天地间了,这种宏大宽广的认识视野,直至现在,也是现代心理学无法超越的。

综上可见,我国传统医学中十分重视人的生理和心理之间的密切关系,有现代学者在以往历史成就基础上总结为中医心理学,该学科的最大特点是人与自然、社会环境的统一,把人放在所处的具体自然环境和社会环境中考察,是天地人三才结合的观点,非常值得我们继承和发扬。对于西方心理学,我们应当以兼收并蓄的态度,拿来为我所用,不应武断地认为只有西方

---

① 张子和.儒门事亲[M].太原:山西科学技术出版社,2009:71.
② 虞抟.医学正传[M].北京:人民卫生出版社,1965:270.
③ 喻昌.医门法律[M].北京:中医古籍出版社,2002:54.
④ 龚廷贤.寿世保元[M].沈阳:辽宁科学技术出版社,1997:104.

的才是科学的,本土的就一定是落后的,毕竟本土的文化对本民族有更深层的亲和力。

五、社会医学

社会医学是医学与社会学间的一门交叉学科,主要研究社会性的医学问题及医学的社会问题。我国的社会医学是 20 世纪 80 年代初期从预防医学中发展起来的一门学科。对社会医学的研究对象与内容,我国学者比较一致的看法是研究社会卫生状况及其变动规律,提供卫生服务,改善社会卫生状况,提出保护和提高人群健康水平的社会卫生对策及措施。①

19 世纪中叶,西方产生了社会医学。法国医生盖林在 1848 年第一次将医学监督、公共卫生及法医学合成为一门新的学科,命名为社会医学。在英国,社会医学的含义是人群的医学,包括疾病控制、影响人群健康的社会因素等,20 世纪 60 年代英国将社会医学改为社区医学。社会医学真正成为一个受到普遍关注的学科,应是从 1977 年美国医学家恩格尔提出"生物—心理—社会"医学模式开始的,这是因为那时人类的疾病谱已经发生了很大改变,用以往单纯的生物因素解释疾病科控制疾病已经不能适应时代的变化,越来越多的疾病需要从社会学的角度上寻求解释和预防治疗方法。

社会医学主要研究内容是社会的卫生状况,人群健康的影响因素以及社会卫生对策及措施。通过进行社会卫生状况的调查,掌握卫生状况的情况和变化规律,找到社会医学的主要问题,并进行原因分析,作出社会医学的诊断,为改进社会医疗卫生状况,提高人群健康水平提供科学依据。社会医学与很多学科相互交叉联系,如社区医学、医学社会学、卫生管理学和预防医学等。现代社会医学的研究内容广泛而复杂,涉及政治、经济、文化、心理、行为等诸多方面,需要研究者有多方面的知识或者不同知识背景的人共同参与。

---

① 顾杏元,龚幼龙.社会医学学会发展史简介[J].中国社会医学杂志,2008,25(3):129.

从中国古代医学发展的历程来看,历代医家普遍重视与疾病健康问题相关的各种社会因素,2 000多年前形成的《黄帝内经》已经包括了社会医学的思想雏形,虽然在某些细节上不可能如现代医学的认识如此细致,但在思想的高度和广度上却是遥遥领先的。《灵枢·九针十二原》中说"余子万民,养百姓,而收其租税,余哀其不给,而属有疾病。余欲勿使被毒药,无用砭石,欲以微针通其经脉,调其血气,荣其逆顺出入之会。令可传于后世,必明为之法,令终而不灭,久而不绝,易用难忘,为之经纪,异其篇章,别其表里,为之终始",这一段就很清楚地说明了医学不仅是与个人健康密切相关的学科,另一个方面也说明百姓的身体健康是关系到经济繁荣、国计民生的重大政治问题,是每一个明智的政府和国家领导者都应当密切关注的问题。中华人民共和国成立后,党和国家倡导"全民健身运动",提出"发展体育运动,增强人民体质",也是出于这方面的考虑。《素问·疏五过论篇》中说"凡未诊病者,必问尝贵后贱,虽不中邪,病从内生,名曰脱营。尝富后贫,名曰失精,五气留连,病有所并",如其所言,人的健康疾病不仅与自然因素有关,还与其所处社会环境的变化有密切关系,必须加以考虑。医生应当"必知天地阴阳,四时经纪;五脏六腑,雌雄表里;刺灸砭石,毒药所主;从容人事,以明经道,贵贱贫富,各异品理,问年少长,勇怯之理;审于分部,知病本始,八正九候,诊必副矣",不仅懂得医疗技术,更要懂得天理人情,通达世事。对于社会风气对健康的影响,《素问·上古天真论篇》中提出了上古与今世的比较,如"上古之人,其知道者,法于阴阳,和于术数,食饮有节,起居有常,不妄作劳,故能形与神俱,而尽终其天年,度百岁乃去;今时之人不然也,以酒为浆,以妄为常,醉以入房,以欲竭其精,以耗散其真,不知持满,不时御神,务快其心,逆于生乐,起居无节,故半百而衰也",这是社会经济文化背景对人生活方式的影响在健康问题上的反映,提示我们人类的健康问题不能单独依靠医学手段解决,最终的解决途径只能是"合于道",即依赖于个人和整体文化素养的提高,用现在的话就是医疗的社会化问题。"儒之门户分于宋,医之门户分于金元",中医学到了金元时期获得了很大的发展,出现了金元四大家,正是适应那个时代社会各方面的变化而产生的新理论。如在中医学术名词中,时气一般是指与流行病关系密切的邪气,但在金代张从正那里,其含义明显拓宽了,他在《儒门事亲·立诸时气解利禁忌式三》中说

"天下少事之时,人多静逸,乐而不劳。诸静属阴,虽用温剂解表发汗,亦可获愈。及天下多故之时,荧惑失常,师旅数兴,饥馑相继,赋役既多,火化大扰,属阳,内火又侵。医者不达时变,犹用辛温,兹不近于人情也"①,在他眼中的时气已经明显到达时变的高度,认为医生如不能够对一个时代总的格局有深刻的理解,便不能把握住这个时代的脉搏,犯胶柱鼓瑟的错误。再如朱丹溪的学说,是由于他观察到当时江南骄奢之气盛行,富者纵欲伤精,贫者郁火内生,皆可致相火内动耗伤阴精,最终形成了"阳常有余,阴常不足"的理论特点。可见,医学不是脱离社会的纯自然科学,医学理论和实践必须根据社会各方面情况的变化,作出相应的调整,才能适应时代的特点,对于每个医学工作者也是如此。

当今的社会正在发生深刻的变化,这种变化反映在自然环境和社会生活的各个方面,在疾病谱上出现了很多以往没有的新病种,如网络成瘾症、毒品依赖症等,更有由于工作生活方式改变造成的精神心理疾病的大幅度增加,还有由于性观念改变带来的性传播疾病的流行等。对于这些新情况的发生,要求医务工作者必须了解时代的变化特点,从医学社会学或社会医学的角度去审视这些新问题,借助现代的科学研究方法,不断对中医学的理论进行创新和发展,为中医药的发展注入新的生机。

六、医学伦理学

伦理学研究的是"为人之道"或"为人之学",目的在于指导人们如何做一个道德高尚的人。医学伦理学是运用一般伦理学原则解决医疗卫生实践和医学发展过程中的医学道德问题和医学道德现象的学科,它是医学的一个重要组成部分,又是伦理学的一个分支,是运用伦理学的理论、方法研究医学领域中人与人、人与社会、人与自然关系的道德问题的一门学问。作为医学的目的论和医生的价值观,医学伦理学从来都被中西方的医家格外重视。

---

① 张子和.儒门事亲[M].太原:山西科学技术出版社,2009:11.

　　西方的医德思想由来已久,以古希腊医学家希波克拉底(Hippocrates)提出的希波克拉底誓言最为著名。古罗马的著名医学家盖伦指出:"医生应当力求掌握哲学及其分科、逻辑学和伦理学。"古印度医学家阁罗迦认为:"正确的知识,广博的经验,聪敏的知觉及对患者的同情,是为医者的四德。"都是对医学伦理的叙述。近现代的医学伦理学概念是由 1803 年英国医生托马斯·帕茨瓦尔(Thomas Percival)首先提出,并出版了第一部《医学伦理学》专著,是为该学科出现之标志。1949 年世界医学会公布医学伦理学的《日内瓦协议法》,倡导"我庄严地宣誓把我一生献给为人道主义服务,我首先考虑的是我的患者的健康,凡事信任与我的秘密均予以尊重""在我的职责和我的患者之间,不允许把宗教、国籍、种族、正当和社会党派的考虑掺杂进去,即使受到威胁,我也将以最大的努力尊重从胎儿开始的生命,绝不利用我的医学知识违背人道法规",该协议的制定标志着现代医学伦理学的诞生。

　　伦理一词,最早见于《礼记·乐记》的"乐者,通伦理者也"①。中医伦理学思想历史悠久,是中医学重要组成部分。《黄帝内经》开中医伦理学之先河,提出了"天覆地载,万物悉备,莫贵于人"的观点,这是重人思想的总括,体现了"仁"的精神。《素问·金匮真言论篇》中说"非其人勿教,非其真勿授",是对医学传承教育的要求,不具备医生素质的人不能教,若教便一定要传授经过验证的真知,对教学双方都进行了要求,这与《论语·卫灵公》中所说的"可与言而不与之言,失人;不可与言而与之言,失言。知者不失人,亦不失言"②之含义何其相似。指明医学教学应当是一个十分谨慎小心的过程,这是通过对医学知识的重视,来体现对生命健康的尊重。如《素问·疏五过论篇》中"圣人之术,为万民式,论裁志意,必有法则,循经守数,按循医事,为万民副。故事有五过四德",是言医学对百姓的重要作用,并谈到为医者必须遵从的原则。在《黄帝内经》中的医德之说少而精,精炼程度很高,言及具体的事项则很少,且说医德必强调知识的广博和医技的精纯,如《素问·征四失论篇》中所述"道之大者,拟于天地,配于四海,汝不知道之谕,受以明为晦",其意为医学是博大精深的

---

① 王文锦.礼记[M].北京:中华书局,2001:528.
② 朱熹.四书章句集注[M].北京:中华书局,1983:164.

学问,体现医德要定要从具体的知识和技术层面来完成。这种陈述大约因为那个时代人心尚且很淳朴,专心以医疗服务作为牟利手段应当很少,所以医德的话不必多说,突出的矛盾是医者知识技术的水平问题,正如孔子所说的"好仁不好学,其蔽也愚"。

东汉张仲景在其《伤寒论》序言中说:"观今之医,不念思求《经》旨,以演其所知,各承家技,终始顺旧,省疾问病,务在口给。相对斯须,便处汤药,按寸不及尺,握手不及足,人迎趺阳,三部不参,动数发息,不满五十,短期未知决诊,九候曾无仿佛,明堂阙庭,尽不见察,所谓窥管而已。夫欲视死别生,实为难矣。孔子云,生而知之者上,学则亚之,多闻博识,知之次也。余宿尚方术,请事斯语。"①仲景对当时很多医生的不学无术、不负责任、不思进取提出了批评,他说:"天布五行,以运万类,人禀五常,以有五脏,经络府俞,阴阳会通,玄冥幽微,变化难极。"认为医学知识深奥复杂,无所不包,学医者应具备较高的资质,指出多闻博识是提高医疗水平的必由之路,并将自己学医的体会用"勤求古训,博采众方"进行了总结,成为指导后世学人的法则。孙思邈他提出学医者"必须谙《素问》《甲乙》《黄帝针经》、明堂流注、十二经脉、三部九候、五脏六腑、表里孔穴、本草药对,张仲景、王叔和、阮河南、范东阳、张苗、靳邵等诸部经方",同时必须博学善思,通天达人,"又须妙解阴阳禄命,诸家相法,及灼龟五兆,《周易》六壬,并须精熟,如此乃得为大医"②,如此才能功夺造化,在医疗活动中游刃有余。这对我们今天受医学专门教育,将自己的眼光和心胸仅局限在医学中的人是颇具启发意义的。孙思邈还提出"人命至重,有贵千金"的观点,并将此观点具体化,在他的《大医精诚》中说"凡大医治病,必当安神定志,无欲无求,先发大慈恻隐之心,誓愿普救含灵之苦。若有疾厄来求救者,不得问其贵贱贫富,长幼妍媸,怨亲善友,华夷愚智,普同一等,皆如至亲之想。亦不得瞻前顾后,自虑吉凶,护惜身命。见彼苦恼,若己有之,深心凄怆。勿避险巇、昼夜寒暑、饥渴疲劳,一心赴救,无作功夫形迹之心。如此可为苍生大医,反此则是含灵巨贼"③,医学目的论在他

---

① 张仲景.伤寒论[M].北京:中医古籍出版社,1997,1.
② 孙思邈.备急千金要方[M].北京:中医古籍出版社,1999,1-2.
③ 孙思邈.备急千金要方[M].沈阳:辽宁科学技术出版社,1997:1.

这里,被淋漓尽致地发挥出来,作为中国医德史上的不朽篇章,被千古传颂。《备急千金要方》中的《大医精诚》是讲述医德的千古名篇,成为历代习医者的必读。另外,在中国医学伦理学中,医德与医技从来都是一体,不能分开的,正如德与智两者之不可分一样。孙思邈在其后又有《大医习业》一章,两者相合,乃见中医伦理学之大体全貌。其后如宋元时期之《活幼心书·序》,明清时期的《万病回春·医家十要》《外科正宗·医家五戒十要》等,都是关于医德的著名篇章。大体来说,自《黄帝内经》之后 2 000 多年来,中医学家于医学伦理学上建言者代不乏人,体现了中国古人对医德的格外重视,正如清代名医吴鞠通所言"天下万事,莫不成于才,莫不统于德,无才固不足以成德,无德以统才,则才为跋扈之才,实足以败,断无可成"①,非常精辟地说出了医德与医术两者间的辩证关系。

医学伦理学对于提高医疗服务质量,加强医患之间的沟通是非常重要的。尤其对于当今时代中,医患间的误解不断,医患矛盾日益增多的情况更体现出其迫切的现实意义。更为重要的是,在传统的中医文化中,医生与患者之间的关系,并不是简单的一种利益交换,如同西方式的契约关系,而是建立在相互理解之上的信托关系。患者相信医生不是单纯靠学历、职称等简单的指标,更多是依靠几年甚至几十年的了解,建立起非常牢靠的信用。医生并不以一绝对的标准要求患者,患者也不以苛刻的态度衡量医生,彼此的沟通更为自然,当然矛盾很少。应当加强中医伦理学方面的研究,不要处处以西方医学伦理学为指归,将其看作衡量是否"科学"的唯一标准,这对今后的医学教育和医学模式的转变是非常重要的启发意义的。

在中医全球化不可避免的今天,我们不仅要了解传统的中医伦理学思想,也要熟悉西方的医学伦理学观念。一方面,两种医学的医德思想在其形成过程中存在相当的共性,如以患者为中心的根本目的是相同的。另一方面,由于政治、经济、科学和宗教、民族、文化传统等方面的差异,又使两者之间存在很大的不同。如中国医德思想深受儒家思想影响,强调医生的个人修养,而西方医德思想深受基督教思想影响,强调医德的规范化与制度化等。这是时代对

---

① 吴鞠通.医医病书点注[M].北京:中医古籍出版社,2007:121.

我们提出的新要求，只有如此，才能使中医的全球化进程避免可能遇到的伦理观念方面的瓶颈。

第三节 三才医学模式的必要性

一、医学目的的改变

人类的健康问题，从来就不是一个单纯的医学问题，疾病谱的改变，也一定具有深刻的社会原因。中华人民共和国建立之后的很长一段时间，我国卫生工作的重点一直都是"救死扶伤""防病治病"，将降低疾病病死率和谋求人均寿命的延长作为卫生服务的主要目标。这是与近代中国的贫困落后，民不聊生，人民的基本温饱得不到保障，健康水平普遍低下，地方病和传染病严重影响了全民健康的情况密不可分的。在当时的历史背景下，当然首先要顾及最为基本的公共卫生和流行性疾病问题，几十年的生物医学模式的应用，人民基本卫生保障得到全面的提高，在很大程度上已经杜绝了地方性疾病和传染性疾病，疾病谱已经发生了很大的变化，目前主要影响人民健康的疾病主要是心脑血管疾病、肿瘤、代谢性疾病和心理疾病等。

新的疾病谱显示了主要致病原因的变化，自然环境导致的疾病越来越少，而社会心理和环境因素等在新的疾病谱中扮演着越来越重要的角色，需要医学工作的方向作出相应的调整。中华医学会伦理学会在 1996 年发布的《关于调整医学目的与服务模式若干问题的研究提纲》中说："新世纪的医学目标是一个包含有多方面的目标体系，它还包含其他方面的内容，如医学在追求延长人的期望寿命的同时，还十分重视生命质量的提高。医学应当维护具有一定质量的生命，有选择地阻止死亡，而不仅仅是具有生物意义的生命。当然，医学的新目标其核心的内容是人的健康——一种追求包括生物、心理、社会等全方位的良好状态与舒适的健康。"①此提纲中明确提出：

---

① 关于调整医学目的与服务模式若干问题的研究提纲[J].医学与哲学，1996(4)：169.

"新的医学目的,吸收了中医学目的宝贵精华。中医学目的的选择,是以健康为目标的。中医学历来以'治病必求于本'和'养生莫若知本'为其实践宗旨。致力发掘和发展人的健康动力,谋求人的身心在与自然环境社会相互作用中的和谐共演发展,是中医学的根本。在中医学看来,人的健康状态,是一种'正气存内,邪不可干'的自我稳定的生态平衡,'正气'是健康动力,是人的自稳调节。挖掘中医的这些思想,有助于理解和实现新的医学目的。"21世纪,是大健康的时代,个体健康身体已经不能满足人们对健康的要求,应以精神、心理、生理、社会、环境、道德等各方面的全面健康为目标,故发展一个涵盖各个方面、适应多种需求层次的新的医学模式迫在眉睫,三才医学模式应当在此方面大有可为。

二、医学内容的丰富

目前,无论是中西医学的目标都在进行调整,这是时代提出的要求。此目标的调整要求我们将目光更多转移到身心疾病和社会因素性疾病上,突出"以人为本"的核心理念。过去长期医学界将注意点放在外在的病因上,医学研究的主要内容也集中在生物、物理和化学因素对人体的影响上。近半个多世纪以来世界总形势的变化,造成内源性疾病的发病呈上升趋势,尤其在发达国家和发达地区中,但并不等于外源性疾病已经消除,不值得医学界持续关注了,如在我国一些落后地区和世界上的一些贫困国家中,其目前的健康卫生状况与发达地区比较起来还有几十年的差距,仍需要将过去的医疗模式维持相当长的时间。所以在这种情况下,需要传统的医学内容在原来的基础上,进行适应性的丰富,如增加养生预防与保健、健康教育与咨询、心理辅导、康复治疗等内容,但是原有的内容也不应忽略,以应对可能发生的形势逆转。在刚刚结束的首届中医科学大会上,全国人大常委会副委员长、中国科学院院士陈竺说:"中医把人体看成整体,相对于疾病更关注患者,采用系统疗法至少已经2 000多年了,而西医是近些年来才认识到治疗复杂性疾病的策略需要兼顾个体与整体。"中医学自古就有入乡随俗、与时俱进的优良传统,由于中国广大的地域和悠久的历史,使中医学的理论框架非常完备,在医学任务进行调整的今天,应当充分发挥中医学优点的全局观点,并吸收现代医学精密、准确的优点,对医学的内容不断进行更新和丰富。

三、现代医学所面临的问题

西方科技在欧洲文艺复兴和工业革命后取得了长足的发展,尤其是近几十年的新技术革命更给世界带来了天翻地覆的改变,知识的爆炸式增长正影响着当代社会的每一个人,正如爱因斯坦所言:"人类现在正在面临着的可以说是一种新的思维方式,也可以说是一场无与伦比的灾难。在人类掌握了越来越多丰富知识的同时,却面临着一个共性的问题,就是如何解决自身知识的不断增长与如何运用这些知识的智慧相对滞后之间的矛盾……人类迫切需要学会在获得知识与运用知识的智慧之间达成平衡,事实上,人类作为一个种群的未来,在很大程度上都将取决于这一平衡的结果。"[1]现代医学的发展也是如此,现代医学以分析的方法,把一个本来统一的整体以人为的观念硬生生地割裂成不同的部分,每一部分又在这种趋势下继续细分,故医学各分支学科的不断分化和细化,知识点的逐渐增多,在增加了选择性的同时,也增加了选择的盲目性。没有一个整体联系的思维框架做基础,在纷纭复杂的各种现象和解释之中,很难把握主次关系,恰如给一个不善整理的人各种物什用品,购买大量的东西,却无法分门别类地整理好,本意为使生活更加方便,却最终搞得一团糟了。

四、中医学面临的问题

从目前中医学界存在的现状看,中医学理论的继承和创新还存在很大的问题。只有厚积才能薄发,创新的基础在于继承,过分强调创新而忽视继承很有可能将创新引向异化,最终的结果是害人害己,甚至毁灭整个中医学

---

① 斯塔夫里阿诺斯.全球通史[M].7 版.北京:北京大学出版社,2006:7.

术思想的前途。中医界内能够全面掌握中医学理论精髓的人并不多,社会上对中医的批评之声也不少,只要有人摇旗呐喊,然后就有很大一部分人随波逐流。形势是严峻的,造成这种现状的原因是多方面的,但我们应当理性地对待这些批评,前文已经多有阐述,但是可以肯定的一点是,中医界普遍缺乏了中华文化的强有力的根基,很多中医从业人员未必从根本上对中医有深厚的感情、热情和归属感,只是因为生活和工作的原因,不得不继续下去戴着中医的帽子,这确实是根本性的问题。目前最为迫切的问题,就是从根本上转变这种思想内部的认识,天地人三才思想就是可以实现这种转变的理论基础。如此看来,匡调元明确提出的新概念,虽然在根本原理上与古人之说区别不大,但却是《黄帝内经》思想的高度总结,是经提炼后的思想精华。且在概念中将"三才"这个哲学概念明确地提出,突出显示了中医学与中国传统哲学思想之间的密切关系,有利于循名责实,从哲学思想高度上把握学习中医和应用中医的方向,这对于当前中医界从业者普遍缺少中国传统文化修养的状况,有重要的提示作用。其二,当现代西方医学家们提出了"生物—心理—社会"医学模式,要一统医学的时候,我们很有必要结合中国文化的特点,用中国式的名称创建新的医学理论模型。一方面是更适合中国人的文化基因;另一方面,提出中国人自己的口号,才能从更高的文化战略上保持独立,才有制衡和协调西方文化的支点。另外,时代的改变,出现了很多新的医学分支学科以及与交叉学科。虽然有些学科在中医学中早有萌芽,但毕竟时代在发展,人们对医学的研究更为深入,现代医学的发展使之更加专业化、细致化,在这种情况下,有必要重新对中医学理论进行系统整理,用现代的语言重新诠释传统的中医理论,以适应时代的需要。最后,虽然中医学的理论体系从整体系统、顶层设计上是先进而全面开放的,但其细节内容上必须随时代的改变进行不断的丰满更新,理论也必须有可操作性的技术作为支撑,有必要在中医学整体思想的指导下,用拿来主义的态度消化吸收现代医学的成果。"中学为体,西学为用",用中医思想为主线框架、指导原则,将零散的现代医学内容用中医学的理论框架重新整理和集解分类,努力消弭中西两种医学模式间的冲突。

第四节　三才医学模式对未来
医学发展的展望

一、开辟医学发展的新境界

三才医学模式是新的历史背景下提出的,它应当是在借鉴了现代医学成果的前提下对传统自然哲学医学模式的继承和发扬。"天地人三才"思想由来已久,其中蕴含着丰富的、朴素的生态医学思想、气象医学思想、时间医学思想、地理医学思想、社会医学思想、医学伦理学思想等,对孕育上述新学科具有一定的启迪作用。中国科学院院士陈竺说过"中医学是传统的,同时也是前卫的",可以说《黄帝内经》中所奠定的中医学理论框架是早熟的,十分全面且非常先进。从西方医学的发展路线来看,其眼界逐渐从人的物质机体拓展到精神层面,然后进一步拓展至社会环境领域,复杂系统论和广泛联系的观点逐渐形成,而这一切早在《黄帝内经》中早已形成完备的理论体系。可以预见的是,今后现代医学发展到相当程度之后,定要向中医学的整体观靠拢,可以说中医学的理论在战略高度上是全面的,也是深刻的,是一定要加以继承和发扬的。

传统中医自然哲学模式是从外向内,先建立起天地人一体的大框架,然后逐渐向里面填充内容,见长于宏大而失之于虚玄;传统西医的生物医学模式则是由内向外,先在内建立起一个支点,然后逐渐向外扩充,即便到了生物—心理—社会医学模式,仍然是这样的由内向外,见长于细致而失之于支离,故中西医的理论出发点上有迥然的不同,当然我们所说的局限性是针对一般人而言的,而理论精深、经验丰富的中西医自然会自发地发现和避免这些问题,不在其列。对于医学教育和一般临床医生而言,确有必要提出一种新模式,使两者结合起来,才能既有灯塔,又有航船,既有骨架,又有血肉,运用起来才会得心应手。

三才医学模式与西方的生物心理医学模式看起来有很大相似,但又有根本不同,主要在于前者是以中医理论为基础,而后者以现代医学理论为基础。

为何要做如此的分别呢？一种文化对于一个民族的影响是深刻的，中华民族几千年来的三才相应统一思想已经深深渗透到我们的灵魂之中，无论我们现在是否承认，甚至有表面的抵制，也是无法消除其潜在影响的，这是血浓于水的道理。中国科学院心理研究所曾用西方音乐治病的处方（相应的乐曲）试用于中国人，却达不到西医音乐治疗的效果。改听中国的民族音乐以后，效果立刻显现①。相信用中国民乐作用于西方人同样不会似西方音乐作用明显，这就说明文化至少在目前阶段是有很大民族性的，也会在今后相当长的一段时间中继续下去。我们提倡三才医学模式，是在本民族的文化上做功夫，更适合本国的国情。

毫无疑问，《黄帝内经》的天地人整体观提供了三才医学模式的思想架构，传统中医学中以阴阳五行为标志的自然哲学医学模式和三才医学模式有极为密切的关系，但是两者并不完全相同。传统的中医自然哲学医学模式是建立形成在中国古代农业社会中，自然和人文环境均与现在的工业化社会有很大不同，西方现代医学传入中国之后，对中医学产生了很大的冲击和影响，中西医之分歧和争论很大，主要存在于中医的整体观和西医的分析还原法之间。中医理论的长处在于智慧层面，是教给人思维方法的，虽然也包含很多知识点，高度凝结在《黄帝内经》中，如同一个经历了人生的种种沧桑的老人的总结性发言，深刻又耐人寻味。现代医学知识性很强，朝着不同的方向高速发展，更似一个年轻力壮、朝气蓬勃的青少年，有太多的兴趣和关注，也能引起很多人的关注。然而老人与青年人的对话并不容易，需要中年人居中调和，正如两种医学模式各有千秋，若能够把两者有机融合，优势互补，必将有助于开辟医学科学研究的新天地。

二、对推进三才医学模式的一点思考和看法

由于现代生物学和西方医学常常把一个整体的人拆成系统、器官、组织、细胞器、大分子等，越拆越细，最后人不见了，人们时常忘记把这些细部重新装

---

① 冯泽永.中西医学比较[M].北京：科学出版社，2001：191.

到一起,西方医学教育在生物—心理—社会医学模式的引领下,已经开始逐渐走出原来的误区。我国有 2 000 多年的中医药历史,有良好的中医系统思维框架,中医学的整体系统思维方法恰恰是采取不拆开人体的方式,能够把握事物现象总的一般性质,注重不同系统之间的相互联系和共同规律。中医学的整体系统思维方法和西方医学分析还原的方法各有优势,若能够把两者有机融合,优势互补,必将有助于开辟医学科学研究的新天地,在医学教育中坚持中西医结合的原则,对于纠正这种偏差应当是更有利的。

从目前的总体情况看,在我国的医学教育体系中,中医院校的比重是较少的,在西医院校的课程设置中,与中医理论相关的课程相较中医院校的西医课程是很少的。医务人员中中医懂得西医的不少,西医知道中医的不多,甚至存在相当一部分中医已经完全西化的问题,中医不懂中医的现象十分普遍,更不用说西医懂中医了。这种状况对于我国未来医学的发展是十分不利的,抛弃了本土的文化试图全盘接受外来文化已经给我国造成了严重的后果,今后必须予以纠正。应淡化中西医学差异之间的人为障碍,以科学的眼光正确对待两种医学模式差异性的历史文化原因,以实事求是的态度对待两者各自的优点和特点,求大同存小异,共同探索构建符合时代特点的中西医共同发展进步的现代医学体系。

具体来说,目前的西医教育中应加强中医理论课程的比重,以便未来的医学生从一开始就建立起以人为本的整体观念。在中医教育中更应加强对中国传统文化思想的继承,要让未来的中医了解中国,了解中国文化,了解中国人天人合一的根本思想,才能在此基础上对中医学的理念更好地掌握和运用。在现代西方医学教育中,以美国为例,它的医学教育属于研究生教育,本科层次没有医学专业,如果有学生希望在大学本科毕业后进入医学院学习,那么他们在大学四年的学习过程中,就会修读一些与医学有关的课程,这些课程统称医学预科(pre-medical,简称 pre-med),主要集中在生化、物理等领域。修读这些课程是报考医学院的必要条件,如果没有修读过这些课程,很难被医学院录取。医学预科不是专业,只是一种为将来进入医学院所作的准备,也可以说是一种专业方向。被医学院录取的新生,只要修读了规定的医学预科课程,可以来自任何专业,包括文学、历史、计算机、航空、机械等。现代医学的基础是生物、化学、物理等学科,中医学的基础更多是人文学科。我们是否也可以采取类似的方法,逐渐取消本科阶段的中医教育,而以文学、哲学、历史作为中医学的中医学预科"pre-TCM"呢? 钱穆曾说:"诊病必须查询病源,建屋必先踏看基地。中国以往四千年历史,必为判断近百年中国病态之最要资料,与建设将来新中国唯一不可背弃之最实基础。"①假使中医人不能切实了解中医的发展史,不能从历史的角度将历代中医理论的演进有个较为深切的认识,怎么能够说是对中医有了真正的理解? 怎么能够对未来的中医发展制定出合理的蓝图? 将来使更多具有相当中国传统文化功底和素养的人进入中医院校,成为未来的中医,这才能做到如古人所说的"秀才学医,笼中捉鸡",使中医药得到全面的复兴。当然,我们要考虑到,造成今天中医药领域的尴尬局面,是由于多方面的复杂历史原因,近代史上长期的贫穷与落后是最重要的因素,幅员辽阔的国家长期缺医少药,是当时不得不采取各种层次中医药教育的迫切驱动力。然而,今天随着我国综合国力的不断提升,在我国的发达地区,其经济发展水平已经不亚于世界发达国家,是否可以先行一步,做这方面的试点工作呢? 有几所中医院校,如北京、上海、南京与广州的中医药大学等,前期所做的非医攻博的探索就具有非常重要的价值。虽然目前非医攻博人员并不受到医院的看好,但其更深一层的原因正是目前中医文化的衰落,与中医药市场培育的不完善,是中西两种思潮之间的矛盾冲突的反映。随着中国综合国力的提高,随着中华文化的伟大复兴到来,今后一定会形成大家的共识。除此之外,中医教育中一定要借助现代学术语言,这应是在牢牢抓住中医根本思想上的延伸,正如已故国医大师裘沛然所讲的"中医特色,时代气息",确是高屋建瓴的指导纲领。假设在未来的岁月中,能有一批真正的中医工作者,可以用现代医学的语言对中医的思想和手段进行解读,实现与现代医学的无缝沟通,那将一定引起中国医学的革命性改变,那将是兼取两长,既高于目前中医,也高于传统的西医的另外一种融合中西医思想于一体的现代医学体系,是既立足于历史,又着眼于未来的医学体系,必将为中国医学史上书写出辉煌的新篇章。

---

① 钱穆.国史新论[M].北京:九州出版社,2012:2.